中华经典名著

全本全注全译丛书

章伟文◎译注

周易参同契

中华书局

图书在版编目（CIP）数据

周易参同契/章伟文译注. —北京:中华书局,2014.6（2025.2重印）
（中华经典名著全本全注全译丛书）
ISBN 978-7-101-10097-6

Ⅰ.①周… Ⅱ.①章… Ⅲ.①道家-养生（中医）②《周易参同契》-译文③《周易参同契》-注释 Ⅳ.①R212②B234.99

中国版本图书馆 CIP 数据核字（2014）第 075021 号

书　　名	周易参同契
译 注 者	章伟文
丛 书 名	中华经典名著全本全注全译丛书
责任编辑	刘胜利
装帧设计	毛　淳
责任印制	韩馨雨
出版发行	中华书局
	（北京市丰台区太平桥西里 38 号　100073）
	http://www.zhbc.com.cn
	E-mail:zhbc@zhbc.com.cn
印　　刷	北京盛通印刷股份有限公司
版　　次	2014 年 6 月第 1 版
	2025 年 2 月第 14 次印刷
规　　格	开本/880×1230 毫米　1/32
	印张 13¾　字数 300 千字
印　　数	87001-97000 册
国际书号	ISBN 978-7-101-10097-6
定　　价	30.00 元

目录

前　言

　　《周易参同契》向来被誉为"万古丹经之王"，乃中国古代非常重要的一部典籍。其内容广泛涉及炼丹、冶金、天文、律历、御政、医药、养生、服食等诸多方面，对中国文化产生过深远影响。自古及今，关于此书之真伪、著作年代、作者、篇章结构、内容等问题一直聚讼纷纷，故有必要在前言中对这些问题及其来龙去脉作一个简要介绍。

一　关于本书的真伪、作者及著书年代

　　在学术史上，认为《周易参同契》不是出于汉代，乃后来者所伪作，主要有以下几种观点比较有代表性：

　　(1)《周易参同契》一书，《隋书·经籍志》不载；两汉之书不见于《隋书·经籍志》，其为伪书的可能性为大。

　　(2)若《周易参同契》为后汉之丹书，东晋道士葛洪当有所知；然葛洪《抱朴子·遐览篇》未收入此书。

　　(3)《神仙传》虽言《周易参同契》为汉代魏伯阳所出，然《神仙传》与《抱朴子》异例，疑非葛洪所作，故难以为凭；且《神仙传》不同版本之间，字句有所不同。

　　(4)汉代可能有《易纬参同契》，有人伪作另一种《参同契》，附会《易》象以论神丹；后人转糅而一之，以成今本《周易参同契》，故以《周易

参同契》为汉之古书,有误。

(5)古丹经不用易理,如东晋葛洪《抱朴子》金丹篇、黄白篇等即如此。

(6)今本《周易参同契》附会易象以论内外丹,而内丹、外丹在道教中兴盛的时间各异,以此推论,则《周易参同契》不可能为同一时代、同一作者所为。

上述这些观点,旨在证明《周易参同契》非汉代之作,实乃伪书。然而,学术界也有一些观点倾向于认为《周易参同契》非伪书,乃汉代之作,其论据主要有如下方面:

(1)就目录学方面看,新、旧《唐志》皆著录有《周易参同契》;或谓《隋书·经籍志》没有著录《周易参同契》,可能为如下原因所致:一是图书及古迹漂没、目录残缺,如《隋志》说:"大唐武德五年(622),克平伪郑,尽收其图书及古迹焉。命司农少卿宋遵贵载之以船,溯河西上,将致京师。行经底柱,多被漂没,其所存者,十不一二。其《目录》亦为所渐濡,时有残缺。"二是《参同契》可能因与谶纬相涉而被禁,《隋志》谓:"至宋大明中,始禁图谶,梁天监以后,又重其制。及高祖受禅,禁之愈切。炀帝即位,乃发使四出,搜天下书籍与谶纬相涉者,皆焚之,为吏所纠者至死。自是无复其学,秘府之内,亦多散亡。"且隋建国后维持时间较短,不太可能完成全面搜集图书的繁重工作,故《隋书·经籍志》证伪的可靠程度不及新、旧《唐志》大。

(2)《周易参同契》篇名虽与《易纬》相仿,但推断原有《易纬参同契》却无确证。汉代经学的流传受地域和师承的制约,一些炼丹家和炼丹书不引易象乃正常现象。

(3)《云笈七签》中的《神仙传》非伪书。葛洪《抱朴子外篇·自序》云其著有《神仙传》;《隋志》、新旧《唐志》、《宋志》、《太平御览》等皆著录有《神仙传》;《云笈七签》为《大宋天宫宝藏》的缩编本,故《云笈七签》中的《神仙传·魏伯阳》应为葛洪所撰。彭晓《周易参同契分章通真义·

序》所引《神仙传》之文,虽与《云笈七签》本文字略有不同,但彭晓叙述时常夹杂以己意,故不能用彭晓之《序》来证伪《云笈七签》本《神仙传》,也不能以后世流传的他本《神仙传》证伪《云笈七签》本。

(4)《遐览篇》不能证《周易参同契》为伪书。《抱朴子·遐览篇》著录有《魏伯阳内经》,而不及《参同契》、《五相类》,然《遐览篇》只载葛洪未藏图书之目,其对《神仙传》之《魏伯阳》,魏伯阳著《参同契》、《五相类》等,都不具备证伪作用。亦有谓《魏伯阳内经》即为《周易参同契》者。

(5)从内容上看,如朱熹曾说:"《参同契》文章极好,盖后汉之能文者为之。"又说:"其用字皆根据古书,非今人所能解。"内、外丹虽然在历史上兴盛的时间各异,但各自兴起之时间,溯其源则相差不远。

(6)《周易参同契》著录于正史虽较晚,这只能说明官方收藏情况,但该书自问世以来,私家注述不绝如缕:如三国虞翻(164—223)可能注解过《周易参同契》,理由是唐代陆德明《经典释文》:"易字下曰:'虞翻注《参同契》云,字从日下月。'"而今本《参同契》确有"日月为易,刚柔相当"之语;《道藏》托名阴长生注本在注"委时去害"一段时说:"虞翻以为委边着鬼是魏字。"亦可为东汉大儒虞翻曾注《周易参同契》之例证;《神仙传》亦提及魏伯阳有虞姓弟子。北齐颜之推《颜氏家训·书证篇》有:"《参同契》以人负告为造。"这当指《参同契》四句廋辞隐"魏伯阳造"四字那一段;南朝梁陶弘景《真诰》卷十二有注:"《易参同契》云:桓帝时,上虞人淳于叔通受术于青州徐从事。"对《参同契》之授受源流有所说明。唐刘知古《日月玄枢篇》说:"道之所秘者,莫若还丹;还丹可验者,莫若龙虎;龙虎之所自出者,莫若《参同契》焉。"《道藏》托名阴长生注本、容字号无名氏注本皆可能为唐代之注本,而五代及其以后,彭晓、朱熹、陈显微、储华谷、俞琰、陈致虚、蒋一彪、仇兆鳌、朱元育等注本更是层出不穷、不绝如缕,等等,这些可以说明《周易参同契》在历史上承传不绝之情况。

关于《周易参同契》的作者,东晋著名道士葛洪在《神仙传》中说魏伯阳"作《参同契》、《五相类》凡二卷",认为东汉魏伯阳是本书的主要作者。唐玄宗(711—756年在位)时,绵州昌明县令刘知古著《日月玄枢篇》,其谓:

> 抱朴子曰:魏伯阳作《参同契》、《五相类》凡二篇,假大《易》之爻象以论修丹之旨。玄光先生曰:徐从事拟龙虎天文而作《参同契》上篇以传魏君,魏君为作中篇传于淳于叔通,叔通为制下篇以表三才之道,《参同契》者,参考三才,取其符契者也。

刘知古一方面引葛洪之说,认为魏伯阳作《参同契》、《五相类》凡二卷;另外,又提出"玄光先生"关于《周易参同契》徐从事、魏伯阳、淳于叔通三作者之说。一些注家也持三作者之说的观点,如明《正统道藏》太玄部映字号收原题长生阴真人注《周易参同契》三卷,其《序》言:

> 盖闻《参同契》者,昔是古《龙虎上经》,本出徐真人;徐真人青州从事,北海人也。后因越上虞人魏伯阳造《五相类》以解前篇,遂改为《参同契》。更有淳于叔通,补续其类,取象三才,乃为三卷……托《易》象焉。

依此说,则与《周易参同契》相关者有三人,即北海徐真人、越上虞人魏伯阳、淳于叔通;《周易参同契》的演变,先有徐真人的古《龙虎上经》;魏伯阳解《龙虎上经》而造《五相类》,因其所解与古《龙虎上经》其旨相合,故而改称古《龙虎上经》为《参同契》;然后,淳于叔通法天、地、人三才,补续其类,托《易》象,乃有《参同契》三卷。阴注在解经文"鲁国鄙夫"一句时认为,"鲁国鄙夫""乃谓北海徐从事,《参同契》起于徐公之作矣"。至于"宴然闲居,乃撰斯文"的作者,则认为"即魏公自谓也"。一般注家皆以此段经文相连属,阴注却割裂之,认为前者"鲁国鄙夫"为北海徐从事,"晏然闲居,乃撰斯文"者则为魏公,因"魏公润色之后,则可循而行之";或许是因为阴注以魏伯阳为越之会稽上虞人,与经文之

"鲁国鄙夫"不能相合,故有此说;而其他版本的《周易参同契》"鲁国鄙夫"作"邹国鄙夫"、"会稽鄙夫"等,可能因繁体字"鲁"与"邹"、"会"容易混淆,导致字辞之异,亦未可知。

当然,也有注家坚持《周易参同契》的作者为魏伯阳,从而持"一作者"说。如明《正统道藏》太玄部容字号所收五代彭晓《周易参同契分章通真义》,其《序》说:

> 按《神仙传》,真人魏伯阳者,会稽上虞人也。世袭簪裾,唯公不仕,修真潜默,养志虚无,博赡文词,通诸纬候,恬淡守素,唯道是从,每视轩裳,如糠秕焉。不知师授谁氏,得《古文龙虎经》,尽获妙旨,乃约《周易》撰《参同契》三篇;又云未尽纤微,复作《补塞遗脱》一篇,继演丹经之玄奥。所述多以寓言借事,隐显异文,密示青州徐从事,徐乃隐名而注之;至后汉孝、桓帝时,公复传授与同郡淳于叔通,遂行于世。

彭《序》提出,魏伯阳有得于《古文龙虎经》之妙旨,乃根据《周易》撰《参同契》三篇;又觉得细微之处尚阐述得不是很清楚,故又复作《补塞遗脱》一篇;如此则成四篇。彭晓认为,魏伯阳所述《周易参同契》虽有其所祖之《古文龙虎经》,但《参同契》四篇皆为魏伯阳所作,徐从事、淳于叔通则为《周易参同契》的注解或传经者,因此,他不同意《周易参同契》"三作者"之说:

> 晓按:诸道书或以《真契》三篇,是魏公与徐从事、淳于叔通三人各述一篇,斯言甚误!且公于此再述《五相类》一篇云"今更撰录,补塞遗脱",则公一人所撰明矣。况唐蜀有真人刘知古者,因述《日月玄枢论》进于玄宗,亦备言之。则从事笺注,淳于传授之说,更复奚疑。

彭晓从文意上认定《周易参同契》与补塞遗脱的《五相类》为同一作者,因其言"今更撰录",故为同一人所为。另外,上文所引《日月玄枢篇》出南宋曾慥《道枢》，而《全唐文》亦收录刘知古此文，名《日月元枢论》，观其文意，似乎同意《周易参同契》魏伯阳一作者之说。朱熹也基本认同《周易参同契》为汉代魏伯阳所作，其云："右《周易参同契》，魏伯阳所作；魏君，后汉人。篇题盖放纬书之目，词韵皆古，奥雅难通。"黄瑞节附录："朱子于昔所著书成家者，未尝随声附影，轻附于圣人之徒，如《麻衣易》以为戴师愈所作，《关子明易》以为阮逸伪作，其重于传信如此，独于《参同契》无一语疑似。"

宋末元初学者俞琰也基本沿袭了彭晓《序》中所说《周易参同契》授受源流，他认为经文中"委时去害"一段，乃"魏伯阳"三字之隐语，其中，"委"与"鬼"相乘负为"魏"字；"百"之"一"下为"白"，"白"与"人"相乘负为"伯"字；"汤"遭旱而无水为"易"，"阰"之"厄际"为"阝"；"阝"与"易"相乘负为"陽"字。但后来，俞琰又倾向于认同《周易参同契》三作者说，其于所作《周易参同契发挥》的《后序》中说：

> 忽一夕于静定中若有附耳者云：魏伯阳作《参同契》，徐从事笺注，简编错乱，故有四言、五言、散文之不同。既而惊悟，寻省其说，盖上篇有《乾》、《坤》、《坎》、《离》、《屯》、《蒙》，中篇复有《乾》、《坤》、《坎》、《离》、《屯》、《蒙》；上篇有七、八、九、六，中篇复有七、八、九、六；上篇曰日辰为期度，中篇则曰谨候日辰；上篇曰震受庚西方，中篇则曰昴毕之上，震出为征。其间，言戊己与浑沌者三，言三五与晦朔者四，文义重复如此。窃意三人各述一篇之说，未必不然。

俞琰认为，《周易参同契》经文各篇之间文义相重复处较多，且文体也有四言、五言、散文、乱辞、歌等的不同，以此之故，他认为魏伯阳、徐从事、淳于叔通三个人各述一篇的可能性是存在的。

又，明《正统道藏》太玄部容字号有《周易参同契注》二卷，原题无名氏注，其关于《周易参同契》的作者及由来，则提出凌阳子、徐从事、淳于君、魏君四作者说：

昔真人号曰《龙虎上经》……后魏君改为《参同契》，托在《周易》……所以，凌阳子于崆峒山传与徐从事，徐从事传与淳于君；淳于君……所以便造篇名《五相类》，类解前文……第一卷以论金汞成形，日月升降；第二卷论增减、十月脱胎；第三卷淳于君撰，重解上、下二卷，疑于始传魏君。

对于《周易参同契》，容字号无名氏注认为其先是《龙虎上经》，由凌阳子于崆峒山传与徐从事，徐从事传于淳于君，淳于君便造《五相类》解前文；而魏君则将《龙虎上经》、《五相类》托《周易》而改为《参同契》。容字号无名氏注似以魏君为传经人中的一员，在三作者说的基础上，又提出在徐从事前有"凌阳子"作为传经人之一。关于"凌阳子"，《隋书·经籍志》有"《陵阳子说黄金秘法》一卷"，收入医方类；此"陵阳子"与"凌阳子"之间的关系，尚待考证。

由此看来，《周易参同契》一书的作者问题，比较复杂。关于魏伯阳，正史无传，其修道事迹见于《神仙传》，据《云笈七签》卷一百九所收《魏伯阳》，其谓：

魏伯阳者，吴人也，高门之子，而性好道术，不肯仕宦，闲居养性，时人莫知其所从来，谓之治民、养身而已……伯阳作《参同契》、《五相类》凡二卷，其说如似解释《周易》，其实假借爻象，以论作丹之意。而儒者不知神仙之事，多作阴阳注之，殊失其奥旨矣。

关于与魏伯阳相关的徐从事，尤其是淳于叔通，南朝著名道士陶弘景（456—536）所著《真诰》卷十二中有谓：

定录府有典柄执法郎，是淳于斟，字叔显，主试有道者。斟会稽上虞人，汉桓帝（146—167年在位）时作徐州县令。灵帝（168—189年在位）时，大将军辟掾，少好道，明术数，服食胡麻黄精饵，后入吴乌目山隐居，遇仙人慧车子，授以虹景丹经，修行得道，今在洞中为典柄执法郎。

对此,陶弘景自注云:

> 桓帝时,上虞淳于叔通受术于青州徐从事,仰观乾象,以处灾
> 异,数有效验。以知术故,郡举方正,迁洛阳市长。

此以淳于斟与淳于叔通为一人,并提及淳于叔通受术于青州徐从事,
"叔通"与"叔显"其字不同,可能为传写之误。又《搜神记》今本卷六:

> 桓帝即位(汉桓帝146年即皇帝位),有大蛇见德阳殿上,洛阳
> 市令淳于翼曰蛇有鳞甲,兵之象也。见于省中,将有椒房大臣受甲
> 兵之诛也,乃弃官遁去。至延熹二年(159),诛大将军梁冀,捕家
> 属,扬兵京师也。

《后汉书》卷二十二:

> 尚字博平,初为上虞长。县民故洛阳市长淳于翼,学问渊深,
> 大儒旧名,常隐于田里,希见长吏。尚往候之,晨到其门,翼不即相
> 见。主簿曰还,不听,停车待之。翼晡乃见,尚宗其道德,极谈
> 而还。

《后汉书·孝女曹娥传》:

> 元嘉元年(151),县长度尚改葬娥,为立碑。

《开元占经》卷百二十引《会稽典录》:

> 淳于翼字叔通,除洛阳市长。桓帝即位,有大蛇见德阳殿上,
> 翼占曰以蛇有鳞甲,兵之应也。

上文所谓"尚"即"度尚",曾任上虞长,与淳于翼相识,淳于翼(一作"淳
于斟")即淳于叔通。综上所述,学术界一般认为,与《周易参同契》密切
相关的魏伯阳、徐从事、淳于叔通其盛年大致在东汉桓帝、灵帝之时;
《周易参同契》一书亦当作于这一时期,其作者为魏伯阳,徐从事、淳于
翼与《周易参同契》也有密切关联。《周易参同契》的主体内容有可能完

成于后汉时期，与当时流行的黄老之学和金丹道教有关。

二 关于本书的著录情况、篇章结构

《周易参同契》于《旧唐书·经籍志》之《五行类》有著录，其谓："《周易参同契》二卷，魏伯阳撰；《周易五相类》一卷，魏伯阳撰。"《旧唐书》为五代后晋官所修之唐史，原称《唐书》，为与宋欧阳修、宋祁等所修之《新唐书》相区别，而被称为《旧唐书》。《旧唐书》之《经籍志》只叙述至唐玄宗时代。

《新唐书·艺文志》亦著录《周易参同契》，有"魏伯阳《周易参同契》二卷，又《周易五相类》一卷"，入《艺文志》"五行类"。另外，其还著录有"希迁《参同契》一卷"，其与《周易参同契》不属一书。

至南宋郑樵《通志·艺文略》，始别立《参同契》一门，载注本一十九部，三十一卷。另外，南宋曾慥编《道枢》，其中所收《参同契》分上、中、下三篇，其卷三十三之《参同契中篇》，题草衣子所述，慥注"草衣子"曰："世传汉娄敬著《参同契》，自号草衣子云。"卷三十四《参同契下篇》述云牙子"著书十有八章"，慥注"云牙子"曰："魏翱字伯阳，汉人，自号云牙子云。"然与《周易参同契》实为不同的两书。

《宋史·艺文志》关于《参同契》注本的著录情况，主要分布在"道家类"与"神仙类"，如"朱熹《周易参同契》一卷"，收录于"道家类"，而"彭晓《周易参同契分章通真义》三卷、《参同契明鉴诀》一卷"等则收入"神仙类"。

马端临《文献通考》亦同于《宋志》，其著录时将与《周易参同契》相关书籍亦分道术家书目和神仙家书目。在道术家书目中，其著录有"《京氏参同契律历志》一卷，陈氏曰虞翻注"。其神仙家书目有"《周易参同契》三卷……按唐陆德明解易字云虞翻注《参同契》言字从日下月，为易之文，其为古书明矣"；又提及有"张随注《参同契》三卷。晁氏曰皇朝张随皇祐（宋仁宗赵祯的年号之一，1049—1054年）中居青城山，注魏伯阳之书，列十数图于其后”；“《参同契大易图》一卷……按《崇文总目》云：张处撰”；“《参同契解》一卷。陈氏曰题紫阳先生，不知何人”，等等。

《明史·艺文志》道家类著录有：“商廷试《订注参同契经传》三卷；徐渭《分释古注参同契》三卷，陆长庚《周易参同契测疏》一卷。”《汉魏丛书》（明括苍何镗纂本）道家书目，有魏伯阳《参同契》一卷，等等。

关于本书的篇章结构，葛洪《神仙传》提出魏伯阳“作《参同契》、《五相类》凡二卷”，故从东汉末至两晋时期，《参同契》与《五相类》各一卷，并各自为篇。

南北朝至隋唐时期，《周易参同契》则演变为二卷，加上《周易五相类》一卷，则成三卷。如《旧唐书·经籍志》之《五行类》谓：“《周易参同契》二卷，魏伯阳撰；《周易五相类》一卷，魏伯阳撰。”此时《周易参同契》较《神仙传》所说多出一卷。

《道藏》托名长生阴真人注《周易参同契》实为唐注本，共三卷，全书不分章，《鼎器歌》存于卷下文末。而同为唐注本的《道藏》太玄部容字号《周易参同契注》则只有二卷，其云：“诗是《古歌》，书是《参同契》，故《同契》详《古歌》而造，俱流在《契》……犹如孔子删《诗》定《礼》。”认为《参同契》乃为详解《古歌》而作；《古歌》为诗歌体，《参同契》则为书体；从篇章结构来看，容字号无名氏《周易参同契注》二卷只相当于通行本《周易参同契》的卷上，通行本卷中、卷下则未注，亦没有收入。

五代时期，彭晓提出魏伯阳“约《周易》撰《参同契》三篇”，因“未尽纤微，复作《补塞遗脱》一篇”，则成四篇；彭晓以四篇统分三卷为九十章，以应阳九之数，其中，上卷分四十章，中卷分三十八章，下卷分十二章，内有《鼎器歌》一篇，因其词理钩连，字句零碎，分章不得，故独存于书后，以应水一之数。并以红色笔书正文，墨色笔书旁义，使经、注显明可观。但《道藏》所收彭晓注已非其旧，它经过南宋鲍仲祺的整理；鲍仲祺整理时，于经之正文多从朱熹《考异》本，而彭晓之注则大略遵从临安郑焕所校本，故文中出现有经文与注解不同的情况，如《契》云：“兼并为六十。"而注解则云："兼并为六十四卦也。"等等，这是因为鲍仲祺在整理时采取了朱注与郑校"两存"而互见的方式。

南宋陈显微撰《周易参同契解》，其书中次第悉依彭晓本，惟分上、中、下三篇而不分章，"象彼仲冬节"以下七十字，彭晓本在"枝茎华叶"之下，而陈显微本则移在"太阳流珠"一节之下，四库馆臣认为其据经中"别序四象"之语而更其旧次；朱熹《周易参同契考异》凡三卷，不分章，校正诸本文字并随文诠解；南宋储华谷《周易参同契注》三卷，分章但不标章名；宋末元初学者俞琰作《周易参同契发挥》亦不分章，其《周易参同契释疑》"合蜀本、越本、吉本及钱塘诸家之本，互相雠校以为定本"；元陈致虚有《周易参同契分章注》，全书分上、中、下三篇，上篇十五章，中篇十五章，下篇五章，与彭晓注本分九十章者不同；其以彭晓将《鼎器歌》一篇移置于后为非，故仍依原本置之"法象成功章"之后。

明代杨慎等在俞琰之说的基础上，开始将《周易参同契》进行内容的重新分类，以四言为魏伯阳之经，五言为徐从事之注，《赋》、《乱辞》及《歌》为《三相类》，乃淳于叔通之补遗，谓之为《古本参同契》。杨慎称南方掘地得石函，中有《古文参同契》上、中、下三篇，叙一篇；徐景休《笺注》亦三篇，后序一篇；淳于叔通《补遗》、《三相类》上下二篇，后序一篇，合为十一篇；并指《赞序》为景休后序，《补塞遗脱》一章为叔通后序。在中国古代，《诗经》为四言句，后又有"古诗十九首"等五言韵文；《周易参同契》既有四言句，亦有五言句，还有"歌"、"赋"、"乱辞"、"散文"、"赞序"等，其不同文体之间的关系及其撰写时间之先后尚有待进一步考证。有观点认为，今本《周易参同契》在内容和结构上存在重复甚至自相矛盾的地方，可能因为徐从事、淳于叔通等对之进行过笺注，一些笺注的文字渗入到《周易参同契》本文，从而造成经文出现一些结构上的混乱。另一种解释则提出，《周易参同契》文体不同、错简严重，实因作者恐泄漏天机，从而故意神秘其文；但又恐人不能知晓其意，故经中文字重复而说。等等这些皆可备一说。

三　关于本书的解题、主要内容

《周易参同契》是历史上非常著名的一本炼丹著作。关于这部书何以名之为"周易参同契",历代注家对之也作出了解释。明《正统道藏》太玄部容字号原题无名氏注的《周易参同契注》,其为《周易参同契》一书解题称:"周者,乃常道也;易者,变改之义;言造大还丹,运火皆用一周天,故曰周易者……参者,杂也,杂其水、土、金三物也;同为一家,如符若契,契其一体,故曰《参同契》。"认为"周"有周而复始的"常道"之义;"易"则取其变改之义;"参"取"杂"义,主要指炼丹时将水、土、金三物相杂,炼而成丹;"同"与"契"则指上述三物煅炼之后,可以使其同为一体,相符、相契合,以此之故,故此书得名为《周易参同契》。

明《正统道藏》洞神部众术类原题汉阴长生注《金碧五相类参同契》,首句即有"昔说魏君《参同契》"一句,其注称:"参者,离也。同者,通也。契者,合也。"以"参"为离的意思,"同"为"通"的意思,"契"为"合"的意思,此注虽然不是直接注解《周易参同契》,然经文提及"魏君《参同契》",故其对"参同契"的解说,应该与魏伯阳《周易参同契》相关。

五代时期,真一子彭晓解"参同契"之题,认为"《参同契》者:参,杂也;同,通也;契,合也。谓与诸丹经理通而义合也"。也就是说,所谓"参同契",即与诸炼丹经典道理相通、文义相合的意思。又彭晓注《序》中引葛洪《神仙传》,称魏伯阳"通诸纬候","纬候"指汉代经学中的纬书,如《乾凿度》、《通卦验》、《稽览图》之类等,即属《易纬》,其中有卦气、物候等说,故称"纬候";魏伯阳既精通"纬候",故其可能依汉代纬书之例,取其书名为《周易参同契》。

南宋朱熹作《周易参同契考异》、宋庐陵后学黄瑞节附录,其中提及《周易参同契》,"谓与《周易》理通而义合也"。朱熹认为书名之所以称"周易参同契",因其意在阐明炼丹之理与《周易》之理是相通而义合的,"其书假借君臣,以彰内外;叙其离坎,直指汞铅;列以乾坤,奠量鼎器……莫不托《易》象而论之,故名《周易参同契》云",即认为书中的内容,无论是炼丹的鼎器、药物还是火候等等,皆依托于《周易》之象;炼丹所依据的道理,亦不离《周易》一阴一阳之道;因此之故,方命书之名为《周易参同契》。

南宋道士抱一子陈显微说:"此书三篇,大率首尾辞旨相似……故其言谓此书三条,皆枝茎相连,其辞旨虽取喻不同,似出异路,其实一门而已……因命曰《参同契》者,魏君自取是名也。"则又认为《周易参同契》有三篇,此三篇并非风马牛不相及,其内容如树木之枝茎相连接,实同出于一路,故书名称为《参同契》。

宋末元初学者俞琰认为:"《易》之为书,广大悉备,有天道焉,有人道焉,有地道焉,仁者见之谓之仁,知者见之谓之知,千变万化,无往不可,是故东汉魏伯阳假之以论作丹之意,而号其书为《周易参同契》也。参也者,参乎此〇也。同也者,同乎此〇也。契也者,契乎此〇也……旁引曲喻,名虽不同,不过一阳一阴而已;合阴阳而言之,不过一太极〇而已;散而成万,敛而成一,浑兮辟兮,其无穷兮,与《易》之造化相通,此其所以为《周易参同契》也。"认为《易》之理精微、广大而无所不包,魏伯阳借《易》理指导炼丹,而有《周易参同契》之作;所谓"参",即参考《易》之太极的动静之机;所谓"同",即与太极阴阳之运相通;所谓"契",即与《易》太极未画之前妙理相契合。

元代由儒入道的上阳子陈致虚认为:"《参同契》三篇,体用不杂,功妙非常。参者,参天地造化之体;同者,资同类生成之用;契者,合造化生成之功。上篇叙炼丹之本末,中篇列细微之密旨,下篇补遗脱之法象。"陈致虚提出"参"指参天地造化之体,"同"指炼丹要资同类生成之用,"契"则有合造化生成之功的意思。

《周易参同契》谓:"大《易》情性,各如其度;黄老用究,较而可御;炉火之事,真有所据;三道由一,俱出径路。"又说:"歌叙大易,三圣遗言;察其旨趣,一统共伦。务在顺理,宣耀精神;神化流通,四海和平。表以为历,万世可循;序以御政,行之不繁。引内养性,黄老自然;含德之厚,归根返元。"即认为《周易》之理、黄老之道、炉火之术,三者可以相参相同;伏牺、周文王、孔子三圣之易,其究为一;律历、御政、养性三者,其理亦顺。这应该是本书取名为《周易参同契》的重要原因。

关于本书的主要内容,东晋道士葛洪所著《神仙传》提到:"伯阳作《参同契》《五相类》凡二卷,其说如似解释《周易》,其实假借爻象以论作丹之意;而儒者不知神仙之事,多作阴阳注之,殊失其奥旨矣。"认为这部书以《周易》的卦爻象表征天道阴阳消长之理,实则以之为炼丹时进退火符的法则,以阐明丹道炉火之理与天道之理可以对应、相齐。《周易参同契》的内容主要包括:

第一,结合《周易》之理,探讨天道及其表现,从而为炼丹术确立起形而上的哲学依据。

丹家认为,修炼金丹必须法天道而行,才有可能成功,故要"观天之道,执天之行";但是天道深远而难窥,要对天道有所了解,必须因《易》象以发明之。故五代彭晓在注解《周易参同契》时说:"公撰《参同契》者,谓修丹与天地造化同途,故托《易》象而论之。"在探讨天道之理为何,由人道及于天道为什么是可能的,由人道及于天道的具体路径为何等问题的过程中,《参同契》引入《周易》,从而确立了易学与炼丹相结合的这种独特的修丹理论。《周易》被引入炼丹术之后,天道不再是恍恍惚惚、不可言说、不可描述的神秘主宰者,而是有着实实在在的内容,体现着事物变化和发展的规律。因为在汉代的人们看来,《周易》卦爻象的数理排列,如汉易卦气说以八卦、十二辟卦、六十四卦配一年四时、十二月、二十四节气、七十二候,纳甲说以天干、地支配卦等,在当时能较系统地说明天道运行的法则、规律,故人们认同于《周易》与天道的关系,认为《周易》之理即是天道的表现,循《周易》之理而行,就能与天道相通,达到天与人的合一。

第二,结合《周易》之理,对金丹炉火之术的药物、火候、鼎器等问题作系统说明。

炼丹最重要的问题,是所谓"炉鼎"、"药物"与"火候"的问题。"炉鼎"是炼丹之所,"药物"是成丹之源,"火候"为结丹之功夫。《周易参同契》以阴阳变易法则解释丹药的形成,以汉易中的卦气说、纳甲说等解释炼丹的火候,如朱熹谓:"按魏书,首言《乾》、《坤》、《坎》、《离》四卦橐籥之外;其次即言《屯》、《蒙》六十卦,以见一日用功之早晚;又次即言纳甲六卦,以见一月用功之进退;又次即言十二辟卦,以分纳甲六卦而两之。盖内以详理月节,而外以兼统岁功,其所取于《易》以为说者如是而已。"即认为《周易参同契》以乾、坤为鼎器;以坎、离为药物;以屯、蒙二卦等值一日之火候,如此则除乾、坤、坎、离之外的六十卦可以表征一月三十日每日早晚之火候;又以纳甲六卦即震、兑、乾、巽、艮、坤总言一月火候之进退;以复、临、泰、大壮、夬、乾、姤、遁、否、观、剥、坤十二辟卦之消息说明一岁火候之消长,这就对炼丹之"炉鼎"、"药物"与"火候"等作出了详细说明。

第三,《周易参同契》还将大易、黄老相结合,以体用的方式贯通道体与器用,沟通形上与形下,从而建构起一个有体有用的独特丹道哲学理论体系。

《周易参同契》以《周易》卦爻象变异的节序性、规律性的思想与黄老天道自然无为的道体观相结合。在这个过程中,它将宇宙生成论和宇宙本体论融为一体,将道体的虚无自然看作是金丹炉火具象变化的本质,而金丹炉火具象变化过程中表现出来的规律性和节序性又被看作是虚无自然道体的内容和显现,从而道体不离器用,器用显现道体。一般认为,《周易》思维有"推天道以明人事"的特点。《周易参同契》推阐天道,其所关注的"人事"主要指的是修丹之事,即认为人通过法天道阴阳之消长,修炉火金丹而饵之,就能达成使人道合于天道的目的。其与儒学解《易》以政治和社会伦理问题等作为"人事"的主要内容有所不同,两者代表了易学发展的不同方向,具有一种相待互补性。

当然，为了建构炼丹术的理论体系，《周易参同契》中还广泛引述有中国古代天文、律历、阴阳五行、御政、冶金、医药、服食等知识，由此更加彰显出此书内容的广博、精深。

四　关于本书的地位、影响

《周易参同契》在中国学术史上，具有其重要的历史地位和影响。然在探讨此问题前，我们先要思考一个关于在《周易参同契》研究上的学术难题：即在东汉中后期，《周易参同契》确立了丹道的解易系统，为什么进入魏晋南北朝之后，此书却似乎相对沉寂，没有得到更进一步地阐发，原因何在？

我们认为，《周易参同契》作为汉代黄老思想的一个重要代表，其兴与寂也应与汉代黄老思想的兴衰联系起来考察。东汉前期，光武中兴，统治者面临着繁重的战后重建问题，通过休养生息来恢复、发展被战乱严重破坏的生产力，故此时黄老思想有着较好的发展空间。至东汉后期，黄老思想成为反抗腐朽、黑暗的宦官和外戚专权的重要武器，这从汉末的黄巾大起义可以得到证明。黄巾起义被镇压后，统治者深惧之，故带有黄老思想特色的《周易参同契》可能在当时也受到压制，乃至进入魏晋南北朝之后，一直处于相对沉寂的状态，没有得到更进一步地阐发。

另外，从易学发展史来看，由于汉代象数易学的日渐繁琐和神秘化，至魏晋时期，汉代象数易学走向了它的反面，被玄学所取代。这种取代，不仅是学风由繁琐趋向简易的变化，其所讨论的理论话题亦有大的改变，此时的理论界逐渐抛弃了对汉代天人感应问题的讨论，进而将关注点转向了探讨现实之后的本体问题。这个学术的转向，有其内在的社会、政治原因：从东汉中后期开始，一直到三国两晋南北朝，中国的社会政治生活总是处于动荡和不稳定中，要探究造成社会动荡和不稳定的原因，离不开对现实的社会政治制度的检讨；制度的好与坏，当然必须通过社会的实践来评判，但对于一项制度形成的根据和原因的探讨也很重要，一项好的制度，其形成原因和机制是什么，一项不好的制度，为什么它是不好的，对于这些问题的思考，必然引导人们去探讨现象和事物背后的决定性的因素是否存在、如何存在、它究竟是什么等问题。魏晋玄学适应此时代的需要，对有无、本末、名教与自然等进行重点思考，玄学的话语系统得以成为当时的主流文化。在这种大的学术背景之下，《周易参同契》不合时宜的汉易象数学话语系统不为时代所重，故不能不相对沉寂。

魏晋隋唐以来，重玄学侧重关注道教形上本体问题的讨论，深化了道教的义理；但由此也产生了一个消极的影响，许多教徒在修持上耽于对"虚无"本体的直接把握，在习学上偏于名辞、概念的剖析，从而导致对"人"本身存在的忽视，以及由人之天宗教实践的弱化。《周易参同契》强调法天地之道而修丹，人通过对天道规律的把握，就能修成金丹，从而自做主宰，超越人生的不完善，达成与本体之道相等同的境界，这恰能有针对性地解决上述诸问题，故唐、五代以来，《周易参同契》渐成道门中的显学。

《周易参同契》无论在道教史上还是在易学史上，都有其重要的历史地位和意义：

第一，就丹道而言，《周易参同契》在隋、唐之后，渐有"丹经之祖"、"万古丹中王"的美誉。

南宋陈显微《周易参同契解·后叙》谓："丹经、紫书行于世者多矣，惟魏伯阳依《金碧龙虎经》，托《易》象作《参同契》，敷叙丹法最为精详。吕真人之《歌》尝曰'金碧参同不计年，妙中妙兮玄中玄'，高象先《诗》亦云'金碧龙虎参同契，留为万古丹中王'，盖美其至也。"《四库全书总目提要》亦认为，《周易参同契》"后来言炉火者皆以是书为鼻祖"。

应该说，炼丹技术当然是炼丹过程中需要重点关注的问题，然对炼丹进行理论的论证却是更为重要的关注点。《周易参同契》合大易、黄老、炉火言丹道之理,天道与丹道的同一,使得道教炼丹的过程成为和天地造化同途的过程,炼丹的意义不仅是求得长生不老,更重要的是求得人与天道的合一。由于《周易参同契》并不是单纯地讲道教的炼丹技术,更重要的是探究道教炼丹背后深层次的天道理论依据的哲学问题,其将丹道的修炼节序等同于天地造化、生人生物的节序,《周易》卦爻符号的变化被用来表征天道阴阳消息进退的信号,修丹之人法此就能炼成金丹,达到与天地合、与大道通的境界。这种宏观的思考使《周易参同契》超越于一般单纯讲技术的丹书之上,能把握住丹道发展的根本,正因为如此,其方能获得"万古丹经之王"的美誉。

第二,对于易学史而言,《周易参同契》开启了有宋一代图书易学的学术流派,丰富了宋易的内容,促进了中国哲学的发展。

正如朱熹所说:"伯阳《参同契》恐希夷之学,有些自其源流";"邵子发明先天图,图传自希夷,希夷又自有所传,盖方士技术,用以修炼,《参同契》所言是也";"先天图与纳音相应,蔡季通言与《参同契》合"。从易学史的角度看,《参同契》启发宋儒之图书易学,开辟了易学研究的新方向。如五代、北宋道士陈抟的易龙图理论,颇受《周易参同契》的启发;宋明理学开山祖周敦颐,北宋五子之一的邵雍,还有刘牧、李觏等一批学者或创新、或批判,使图书易学一时蔚为大观;金元时期全真七子之一的郝大通、宋末元初道士雷思齐、学者俞琰等均曾以易图的方式表达对宇宙生成问题的看法,这就开启了宋易发展的一个新方向,在宋明学术史上有其重要价值。

中华书局基于弘扬中华优秀传统文化的考虑,将《周易参同契》纳入"中华经典名著全本全注全译丛书"系列,并建议由我来做此书的译注工作。2011年,我曾以"道教易学研究"申请国家社科基金项目并获得通过;考虑到《周易参同契》与"道教易学"有密切关联,故不揣鄙陋,答应承担此艰巨任务。关于《周易参同契》,古今有许多学者作过注解、整理,如明《道藏》中收有:托名汉阴长生注本、容字号无名氏注本、映字号无名氏注本、彭晓《分章通真义》本、朱熹《考异》本、陈显微解本、储华谷注本、俞琰《发挥》本等；明清以来，蒋一彪注、王文禄注、徐渭注、陆西星注、陶素耜注、仇兆鳌注、李光地注、朱元育注、刘吴龙注、袁仁林注、董德宁注、刘一明注等，皆富有特色；今人陈撄宁先生有《周易参同契讲义》，孟乃昌、孟庆轩辑编《万古丹经王〈周易参同契〉三十四家注释集萃》，任法融道长有《周易参同契释义》，潘雨廷、孟乃昌著《周易参同契考证》，萧汉明、郭东升著《周易参同契研究》等等，对《周易参同契》的研究、解释取得了新的成绩。这次译注，我以《道藏》所收彭晓《周易参同契分章通真义》经文为底本，并参校其他版本；对很多前辈、同道等所取得之注《契》成果多有借鉴，在此表示衷心感谢并致以诚挚敬意！《周易参同契》"词韵皆古，奥雅难通"，向来以艰涩难读而著称，加上丹书常用譬喻，一些经文很难直译，故只能退而求其次，以意译代之；又因历史上既有以"外丹"注《契》者，又有以"内丹"注《契》者，故此次译注，我对很多经文皆分别从内、外丹不同之角度作出解释。由于本人才疏学浅，译注中一定存在不少错误，敬请诸位同道、先进多多批评、教正。

章伟文

2014 年 5 月

于北京师范大学

卷　上

乾坤者易之门户章第一

【题解】

本章是《周易参同契》全书的纲领。乾坤门户，在丹道为炉鼎；坎离匡郭，在丹道为药物。

以《易》言之，乾、坤为纯体之卦，乾阳而坤阴，乾、坤错杂，乃生震、坎、艮、巽、离、兑六子卦，合乾、坤父母卦与六子卦，则为《易》之"八经卦"；而《周易》六十四"别卦"，皆由"八经卦"重卦而得。因众卦皆出于乾、坤，故以乾、坤为《易》之门户，众卦之父母。

《周易参同契》言"乾坤者易之门户"，别有其意。以外丹言之，乾为上釜之鼎，坤为下釜之炉，炉鼎为炼丹之神室；欲炼还丹，先设乾鼎、坤炉为神室，神室既设，变化就会在其中生成，非神室无以成丹，犹如非乾、坤则无以见《易》。乾鼎、坤炉既设，投铅、汞等药物于其中，铅取象于坎，汞取象于离，故经文所说之坎、离是为药物。坎、离药物在乾、坤鼎炉中烹炼，发生种种变化，乃至铅、汞合体，凝而至坚，化成丹宝，是谓变易。以此之故，也可以说，乾、坤为易之门户，众卦之父母。又，坎为水，离为火，火燃于器外，各种矿金置于器中，得火烹炼，熔而为水，水火气交，然后通达其情，化金水成丹。因坎水、离火二气相互含受，取象城郭之匡方、周正，即所谓"坎离匡郭"。炼丹之时，火性常动，水性常静，静以比轴，动以比毂，其运转犹如车之毂与轴，故又有"运毂正轴"之说。

　　以内丹言之，人之一身，法天象地，与天地同一阴阳。乾、坤既奠，阴阳自交，乾下交坤而为坎，坤上交乾而为离。就人而言，乾阳为首在上，坤阴为腹在下，丹道所谓坎，可以喻指人身中的精与炁，它关乎人之身与命；其所谓离，可以喻指人之神，它关乎人之心与性，人身之坎、离变化，实指人身当中精、炁、神的变化。坎、离匡郭、相交，喻指人之神、炁相抱、性命双修，丹家谓之"取坎填离"。易学之后天八卦，以坎、离冠首；先天八卦，以乾、坤冠首。丹家以"先天"代表人处于其性、命之真的理想状态，"后天"则喻指人本真之性、命处于异化的状态。坎中之阳填入离中之阴后，坎、离变而为乾、坤，则人可以从所谓的"后天"返回到"先天"。经文中之"毂"，可喻人之身；"轴"，可喻人之心；欲"毂"之运，必正其"轴"；同理，修内丹者，必正其心，方能修其身，从而由"凡"变易成"仙"，由"后天"返回"先天"，此则为丹道之"易"。

　　乾、坤者①，《易》之门户②，众卦之父母③。坎离匡郭④，运毂正轴⑤。

【注释】

①乾、坤：狭义地讲，为《周易》开篇起首的两卦，其中，乾为纯阳之卦，坤为纯阴之卦。广义地讲，乾为阳的代表，坤为阴的代表，乾、坤为宇宙天地间阴、阳两气之总称。

②易：狭义指《易经》。广义地讲，则凡宇宙天地间所有的阴阳变化，皆可谓"易"。门户：单扇为门，双扇为户，人之出入，皆从门户，故门户有"枢纽"、"开关"义。因乾卦之阳爻与坤卦之阴爻相互作用，成《易经》六十四卦，故乾阳、坤阴为《易经》之"门户"、枢纽。引而申之，乾阳、坤阴实乃宇宙天地间所有变化的枢机、门户。《周易参同契》此说，源自《周易·系辞》："子曰：'乾、坤，其《易》之门邪？'乾，阳物也；坤，阴物也。阴阳合德，而刚柔有

体，以体天地之撰，以通神明之德。"又："乾、坤，其《易》之缊邪？乾、坤成列，而易立乎其中矣。乾、坤毁，则无以见《易》。"

③众卦：有两层意思：一是指乾、坤两卦所生之震、坎、艮、巽、离、兑六子卦。其中，坤得乾之初爻，为长男震卦；得乾之中爻，为中男坎卦；得乾之上爻，为少男艮卦；而乾得坤之初爻，则为长女巽卦；得坤之中爻，为中女离卦；得坤之上爻，为少女兑卦。此说源于《周易·说卦》："乾，天也，故称乎父。坤，地也，故称乎母。震一索而得男，故谓之长男。巽一索而得女，故谓之长女。坎再索而得男，故谓之中男。离再索而得女，故谓之中女。艮三索而得男，故谓之少男。兑三索而得女，故谓之少女。"另一层意思是指乾、坤父母与六子卦，构成《周易》之"八经卦"，"八经卦"为三爻之卦，"八经卦"相互重叠，而有《周易》六十四"别卦"，"别卦"皆六爻之卦，六十四"别卦"，亦皆由乾之阳爻与坤之阴爻所构成，故"众卦"亦可代指整个《周易》六十四"别卦"。父母：此处指乾阳、坤阴。凡《周易》众卦之阳爻，皆得于乾之阳；众卦之阴爻，皆得于坤之阴，故乾阳、坤阴，所以为"众卦之父母"。

④坎、离：狭义地讲，为《周易》上经结尾之两卦，或谓"八经卦"中的坎、离两卦。广义地讲，坎卦阴中有阳，可以取象水、月亮、铅金等；离卦阳中有阴，可以取象火、太阳、流汞等。坎、离，通常被丹道喻为"药物"。匡郭：匡，同"筐"；郭，即城郭。坎，一阳陷在两阴之中；离，一阴陷于两阳之中，坎藏于坤，离藏于乾，犹如筐中藏物，郭中藏城，即所谓"坎离匡郭"。或谓坎、离两卦相抱于外，其内空虚，合内虚与外实而成匡郭之状，如北宋周敦颐"太极图"第二圈之"坎离相抱图"所示。又，《周易参同契》以《周易》乾、坤、坎、离四卦建构了一个宇宙模型，其以乾为天、坤为地，坎为月、离为日，乾天、坤地定上下之位，坎月、离日列东、西之门，乾、坤、坎、离四卦之结构，犹如城市、垣郭之四方匡正；日、月升降于

天地之间,循环而无穷,犹如城郭之垣墙首尾相联、贯通,此亦可谓"坎离匡郭"。《周易参同契》于此提出乾、坤、坎、离四正卦之说,其与汉易卦气说以坎、离、震、兑为四正卦的说法有所不同,开后来宋代图书易学先天、后天之说的先河。从外丹的角度,则坎是铅金,离是流汞,以铅、汞二宝为丹,置于鼎中,上安水,下安火,用水火"匡郭"上下釜,使鼎受水火之气,伏汞为丹。其所谓"匡"为辅之义,"郭"则为鼎器。

⑤毂(gǔ):指车轮之心,外实而持辐,内空以受轴。轴:为车下之横木,其两头贯毂而承车之体。坎月、离日于天地间升降,其象如车轴之贯毂以运车轮,一下而一上。此说源出于《道德经》:"三十辐共一毂,当其无,有车之用。"(十一章)《周易参同契》认为,乾、坤设位,坎、离成能,欲使坎、离之毂运转不偏、不倚,须得乾、坤之轴居于其正位。

【译文】

乾为纯阳、象天,坤为纯阴、象地,这两卦实乃《易》之门户,众卦之父母。坎卦象月,阴中有阳;离卦象日,阳中有阴;坎藏于坤,离藏于乾,犹如筐中藏物、郭中藏城,欲得坎月、离日交替、往来,升降于乾天、坤地之间,应该法车轮运转之理,必正其轴,方能运其毂。

牝牡四卦章第二

【题解】

本章言修丹之药物烹炼有其火候法度和数理。

以外丹言之,凡修金液还丹,鼎中有金母华池,亦谓之金胎神室,神室既设,则药物就可以在其中烹炼。乾、坤、坎、离四卦,乾、坤为鼎器,坎、离象药物;乾为阳牝,乃上鼎,坤为阴牡,为下炉。乾鼎、坤炉有阖、有辟,坎、离药物在鼎器中烹炼,有往有来,皆如橐籥气出、气入之状。阴阳,可以指铅金、流汞二味药物,铅金为阳,流汞为阴,金在中而时动,汞居外而常转,汞欲逃逸,金能制之,故一阴一阳,乃变易之道。鼎在炉中、药在鼎中,皆得外面火、水所制,故"处中以制外"。炼丹当守御鼎器,牢牢固济,恐其有所走失。炼丹有进火、退符,如一月三十日刚柔各半,昼为刚阳,夜为柔阴,刚柔相交之时,喻指金、汞会合之际,炼外丹讲究要择元日泥灶,火日杀汞,成日合捣,收日炼冶,闭日入鼎,建日祭炉,王、相日服药,如此等等,其法度、数理合于律、历之数。阴阳以气言,刚柔以形言,变化始于气而后成形,形为金汞,气乃烹炼时的水火之气,以水火之气变金汞之形,炼成至宝之丹。此章概言炼丹要依天地之大数,协阴阳之化机,如果能控御不差,运移不失,有如善工者准绳墨以无差,能御者执衔辔而不挠,合其规矩轨辙,则可以外交阴阳之符,内生龙虎之体,炼成金丹。

　　以内丹言之,乾、坤鼎器为修道之人的上、中、下三丹田,坎、离药物为修道之人身中的精、炁与神,故以乾、坤、坎、离四卦涵盖、总括人身之阴阳,其功能有如橐籥生风,能造化生成万有。人之心神可以统率一身阴阳之精炁,其与月受日光、为日之所使在理上是相通的。修道之人只要一心不乱,念念归中,处其理于中,则自能制其妙于外,从而行无差忒,动合自然,神、炁相抱,神妙不测之变化历历于身内外出现,不必刻意关注功夫与效验,而功夫、效验自来,且有其法度与数理,如同律、历一般精准无误。此亦犹工匠准绳墨于内,而规矩自能正于外;驾驭车马者执衔辔于内,而车轮之轨辙自能随合于外。《周易》六十四卦,除乾、坤、坎、离四卦为鼎炉、丹药,丹道用余下的六十卦表示炼丹之火候。

　　牝牡四卦①,以为橐籥②。覆冒阴阳之道③,犹工、御者④,准绳墨⑤,执衔辔⑥,正规矩⑦,随轨辙⑧。处中以制外⑨,数在律历纪⑩。月节有五六⑪,经纬奉日使⑫。兼并为六十⑬,刚柔有表里⑭。

【注释】

①牝(pìn)牡:"牝"指雌性、阴性的事物,"牡"指雄性、阳性的事物。四卦:《周易》中,乾为纯阳牡卦,坤为纯阴牝卦;坎卦阴中有阳,离卦阳中有阴,为牝牡相交之卦。因乾、坤、坎、离四卦覆盖、涵蕴纯阴、纯阳、阴阳相交之道,故谓之"牝牡四卦"。另外,也有以震、兑、巽、艮为"牝牡四卦"的说法。因《周易参同契》月体纳甲法中,坎月、离日相互作用,产生种种月相,其中,乾纯阳代表月之望;坤纯阴代表月之晦;初三日弯弯之娥眉月生明,以震为代表;初八日月至上弦,以兑为代表;而巽为月之生魄、艮为月之下弦。震、兑、巽、艮四卦所代表之月相变化,如风箱之鼓动,有缓

急的变化,亦可谓"牝牡四卦"。

②橐(tuó)籥(yuè):即风箱,冶工用以鼓风之器具。橐,即鞴囊、方袋子,无孔。籥,为其管、楗,有孔以出气。风箱形似方形的袋子,上面插有管、楗,拉动风箱,则有风出。丹法位乾鼎、坤炉于上下,投坎、离药物于其中,乾鼎、坤炉有阖、有辟,坎、离药物在鼎器中烹炼,有往有来,皆如橐籥气出、气入之状。所以,经文说"牝牡四卦,以为橐籥"。此说源出老子《道德经》:"天地之间,其犹橐籥乎?虚而不屈,动而愈出。"(五章)

③覆冒:有覆盖、涵蕴之义,或者包、裹之义。阴阳之道:在天地间,如昼夜之更替,春、夏、秋、冬四时之迭运,十二月、二十四气、七十二候之循环往复等,皆为阴阳之道。于丹道言,阳鼎、阴炉,铅汞药物,刚火、柔符等等,皆需依天地之数、契阴阳之机,此谓丹家的阴阳之道。

④工:指工匠。御:指驾车者。

⑤准绳墨:准,为工匠用以验平的器具。绳,为工匠用以验直的绳线,通常以黑墨浸泡之,故谓"绳墨"。《周易参同契》以此谓炼丹自有一定的法度、火候,亦犹工者准绳墨,而能得平、直之线、面一样。

⑥衔辔(pèi):衔,指马口之铁,俗称"马嚼子"。辔,指马缰绳。衔辔,于丹法言,乃统领、运行阴阳的主宰。

⑦规矩:规,为画圆之器。矩,为画方之器。

⑧轨辙:谓行车的轨道与辙迹。驾车者执衔辔于上,而车轮行驶之轨、辙自能随合于外。丹法喻指药物在鼎器中烹炼,其升降自有该遵循的法则。轨,为两个车轮之间的距离。辙,为车轮行地之痕迹。

⑨处中以制外:于内丹言,即神居中而御炁,神与炁相抱、不离;或谓炼外药以归身内之鼎炉。外丹以金为君处中,以汞为马处外,

汞欲逃逸，金能制之，故说"处中以制外"。或谓鼎在炉中，得外之火，制之；药在鼎中，得外之火、水所制，亦有此义。处，居处之义。中，内丹指人之心与神，或指丹田、"规中"；外丹指居鼎中之"金"。制，治理、统御之义。外，内丹指气或药；外丹指居鼎外之水、火。

⑩ 数在律历纪：指炼丹之火候，其数理应律吕之十二声、历之十二月、纪之十二年。当然，丹家于此仅为譬喻，非谓修道者必以律吕、历数刻板地计算炼丹火候之数。数，此处指炼丹时，其火候有一定之数理。律，指十二律、吕，其中，阳律有六，即黄钟、太蔟、姑洗、蕤宾、夷则、无射；阴吕有六，即大吕、夹钟、仲吕、林钟、南吕、应钟。十二律、吕与一年十二月节气相贯通。历，指一年十二月节气之数。纪，谓以十二律、吕与岁历记炼丹火候之数，或谓"纪"乃计年之单位，"一纪"为十二年。

⑪ 月节有五六：指一月共有三十日，中涵一节、一气，如正月建寅，有立春之节和雨水之气，每个节气共三候，每候共五日，三十日共分为六候。

⑫ 经纬奉日使：丹道理论以乾鼎、坤炉定南北之位，是为"经"。坎、离药物于鼎炉中烹炼、升降，其妙用有如日、月之东西升降，是为"纬"。奉日使，喻炼丹火候遵循天道运行之法则，其候与天同运、随日升沉，没有差异。

⑬ 兼并为六十：《易》有六十四卦，除乾、坤、坎、离四卦之外，剩余六十卦。以六十卦与日相配，古代一日共计十二个时辰，每天用两卦直事，一卦六爻，则每一爻值一时，两卦计十二爻，对应一天中的十二时辰。以一月三十日计之，一日两卦，一卦为经，一卦为纬，朝用屯则暮用蒙，朝用需则暮用讼，以至于既济、未济，昼夜各用一卦，一月三十日共得六十卦。其中，乾、坤、坎、离四卦为鼎器、药物，不计入一月昼夜火候之数，故说"兼并为六十"。此

句《周易参同契》其他版本亦有作"兼并为六十四卦"者。

⑭刚柔有表里：指配日之卦象，其内外刚柔之体，朝在上则暮在下，刚在表则柔在里，如早晨火候所用之需卦上为坎水、下为乾天，晚上火候所用之讼卦则上为乾天、下为坎水，如此之类。丹道中，刚为阳，柔为阴；刚为金，柔为水；刚为铅，柔为汞；刚为炁，柔为神；刚为命，柔为性；刚为表卫，柔为里卫。阳刚阴柔，水火金木，亦互为表里，故以卦爻象刚柔、表里之变化，喻丹道火候之进火、退符，这也是对"刚柔有表里"的一种理解。

【译文】

乾为纯阳牝卦，坤为纯阴牝卦，坎卦阴中有阳，离卦阳中有阴，坎、离为牝牡相交之卦，合而言之，则乾、坤、坎、离为牝牡四卦，涵盖、总括炼丹中的阴阳变化之道。丹法位乾鼎、坤炉于上下，置坎、离药物于其中，则乾、坤之阖辟，坎、离之往来，俨然如橐籥，枢辖、总括阴阳气出、气入之理。修丹者知此四卦的功能、效用，则可以像工匠准绳墨而正规矩，驾车者执御辔而使车轮运转循于轨辙一样，处其理于中、制其妙于外，从而行无差忒，动合自然，故炼丹进火、退符之火候、法度，皆合于律历之数理。于丹法言，乾鼎、坤炉定南北之位，是为"经"；坎、离药物于鼎炉中烹炼，东西升降，是为"纬"；炼丹火候遵循天道运行之法则，其候与天同运，随日升沉，如月亮奉太阳之"使"一般，没有差异。《易》有六十四卦，除乾、坤、坎、离四卦之外，恰有六十卦；一月三十日，丹家以卦来表征一月中炼丹火候的变化，则一日用两卦：一卦为经，一卦为纬，亦得六十卦。炼丹中，进火为刚，退符为柔，刚柔互为表里，迭相为用；而《周易》卦象亦有内外、刚柔之体，它们交错变化，互为表里，可以用来表征丹道的火候进退之理。

朔旦屯直事章第三

【题解】

　　本章以一月论炼丹之火候,侧重于月初。每月三十日,周而复始,逐日用功,丹道火候的时刻、早晚,可以用《周易》六十卦喻之,此章即专门论述其月初的凡例。

　　《周易参同契》论炼丹,凡昼夜、阴阳、升降变化之火数,皆依约《周易》卦爻来表示,朝阴则暮阳,昼动则夜静,昼夜各用一卦直事,如以屯、蒙二卦为首,则朔日朝为屯、暮为蒙,以此为次序,则朝需暮讼,朝师暮比,依次而用,六十卦布于一月三十日内。昼夜十二时,亦恰应两卦十二爻之数。丹道火符有进、有退,有消息盈虚、主客递分。进火之时,不能有些许之谬误;退符之时,亦当防毫发之差错,抽、添须辨药之浮、沉,运用要审时之昏晓。修丹者当因《周易》卦爻象以求其中之深意,得其意则可以忘其象。

　　自外丹言之,每月初一朔日,以屯值事。屯卦坎在上、震在下,坎是药汞,震有仰盂之象,为鼎,从子至午,器仰,是谓"屯卦直事"。暮用蒙值事,蒙卦艮在上、坎在下,艮有覆碗之象,为器覆,从午至子,转器向下,是谓"蒙卦直事"。故昼屯夜蒙,即是反转鼎器。此后,昼需暮讼,依次而用,阴阳相交,循环不绝。屯为物始生之卦,刚柔始交而难生;蒙为物之稚,阴昧而阳明,阴困童蒙,阳能发之,故屯、蒙两卦皆有阴来就阳之义。丹道中,刚者为金,柔者为流汞,金能用事,汞故求之,阴求于阳,金、汞得水火之气而相交,动转于器中,一仰一覆,然后通达其情,而成丹宝。

自内丹言之,屯卦初九之一阳动于下,有朝之象,代表一阳初生;蒙卦上九之一阳止于上,有暮之象,代表阳之升而至于极。本只是一气周流,终而复始,循环无端,因其有上、有下而分为阴阳,故以屯、蒙两卦示之。或谓坎中一阳,实为生物之本,屯卦坎上、震下,蒙卦艮上、坎下,震为长男,艮为少男,所谓"屯直事",指震之长男如果能制伏坎中之阳,则可以重施生物之功;所谓"蒙当受",指艮之少男如果能聚坎中之阳,则可以行温养之功。六十卦阴阳迭互,互施生养,皆涵蕴此理。

朔旦屯直事①,至暮蒙当受②。昼夜各一卦③,用之依次序④。

【注释】

①朔旦:朔,指农历每月的初一日。旦,指每天的清晨、平明之时。屯:《周易》次于乾、坤之后的一卦,屯卦上坎、下震。《周易·序卦》说:"屯者,物之始生也。"王弼说:"此卦阴求于阳,弱者不能自济,必依于强。"于丹道言,弱者为流汞,强者为金。金既用事,流汞来顺之;金能应汞,所以铅金与流汞相交。《屯·彖》说:"刚柔始交而难生。动乎险中,大亨贞。""刚"指金而"柔"指汞,金、汞得水火之气而相交,生成金水而动,轮转于鼎器中,此时防微杜渐,甚有必要;阴阳既交,然后通达其情,而成丹宝,故谓"大亨贞",即亨通、贞正之意。直事:直,当值,轮值;"直事"谓执行其职责。炼丹之初,阴阳始交,正为屯难、险陷之际,故以屯卦之卦象、义理,指导其事。

②暮:指每天的傍晚时分。蒙:指《周易》之蒙卦。蒙卦上艮下坎,

屯卦反之,则为蒙卦。《周易·序卦》说:"物生必蒙,故受之以蒙。蒙者蒙也,物之稚也。"《蒙·象》说:"匪我求童蒙,童蒙求我。"于丹道言,此"我"指阳金,"童蒙"为阴汞,金能用事,汞故求金,阴求于阳,故曰"童蒙求我"。《蒙》九二说:"包蒙,吉。纳妇,吉。子克家。"《象》曰:"子克家。刚柔接也。"阳为男,阴为女,阴合于阳,故云"纳妇"。刚为金,柔为汞,金汞相交,即刚柔相接之义。

③昼夜各一卦:指一日十二时辰,昼用屯,则夜用蒙,一日用二卦,一月即用六十卦。

④用之依次序:指一日、一月、一年,皆可依次用六十卦以表丹道之火候。其次序为朝屯暮蒙,朝需暮讼,依次而用,故说"依次序"。所谓"次序",即是依卦据爻,以明用火之数。

【译文】

一月中,炼丹之火候,农历每月的初一日清晨,用屯卦值事;至傍晚时分,则以蒙卦值事。昼、夜十二时,恰应两卦十二爻之数,自此,朝屯暮蒙,朝需暮讼,依次而用,循环往复,终而复始。丹道之进火、退符、抽添、运用,皆要合于此六十卦卦爻所示的法度、数理。

既未至晦爽章第四

【题解】

　　本章亦以一月论炼丹之火候，但侧重于月末，即专门论述月末所用火候之凡例。

　　《周易》之卦终于既济、未济。炼丹自每月初一日以屯、蒙而推其火候，至于月末晦日之旦暮，则终于既济、未济；然终则必有始，故次月之初，复自屯、蒙而始。晦朔为一月之始终，早晚谨一日之动静，一月炼丹之火候，必注意于此。

　　以外丹言之，既济卦上为坎水、下为离火，为水在火上、水火相济之象。汞阴中有阳、属坎，居北方，本为阳而居阴位；朱砂阳中有阴、属离，是太阳精，居南方，本为阴而居阳位。今既济变汞与朱砂之位，使汞之水居南方，朱砂之太阳精居北方，令复其本位，故为"既济"。未济卦上为离火、下为坎水，为火在水上、火水未济之象。丹药中，水银本为朱砂所生、属离，未济火在上、水在下，水银居北、未归于离南之位，未归其本位，故称"未济"。运六十卦火符，始起于屯、蒙，终于既济、未济，月朔至于月晦，一月完成之后，更依前例而起，循环往复。两卦所表征之火符，体现了《周易》一阴一阳之道，此一阴一阳之道，亦可用于炼丹。炼丹时，转动鼎器，阴阳升降，上下反复，周而复始，更互用之，阳动为早，阴静为晚，其日辰之期度，可从日、月运行法度得之。太阳公转一周为一年，一天只行一度有余，故其行迟；月亮绕地球公转一周为一个月的时间，一天约行十三度有余，故其行速。外丹法中，金象日，汞象月，金、汞运转之迟速，取日、月为喻，测其运转之度数，可知日月运转之期候。炼外丹者候此动静，则知丹药凝结之早晚。

　　以内丹言之，人一身之中，自有日出、日入之早晚，其火候动静，一一暗合天度与卦象之理。如身内一阳来复，则行子时进火之火候；进阳火过程中，阴阳两炁相峙、相停，则行上弦卯时淋浴之火候；阳炁鼎盛，则行月之十五、十六日所代表的午时火候；退阴符过程中，阴阳两炁相峙、相停，则行下弦酉时淋浴之火候；阴阳两炁归藏、沉沦于洞虚，蕴育新一轮阴阳之消长，则行既济、未济之火候。身内炁机消长、火候之动静，皆有其早、晚，不可不察。通过循日、月之期度，察之以卦理，即可得之。然其中卦象内外刚柔之体，或上下卦体相反，或卦爻阴阳相对，皆不能拘泥。若不悟此理，必用天枢、潮候、卦象以准内丹各各不同之用功火候，则为大谬！

　　既、未至晦爽①，终则复更始②。日辰为期度③，动静有早晚④。

【注释】

①既、未："既"是"既济"，"未"是"未济"，指《周易》最末之既济、未济两卦。自初一以屯、蒙而推之，以至于晦日之旦暮，则终于既济、未济，故"既"、"未"指晦日所用之卦，朝用既济，暮用未济。晦爽：月尽为"晦"，月出为"爽"，晦则昧，爽则明；"晦爽"指月晦之后，即将生明之时，也就是"月朔"。或谓"晦"为月底，"晦"又为暗，"爽"即明；"晦爽"之意，谓月底三十日之清晨与傍晚，其爽明之晨用既济，晦暗之暮则用未济，亦通。

②终则复更始：终是月末，为晦；始为月初，为朔；此指一月用火之

功结束，次月之初，复自屯、蒙而始。更始：变化、变革后另一个周期的开始。

③日辰为期度：日辰，谓一天之十二个时辰。期度，即规则和法度。此处讲炼丹时，进火、退符的时间尺度和法则。以一日之时辰为期度，其动静则分早晚，其阳动而升，渐次生长，从子至午；其阴静而降，渐次敛藏，为自午至亥，务不失其早晚之时，如果火候之进退顺乎其时，则药物于其中变化，亦能恰到好处。一日之期度，即一月乃至一年之期度，因其理相通。

④动静有早晚：日出而作为动，日入而息为静，阳属动，阴属静。丹道火候一动、一静，于一日十二辰中，早晚分隔，阴阳升降，火数周而复始，更互用之，自有日出、日入之早晚，与天之运度、卦象之理相合。或谓动静，指水火；早晚，指文、武火候，其意为：炼丹所用之水、火药物，须得文、武火相烹炼，方能凝成至宝。

【译文】

至于月末晦日之旦暮，丹道之火候，则终于既济、未济；然终必有始，故次月之初，复自屯、蒙而始。炼丹时，阴阳升降，上下反复，周而复始；阳动为早，阴静为晚，更互用之。其进火、退符的时间尺度和法则，可取法日、月运转之理；通过取法日、月动静之理，炼丹者可知丹药凝结的早晚之候。

春夏据内体章第五

【题解】

本章言炼丹中一年十二月阳长阴消、阴长阳消的进阳火、退阴符之火候。一日之火候，同于此理。

自十一月建子之月起，至于建巳之四月，此六月，阳长而阴消，乃阴求于阳之时；自五月建午之月起，至于十月建亥之月，此六月，阴长阳消，乃阳求于阴之时。《周易》别卦有内外二体。内卦三爻，法一年之春夏、一日之子后午前；外卦三爻，法一年之秋冬、一日之午后子前；内卦法阳，外卦法阴，故有阴阳交泰之义。炼丹时，一天之火候、十二时辰更替，与一年十二月之气候变化，其理正同。其中，"春夏"以喻"朝"，"秋冬"以喻"暮"；"内体"谓前卦，如屯、既济之类；"外用"谓后卦，如蒙、未济之类。炼丹之进阳火，自子至辰、巳；退阴符，自午至戌、亥，此内外之体，盛衰之理，皆可以《周易》卦爻象则之。

以外丹言之，烹炼时翻转鼎器，皆据子午、前后来反复。其中，阳动则以"朝"为喻，阴静则以"暮"为喻；而"春夏"亦为阳动，"秋冬"亦为阴静。自子至于辰、巳，乃阳动之时，此时火气行，金汞冲融，求求于金；自午至于戌、亥，乃阴静之时，此时汞气行，则金汞凝结，金求于汞。金居内，汞居外，内外之际，皆取象《周易》卦爻之理。

以内丹言之，阳气自子生而上升，以四时为喻，则为春、夏之季，故说"春、夏据内体"；阴气自午而下降，以四时为喻，则为秋、冬，故说"秋、冬当外用"；子后进火，午后退符，与春、夏养阳，秋、冬养阴，其理一致。如以一日十二时言火候，则朝用屯，喻阳火上升之候，而屯之初九，正当身中之子，由内而外，故说"春、夏据内体，从子到辰、巳"；暮用蒙，阴符下降之候，而蒙之上九，正当身中之午，由外而内，故说"秋、冬当外用，自午讫戌、亥"。其中所说之"春、夏"谓"朝"，"秋、冬"谓"暮"；"内体"谓前卦屯，"外用"谓后卦蒙，故亦有注本以此为论六十卦之火符者。内丹火候所重点关注者，大约为一日之子、午、卯、酉四时，其中，子为进阳火，午为退阴符，卯、酉为淋浴。当然，《周易参同契》所谓春夏秋冬、子午卯酉，寅申巳亥，内体外用之说，皆为譬喻，不能泥象执文。

　　春、夏据内体①，从子到辰、巳②。秋、冬当外用③，自午讫戌、亥④。

【注释】

①春、夏据内体：《周易》别卦皆有六爻，分内外二体。其中，下三爻为内，上三爻为外。内卦三爻，可法一年之春夏、一日之子后午前。亦有观点认为，此处承上两章六十卦火候之说，春、夏喻指"朝"，下句之秋、冬则谓"暮"；"内体"指前卦，下文之"外用"谓后卦，如屯、既济为内体、为朝，蒙、未济为外用、为暮，诸如此类。春、夏两季阳气日盛，乃阴求阳之时。于卦象而言，为内卦或者前卦。

②从子到辰、巳：阳火自冬至后十一月建子起，历子、丑、寅、卯、辰，进至四月建巳。此六月，皆阳长阴消，阴求于阳。春、夏两季当养阳，炼丹发火亦从子起，终于辰、巳，阳气于此亦至于鼎盛。到，他本或作"至"。

③秋、冬当外用：《周易》别卦之外卦三爻，可法一岁之秋冬、一日之

午后子前。秋、冬两季阴气盛,乃阳求于阴之时,于卦象而言,为
外卦或者后卦。

④ 自午讫戌、亥:阴符从五月夏至建午起,历午、未、申、酉、戌,至十
月建亥。此六月,阴长阳消,阳求于阴。秋、冬两季当养阴,炼丹
退阴符从午起,阴生于午,而终于亥,于亥之时,阴气亦至于
鼎盛。

【译文】

丹道强调春、夏养阳,秋、冬养阴;子后进火,午后退符。一年之春、
夏两季,一日之子后午前,皆阳长阴消、阴求于阳之时,故以《周易》内卦
或前卦喻阳火上升之候。一岁之秋、冬,一日之午后子前,皆阴长阳消、
阳求于阴之时,故以《周易》外卦或后卦喻阴符下降之候。一天十二时
以应一年十二月气候,从子至于辰、巳,自午讫于戌、亥,其阴阳升降、盛
衰之理,内体外用之说,皆可以《周易》卦爻象则之。

赏罚应春秋章第六

【题解】

本章言炼丹之刑德沐浴火候。与前章所说"从子到辰、巳","自午讫戌、亥",为定冬至阳长、夏至阴长之"二至"阴阳进火、退符火候不同;此章所说"赏罚应春秋","爻辞有仁义",则为定春分、秋分二分之刑德沐浴火候。

修金液还丹,若非取法天地造化自然之法则,则无以为成。在《易》言之,天道有阴阳,地道有刚柔,人道有仁义。天道中,阳至于春则发生,阴至于秋则肃杀。人道法天之道,当阳之发生,则施仁以赏;值阴之肃杀,则行义以罚。赏为阳,罚为阴;仁为阳,义为阴;喜为阳,怒为阴。朝则行阳以应春夏,暮则行阴以应秋冬。如此顺应四时之气,自然得五行之理。

自外丹言之,炼丹有文、武火候,如加炭为武火,灭炭为文火。炼丹火候应顺四时、五行,不违天道。如春生万物,犹天之行赏,炼丹时,火气行则金汞冲融,亦可以"春"为喻;秋杀百草,犹天之行罚,炼丹时,水气行而金汞凝结,亦可以"秋"为喻。一日昼夜所用之火候,与一年寒暑之功不相违背。《周易》卦爻六画之内有阴、阳,阳则生物,故称"仁";阴则成物,故称"义";在阳则舒,故喜;在阴则敛,故怒。炼丹时,金得水气则喜,汞得火气则怒。外丹金水受气成形,其理亦如此。通过顺春、夏、秋、冬四时之气，依金、木、水、火、土五行之用，则金、汞不失其宜。合大丹、大药，伏制成败在火；火若均调，文武得所，药则无失；火若不顺，药虽精华，即有飞散。

　　自内丹言之，修真之士动静语默之间，须谨慎从事。春属木，于此时当体春之阳气发生，于自身阳气大壮之时，运转河车、飞金精直上昆仑峰顶；金精于五行之性属坎之水，水能生木，故有施仁之义。秋属金，于此时体秋阴气之肃杀，于自身阴气正盛之时，而采药归炉；离宫之药于五行之性属火，火能制金，乃讨叛之义。自身内阴阳二气之潜藏飞跃、进退加减，各随其时，如是顺四时之气，五行皆得其理。或谓丹为至阳之精，若有纤毫阴气煅炼未尽，终不能有所成就。至如人好生利物、仁慈宽恕、惠爱忠信、和喜清静、真实不妄之类，皆为阳；好杀害物、残忍嫉妒、贪悭凌侮、骄傲狠愎、淫昏、虚诈不实之类，皆为阴，修行人戒阴修阳，阴将自亡；阴尽阳纯，自然成真。

　　赏罚应春秋①，昏明顺寒暑②。爻辞有仁义③，随时发喜怒④。如是应四时⑤，五行得其理⑥。

【注释】

①赏罚：阳至于春则发生，春生万物，如天之行赏；阴至于秋则肃杀，秋气杀百草，如天之行罚，故赏为阳，罚为阴。应春秋：修炼之士于阳气壮大之时，体春阳生生之意，保阳、护阳，施仁以爱之；于阴气正盛之时，体秋阴之肃杀，以火制金，有讨叛之义。故象阳之发生，而施仁以为赏；象阴之肃杀，则行义以为罚。

②昏明："昏"即暮，"明"即朝。顺寒暑：寒暑立晷而占日影，以知气候变化之理，昏明寒暑，人当顺其时，方可不违天道。详见《汉书·天文志》。丹道一日之火候，其理与一年之火候同，朝则行阳火以应春夏，暮则行阴符以应秋冬。虽一日昼夜所用，而不违一年寒暑之候。

③爻辞:狭义之爻辞,指《周易》六十四卦之爻辞;广义之爻辞,指《周易》经、传之语。仁义:为儒家理论的核心思想之一,"仁"有"爱"之义,"义"有"宜"之义。亦有以"仁义"作"阴阳"解者,认为一卦六爻之内有阴、阳,阳则生物,故称"仁";阴则成物,故称"义",此合于易学理论的"三才"(或"三材")之说,即所谓天道有阴阳,地道有柔刚,人道有仁义。《周易·系辞》谓:"《易》之为书也,广大悉备,有天道焉,有人道焉,有地道焉,兼三才而两之,故六。六者非它也,三才之道也。"《周易·说卦》亦谓:"立天之道曰阴与阳,立地之道曰柔与刚,立人之道曰仁与义,兼三才而两之。"

④随时:春、夏阳长阴消,秋、冬阴长阳消;自子至于辰、巳,为阳火之候。自午讫于戌、亥,为阴符之候。顺应四时阴阳消长变化之节律,是谓"随时"。喜怒:喜为阳,怒为阴。在丹道中,为文、武火候;于十二辰中,运其火符,昏明寒暑,仁义喜怒,爻象不得纤毫参差,此谓"随时发喜怒"。

⑤四时:指一年春、夏、秋、冬四季。春温、夏热、秋凉、冬寒,四时各有其气候。

⑥五行:指金、木、水、火、土五行。其中,春木、夏火、土旺四季、秋金、冬水,五行有其次序。丹法中,还将金、木、水、火、土"五行"配仁、义、礼、智、信"五常",具体为木主仁,火主礼,金主义,水主智,土主信。

【译文】

春生万物,犹天之行赏;秋杀百草,犹天之行罚。炼丹时,鼎炉中阴阳之气潜藏飞跃、进退加减,皆随春生、秋杀之理;其一日昼夜所用之火候,与一年寒暑变化之理亦不相违背。《周易》卦爻六画之内有阴与阳,阳则生物,故称"仁";阴则成物,故称"义";在阳则舒,故喜,在阴则敛,故怒。炼丹时,亦有阳文、阴武火候之不同,其与《周易》卦爻辞阴阳、喜怒、生杀之理不异。修炼之士通过顺春、夏、秋、冬四时之气,依金、木、水、火、土五行之用,则丹道火候方可不失其宜。

天地设位章第七

【题解】

本章论坎、离之中爻在丹道中的作用。丹道以乾坤为神室、列阴阳配合之位，使坎、离交于其中，以成变化之功，坎中之阳、离中之阴相互交感，化生万物，而为道之纲纪。

自外丹言之，乾为天，是谓上鼎；坤为地，乃谓下炉。"设位"指鼎炉作雄雌相合，也指丹药在鼎炉中阴阳相合，或谓"设位"指鼎炉之上排列有方位、星辰、度数，以定运火之时间与刻度，故"设位"有阴阳配合之意。坎为月，可喻铅金；离为日，可喻流汞，故经文中之坎、离主要喻指丹药；"易"字上日下月，总喻丹药。铅、汞丹药居乾鼎、坤炉之内，就是经文所谓"天地设位"，"易行乎其中"之意。坎、离为药，乾、坤为鼎，坎、离二药在乾、坤鼎炉中，常被水火攻迫，运转飞伏东、西、南、北、上、下六位，故有"二用"、"六虚"之说，喻指铅金、流汞得水、火烹炼，发生变化之义。水、火之气相蒸，金、汞之形常转，自然往来不定，上下无常。外丹用土、金花等为泥筑成鼎炉，包囊铅金、流汞，将之纳于其中，铅金潜匿于流汞中，流汞得铅金而沦没，二物相伏隐于鼎中，故"幽潜沦匿"；丹药为水、火烹炼，得文、武火迫，龙虎相吞，乃无常位而成大还丹，此谓"道之纪纲"。

自内丹言之，乾为天，坤为地，指明人身之鼎器；离为日，坎为月，指出修丹之药物。天道与人道相通,天地之阴阳相交,化生万物,变易无穷;人身之坎、离药物,运行于乾、坤丹田、鼎器之内,亦变化而无常位。金丹之母,不过先天一炁,此先天一炁裂而为阴阳,阳至于极则阴生,以离卦之中爻喻之;阴至于极而阳生,以坎卦之中爻喻之;离中之阴乃乾之用,坎中之阳乃坤之用,坎、离运乾、坤之阴阳,周流于六虚之内,实喻指修炼之人神入炁中、炁入脐中,神与炁相抱,时至则炁自化,静极则机自发。虚中生炁,为至阳之炁,至阳之中,藏肃肃之至阴,无中含有,为乾中之离;炁中凝精,为至阴之精,至阴之中,藏赫赫之至阳,有中含无,为坎中之阳。离阴、坎阳或上或下,或往或来,不可以为典要,而包囊万物,为道之纲纪。

天地设位①,而易行乎其中矣②。天地者,乾坤之象也;设位者,列阴阳配合之位也③。易谓坎离④。坎离者,乾坤二用;二用无爻位,周流行六虚⑤。往来既不定,上下亦无常⑥;幽潜沦匿,变化于中⑦;包囊万物,为道纪纲⑧。

【注释】

①天地设位:乾为天,坤为地,喻指丹道中之鼎器。设位,指天尊、地卑,一高一低。此说源于《周易·系辞》:"天尊地卑,乾坤定矣。卑高以陈,贵贱位矣。"

②易行乎其中:天地既立,变易乃生;天阳而地阴,阴阳气交则万物化生,即所谓"变易"。乾坤相交,乾之一爻,入于坤腹,实而成坎;坤之一爻,入于乾体,虚而成离;坎为月,离为日,天地之间,日、月升降,成四时、昼夜之更迭,此则为"易"。于丹道言,则鼎器法乾天、坤地,复于鼎器中,置坎、离药物,药物在鼎器中,得阴阳符火煅炼而变化成丹,故说"天地设位,而易行乎其中矣"。

《周易参同契》于此引用《周易·系辞》原文:"天地设位,而易行乎其中矣。"以论坎、离之中爻在丹道中的作用。

③天地者,乾坤之象也;设位者,列阴阳配合之位也:《周易·说卦》:"乾为天"、"坤为地"。乾天在上,坤地在下,阴阳二气则运行于其中,一升一降,往来不穷。炼丹以乾、坤为神室,于其中列阴阳配合之位,使坎、离药物交于其中,以成变化之功。阴阳之气相互作用,阴禀而阳受,谓之"配合"。

④易谓坎离:离中之阴,乃坤卦中正之阴;坎中之阳,乃乾卦中正之阳。乾、坤为体,坎、离为用,坎离具乾坤中正之德,代乾坤施为,犹如天地无为,日月变化。离为日,坎为月,上日下月组合成"易"字。日、月升降往来,成天地间之变易;于丹道中,坎、离为药物,成丹道之变易。

⑤坎离者,乾坤二用;二用无爻位,周流行六虚:坎、离独得乾坤之中气,故坎、离中爻乃乾坤之妙用,其进退升降于六爻,往来上下而无常位,即谓之"二用"。此说出于《周易·系辞》:"若夫杂物撰德,辩是与非,则非其中爻不备。"或谓坎、离为药物,乾、坤为鼎炉,故此四卦不同六十卦,自有其用,此为"一用";铅、汞居鼎内,须水火伏制而成大丹,水火上下煅炼乾、坤之鼎炉,此为"二用"。还有以乾之用九、坤之用六为乾、坤"二用"之说,认为乾、坤二卦六爻中九、六各有定位,唯用九、用六无定位,二用虽无爻位,而常周流于乾、坤六爻之间,六爻之九、六,即此用九、用六之周流升降。汉易纳甲之法,乾纳甲、壬,坤纳乙、癸,震纳庚,巽纳辛,艮纳丙,兑纳丁,皆有定位;而坎纳戊,离纳己,则无定位。此六卦之阴阳,即坎、离中爻之周流升降而成。东西南北上下,谓之"六虚";"周流六虚",变化之义。或谓"六虚",即乾、坤之初、二、三、四、五、上六爻位。《周易参同契》以此喻人之精炁,上下周流于一身而无定所。此说源于《周易·系辞》:"《易》之为书也

不可远,为道也屡迁,变动不居,周流六虚;上下无常,刚柔相易,
不可为典要,唯变所适。"

⑥往来既不定,上下亦无常:炼丹之时,水火之气相蒸,金水之形常
转,自然往来不定,上下无常。

⑦幽潜沦匿,变化于中:阴阳二气相互作用,或隐或显,或用或潜,
水得火而升腾,金居水而潜匿,递相变化,凝结器中。

⑧包囊万物,为道纪纲:包囊万物,指天地包涵、收藏万物。为道纪
纲,指阴阳,其中纪为阴,纲为阳。阴阳二气交感,化生万物,万
物皆自此中来,故为"道之纪纲"。丹道中,包囊金水药物、使之
变化万端者,为鼎器;水火相互作用于鼎器,此谓"纪纲"。

【译文】

　　天尊而地卑,天地既定,阴阳交媾于其中,化生万物,变易无穷。天
地为乾坤之象,天阳而地阴,阴阳二气相互作用、阴禀阳受,运行于天地
之间,一升一降。离为日,坎为月,上日下月组合成"易"字,日、月升降
往来,成天地间之变易;坎、离药物相互作用,成丹道之变易。乾为纯
阳,坤为纯阴,纯阳至于极则阴生,以离卦之中爻喻之;纯阴至于极则阳
生,以坎卦之中爻喻之;离中之阴乃乾之用,坎中之阳乃坤之用,坎、离
运乾、坤之阴阳,周流于一卦六爻之位,比喻阴阳之气运转于东西南北
上下六虚之内。天地间阴阳二气递相变化,往来不定,上下无常;或隐
或显,或用或潜,交感化生万物;万物皆自此中来,故其能包囊万物,而
为道之纪纲。

以无制有章第八

【题解】

本章论坎、离交媾之妙用。离中之虚为"无",坎中之实为"有",以离中之阴爻化为坎之中画,变成纯阳乾卦,此谓"以无制有,器用者空"。坎、离中爻,周流升降,而成六十卦,故阴阳有消、有息;"没亡"谓坎、离两卦不计入丹道火候之数。

外丹所谓"无",常喻指流汞,为阳之气,即丹经一般所说的"龙";"有"常指铅金,乃阴之质,即丹经一般所说的"虎"。或谓金汞之质为"有",水火之气为"无",水火之气相交,金汞、龙虎自合。"消息"指阴阳升降,消时灭炭,息时加炭;升时器向上,降时器向下。坎为铅金,离为流汞,流汞得铅金之华相配,变化成丹,故有"没亡"之说。

内丹以太虚为鼎炉,而太虚清静无为之中自有天然妙用,此太虚清静即为"无",天然妙用即为"有",以无制有,即指明"清虚"、"无为"、"自然"在内丹修持中的功用。或谓修丹者以性火真空制命水至宝,性火真空为"无",命水至宝谓"有",以"无"可以制"有"。另有谓"有"指万物,"无"指一阳之气;"有"为人之魄,"无"乃人之魂之说,皆譬喻之言。

以无制有,器用者空①。故推消息②,坎离没亡③。

【注释】

①以无制有，器用者空：丹道以"无"为神、为汞、为离、为性、为火、为龙、为一阳之气、为真空、为魂；以"有"为气、为铅、为坎、为命、为水、为虎、为万物、为妙有、为魄，如此等等。如大车之轮、陶器、房室皆实有其功用之利，而其所以有车、器、室之功用，皆有赖于虚其中。如毂虚其中，故可以行车；陶器虚而圆，故可以成器皿之用；屋内空阔，故有室之用。器虽有形，而其用乃在其形之空处。《周易参同契》所谓"以无制有，器用者空"，实用老子之说，以明丹道中"存无守有"之功。《道德经》谓："三十辐共一毂，当其无，有车之用。埏埴以为器，当其无，有器之用。凿户牖以为室，当其无，有室之用。故有之以为利，无之以为用。"（十一章）汉易纳甲之法：乾纳甲、壬，坤纳乙、癸，震纳庚，巽纳辛，艮纳丙，兑纳丁，皆有定位；而坎纳戊，离纳己，则无定位。《周易参同契》认为，表征月相的震、兑、乾、巽、艮、坤六卦之阴阳，即由坎、离中爻周流升降而成。以坎、离之无位，制六卦之有位。或谓离虚为无，坎实为有，离虚能受坎实，离中之阴爻化为坎之中画，则变成纯乾，丹道以取坎填离、成纯阳之体为其理想之追求。

②消息：消，指自乾卦三阳为起点，为阳消而阴息的过程。这个过程经历巽卦之一阴长，艮卦之二阴长，而极于坤卦之三阴。息，指自坤卦三阴为起点，为阳息而阴消的过程。这个过程经历震卦之一阳长，兑卦之二阳长，而极于乾卦之三阳。因此，所谓"消"，为退阴符之候，由乾之三阳，三变而成坤之三阴；所谓"息"，为进阳火之候，由坤之三阴，三变而成乾之三阳。

③坎离没亡：指坎、离无位之意。以一月言之，自每月初之朔旦，一阳生起，为震卦用事；此后历兑卦二阳生，至乾卦三阳，此为阳息长的过程。十五月望之后，一阴生起，巽卦用事；此后历艮卦之二阴生，至坤卦之三阴，此为阳消的过程。其间，不论坎、离之爻

位，此之谓"坎离没亡"。或谓坎、离非"没亡"，因坎、离行于六虚
之间，往来不定，没有固定的位置，亦可称"没亡"。或谓"消息"
为"有"，"没亡"为"无"。

【译文】

离虚为无，坎实为有，以此之无，制彼之有；器以空为用。离虚能受
坎实，离中之阴爻与坎中之阳爻相互作用，阴生阳退，阳起阴潜，一消一
息，故有消息变化；坎、离交媾，变成纯乾，失其坎、离之体，故说"坎离没
亡"。

言不苟造章第九

本章明坎、离药物所涵蕴的阴阳土德之功。

自外丹言之,日月为金水之验,阴阳为神明之度。欲知金水之会合,但候日月之运移。日月相推之谓变,阴阳不测之谓神。日下置月成"易"字,丹道之理,皆据《周易》爻象运火,取其法则,合其同类,有其征候、效验。坎为水,离为火,水火之气,熏蒸金汞之形,凝结成丹。其中,铅精象月,为坎,属戊;汞光象日,为离,属己。土无正形,常旺四季,即于炉之四面,以土终始而为罗络,是为土鼎;若是用金、铁之鼎,即用黄土涂鼎内,因土能生金;或黄土涂鼎内后,上又用黄土镇之,则鼎内汞、金相配,日久火养自化成丹。之所以要以土为鼎、或以土涂鼎,因为五行之理,土能制水。或谓青是东方木,为青龙之汞;赤是南方火,即朱砂;白是西方金,即金精;黑是北方水,即铅;鼎为戊己中宫。药虽各居一方,但皆入鼎中烹炼,是谓"皆禀中宫,戊己之功"。

自内丹言之,坎外阴而内阳,月之象;离外阳而内阴,日之象;坎纳戊,离纳己,二土交合,则阴阳相济,刚柔相当。青、赤、白、黑,即木、火、金、水;木、火、金、水,各居一方,非得真土调和,则各自阴阳否隔、刚柔离分,不能成丹。土居中央,罗络四方,木得之以旺,火得之以息,金得之以生,水得之以止,四者皆禀土之功。然此土,于内丹究竟所指为何?

北宋张伯端《悟真篇》说"东三南二同成五,北一西将四共之;戊己自居生数五,三家相见结婴儿","土"乃清静、自然之真意,于此杳冥中便有精、恍惚中便有物,故"东三南二"、"北一西四",皆赖此戊己真土,得以调和水火,融会金木,从而五行、四象皆攒簇于中黄,结成大丹。

　　言不苟造,论不虚生①。引验见效,校度神明②。推类结字,原理为证③。坎戊月精,离己日光。日月为"易",刚柔相当④。土旺四季,罗络始终⑤。青赤白黑,各居一方;皆禀中宫,戊己之功⑥。

【注释】

①言不苟造,论不虚生:《周易参同契》依大《易》、黄老之旨,以极天地阴阳之变化,论还丹炉火之功,留法传文,其中涵蕴至理,非师心自用,虚生此文,以惑乱后世。苟造,即无端编造。苟,苟且。造,造作,创作。虚生,凭空想象,不是事实。

②引验见效,校度神明:丹道据《周易》卦爻之象运火,皆有其效验;修丹者效日月、阴阳运行之法则,而成大还丹,如与神明相通。引验见效,指有事实、经验、功效作验证,并非虚语。校,核准之意。度,计量。

③推类结字,原理为证:此论造字之法,篆书上离日、下坎月,日下置月,相合为"易"字。推类结字,指古人造字,合日、月为"易"。原理为证,推原《易》卦之道理,以为丹道之符证。

④坎戊月精,离己日光。日月为"易",刚柔相当:汉易纳甲之法,以坎纳戊、离纳己,因坎为中男、离为中女,甲、乙、丙、丁、戊、己、庚、辛、壬、癸十天干中,戊、己居中,故配坎之中男、离之中女。坎外阴而内阳,月之象;离外阳而内阴,日之象。戊为阳土,己为

阴土，坎月阴中藏戊阳之土，乃阴中有阳，象水中生金虎；离日阳中藏己阴之土，乃阳中有阴，象火中生汞龙；二土交合，则阴阳互补，刚柔相济，犹日月两字合之而成"易"字；"易"不外乎日月，丹道亦本于坎、离。东汉易学家虞翻曾语及"日月为易"，有观点认为虞翻之说实本于《周易参同契》。

⑤土旺四季，罗络始终：土旺四季，金、木、水、火、土五行之中，木旺春季，火旺夏季，金旺秋季，水旺冬季，土无正位，分旺于春、夏、秋、冬四季中，后世有土于四季各旺十八天的说法，这就是"土旺四季"之说。土气贯通于一年之终始，而起到罗络春、夏、秋、冬四季的作用。罗络，联系、贯通、包含之义。《道藏》彭晓注作"土王四季"。

⑥青赤白黑，各居一方；皆禀中宫，戊己之功：青、赤、白、黑，木之色青，火之色赤，金之色白，水之色黑。木代表春，居东方；火代表夏，居南方；金代表秋，居西方；水代表冬，居北方；木、火、金、水各居一方，唯土居中央，分旺春、夏、秋、冬四季，罗络一岁之始终。且木得土而旺，火得土以息，金得土以生，水得土以止；木、火、金、水四者皆禀土之功。坎戊离己，皆居中宫土位；而四方四行，皆禀土气。北宋张伯端《悟真篇》说："四象五行全藉土。"又说："只缘彼此怀真土，遂使金丹有返还。"皆阐明《周易参同契》此义。

【译文】

《周易参同契》留法传文，不苟造虚言。其所论丹道之理，皆据《周易》卦爻之象，效日月、阴阳运行之法，有其征验，犹如与神明相通。日、月两字合之而成"易"，"易"不外乎日月，丹道亦本于坎、离；故推原《易》卦之理，以其为丹道之符证。汉易纳甲之法，坎纳戊，离纳己；坎外阴而内阳，月之象；离外阳而内阴，日之象；坎、离交合，则阴阳互补，刚柔相济。戊、己皆为土，土无正位，分旺于春、夏、秋、冬四季，故土之气贯通于一年之终始,而起到罗络春、夏、秋、冬四季的作用。其中,木代表春,居东方,色青;火代表夏,居南方,色赤;金代表秋,居西方,色白;水代表冬,居北方,色黑。青、赤、白、黑各居一方,唯土居中央,木得土而旺,火得土以息,金得土以生,水得土以止,木、火、金、水四者皆因禀受中央土气,而得以成其功用。

易者象也章第十

【题解】

本章论丹道进火交媾之法。炼丹鼎室中,乃自是一天地,观天地日月合璧之象,而得丹道坎、离交媾之道:阴阳二物在神室中,混沌相承,如日月相交;震来受符,一阳来复,树立根基,长养、谨护以至凝神成躯,终成至宝。

自外丹言之,日月为水火之精,铅金、汞银为变化之源。铅金、汞银非水火不成,水火之气争凑于鼎器之中,熏蒸铅金、汞银之形,如车辐之辏毂;水气入,则火气卷;火气入,则水气舒,卷舒不离于鼎器,如车轮之常转。一卦六爻,六十四卦共三百八十四爻,以当丹药三百八十四铢一斤之数。水火震动之时,铅金、汞银结其精炁,如天气下降,地气上腾,日月相交,阴阳媾会,金、汞俱吐精华。雄阳乾父属天、色玄,雌阴坤母属地、色黄,乾、坤互施阴阳,交媾水火而成丹;雄阳又为武中之武,雌阴又为阴中之阴,文、武之火气既施,铅金、汞银之姿于鼎中潜转,一寒一暑,变成黄色之芽。铅金、汞银于鼎器中混沌未分之时,虽未变易,终为还丹之本;金、汞得火煅炼,先液后凝,合为一体则为神丹。《周易·系辞》说:"天地媾精,万物化生。"含灵之属俱在天地之中,皆禀阴阳而生;丹道亦然。

自内丹言之,天地之间,唯有日、月之象最为显然著明,故以其象示人，使人能洞见天地阴阳之道，而默识其神化之妙。人一身之中，自有日、月，与天地无异。修持之人既穷其神而知其化，使阴阳迭相往来，并取大《易》爻象而为节符，视日月昏明而行火候，自然夺天地之机，盗造化之妙。故丹法之生药与天地之生物同理，皆为阴阳二气一施一化而玄黄相交。晦朔之间，震来受符，乾交于坤而成震，此时身中一阳生起，人之神与炁交，炁与神合，有如天地之媾精，日月之合璧；"雄阳播玄施"为天气降而至于地，"雌阴化黄包"为地承天气而生物，阴阳二气上下交接，混而为一，即为"混沌"。混沌乃天地之郛郭、万物之胞胎，丹法以之为始而树立根基，修持之人经营于此而回光内照，则神恋炁而凝，炁恋神而住，自然交结成胎。阴阳交接之道乃宇宙生化之源，施之于人则生人，施之于物则生物，存之于己则产药，故产此一点于外，则为生生不穷之大化流行；产此一点于内，则为返本还元、成仙超脱之道。

　　《易》者，象也；悬象著明，莫大乎日月①。穷神以知化，阳往则阴来；辐辏而轮转，出入更卷舒②。《易》有三百八十四爻，据爻摘符，符谓六十四卦③。晦至朔旦，震来受符④。当斯之际，天地媾其精，日月相撢持⑤。雄阳播玄施，雌阴化黄包⑥。混沌相交接，权舆树根基⑦。经营养鄞鄂，凝神以成躯⑧。众夫蹈以出，蠕动莫不由⑨。

【注释】

①《易》者，象也；悬象著明，莫大乎日月：《周易参同契》认为，我们仰观、俯察天地之间，唯有日、月之象最为著明，故以日、月之象以明天地阴阳运化之机。当然，由此也可以进一步默识人自身之中的阴阳神化之妙。此句源出于《周易·系辞》："是故《易》者，象也。象也者，像也。""是故法象莫大乎天地，变通莫大乎四

时，悬象著明莫大乎日月。"《周易》与其他经典的相异之处，在于它除了以字、辞阐明道理之外，还以卦爻之象数来表征事物之情状。前文论及"日月为'易'"，即以日、月相合而成"易"字，天地间最著名的物象就是日、月，丹道常以日、月喻流汞、铅银，炼丹所用七十二石之中，无过于汞、铅，故汞、铅得称日、月之号。

②穷神以知化，阳往则阴来；辐辏（fú còu）而轮转，出入更卷舒：能穷阴阳之道，则知变化之源。金液还丹合日月、阴阳精炁而成，故阴阳精炁一出一入，迭为上下，昼夜循环，出入卷舒，犹如车轮之运转。阳往则阴来，指阴阳迭为消长。以《周易》卦气言之，自十月坤卦纯阴，至十一月复卦一阳生，历十二月临卦二阳、正月泰卦三阳、二月大壮卦四阳、三月夬卦五阳，终于四月乾卦六爻纯阳，此为阳长阴消。乾卦之后，则阳往阴来，故五月姤卦一阴生，六月遁卦二阴长，七月否卦三阴、八月观卦四阴、九月剥卦五阴，至于十月坤卦六爻纯阴。丹道通过《周易》卦气变化，喻指炼丹时火候之加减；丹道运火转动鼎器，阳往则阴来，犹如辐之辏毂轮转不停。其中，"神"为事物变化之因；"化"为事物变化之趋势；"来"为伸，"往"为屈；"辐"为车轮之辐条，"辐辏"为车轮聚辐的方式。经文源出于《周易·系辞》："一阴一阳之谓道"、"阴阳不测之谓神"、"神以知来，知以藏往"、"知变化之道者，其知神之所为乎"、"穷神知化，德之盛也"。"日往则月来，月往则日来，日月相推而明生焉。寒往则暑来，暑往则寒来，寒暑相推而岁成焉。往者屈也，来者信也，屈信相感而利生焉"。《道藏》彭晓注"辐辏"作"辐凑"。

③《易》有三百八十四爻，据爻摘符，符谓六十四卦：《周易》六十四卦，每卦六爻，共计三百八十四爻；丹道中，一斤大药计三百八十四铢。丹道与《易》道相通，故可据《周易》爻象阴阳升降之理，摘卦为符，视符而行火候。故以《易》言之则为卦，以丹道言之则谓

　　符。"符"即爻画，或谓"爻"指卦之画，"符"指卦之合体，亦通。一说谓"一卦有六爻，一爻有三符"。

④晦至朔旦，震来受符：晦至朔旦，指一月的晦、朔之间，晦为月底，朔为月初。震来受符，月晦终于坤之纯阴，月朔则乾交坤一爻为震，震一阳伏于二阴之下。月晦时，纯阴坤卦执行其职责，朔旦则由震卦执行其职责，动而兴阳，如符如印，有其信验。符，信验。

⑤当斯之际，天地媾其精，日月相撢（tàn）持：月晦纯阴坤卦执行其职责后，朔旦则由震卦来执行其职责。当震卦受符、应命之时，天气下降，地气上腾，日月相交，阴阳媾会。丹道之理，与"天地媾精，万物化生"之理相同，皆禀阴阳而生。其中，"天地"指炼丹之乾坤鼎器，"日月"为坎离药物，"精"为药之精华，"撢持"有探索、接触、牵引的意思；或谓"撢"与"探"同，为自远处而取之义，犹如日、月相距虽远，然日、月能相感而生明、生蚀，经文意指坎离药物在鼎器之间得火而化，二药交媾精炁，相探扶持成丹。此段经文源出于《周易·系辞》："天地绒缊，万物化醇；男女媾精，万物化生。"

⑥雄阳播玄施，雌阴化黄包：雄阳播玄施，指天气降而至于地；雌阴化黄包，指地承天气而生物。丹法之生药与天地之生物相似，皆为阴阳二气一施一化，而玄、黄相交。《周易·文言》："夫玄黄者，天地之杂色也。天玄而地黄。"天之气，其色为玄；地之气，其色为黄。雄为阳而雌为阴，"玄施"为玄妙之施，即丹道所谓"妙合而凝"、不可图画者；"黄包"为黄中之包裹，即丹道所谓"黄芽"、"黄舆"，乃元阳之炁。"播玄施"、"化黄包"即是阴阳相交之意。或谓雄阳为坎，"播玄施"指进阳火，初变为震，次为兑，以至于为乾，乾为天，其色玄；雌阴为离，"化黄包"指退阴符，初变为巽，次为艮，以至于坤，坤为地，其色黄。雌阴化黄包，一本作"雌

阴统黄化"。

⑦混沌相交接,权舆树根基:天地阴阳二气上下交接,混而为一;当其混沌之时,阴阳相互交接,成为万化之根本。故天地未分,谓之混沌,混沌乃天地之郭郭,万物之胞胎。丹法以乾坤为鼎器、神室,混沌象坎离药物相合,混而不分,融为一体之状。权舆树根基,谓阴阳肇始、建立根基之义。权舆,万物始生之义。据说度量衡中,衡始于权;车舆,亦是车始于舆,故权舆有"始"之义,如《秦风》"不承权舆",即有不继其始之义。树,树立、建立之义。

⑧经营养鄞(yín)鄂,凝神以成躯:经营养鄞鄂,是说阴阳之气经营度旋,以培养、护育其胚胎、址基。丹法于此强调回光内照,则自然神恋炁而凝,炁恋神而住,寂然自成其丹之躯。经营,有运作、往来之义,其中,纵横度量谓之"经",往复回旋谓之"营"。鄞鄂,鄞,犹"垠",界限的意思;鄂,犹"萼",根蒂之义;鄞鄂,即根蒂、胚胎、界址、边际。一说"鄞鄂"为地名,"鄞"在浙江会稽,居东;"鄂"在湖北,古为荆楚之地,居西,故"鄞鄂"以喻址基。

⑨众夫蹈以出,蠕动莫不由:阴阳交接之道,乃生生化化之源,不特人与禽兽,凡大而天地,细而蠕动,有形有气之物,俱在天地之中,任阴阳二气相陶铸,莫不由此而出。众夫,"人民"之指称。蠕动,含灵之属、有生命特征的一切存在。

【译文】

《周易》以卦爻之象来表征事物之情状;天地之间唯有日、月之象最为显著,故以其象示人,使人能洞见天地阴阳之道,而默识其神化之妙。修持之人既穷其神而知其化,使阴阳迭相往来,出入卷舒,如车轮之运转。并取大《易》六十四卦三百八十四爻之象而为节符,视日月昏明而行火候,自然夺天地之机、盗造化之妙;例如,从月底至于月初之时,当以《周易》震卦执行其职责。此时,丹鼎之中一阳生起,阴阳气交,有如天地之构精,日月之合璧。其中,雄阳乾父属天、色玄,雌阴坤母属地、色黄,乾、坤互施阴阳,乾交于坤成震,表示天气降而至于地、地承天气而生物。故丹法之理与天地生物之道同,皆为阴阳二气一施一化而玄黄相交。阴阳二气上下交接,混而为一,即为"混沌",混沌乃天地之郭郭、万物之胞胎,丹法从此开始,树立起根基。修丹者经营、长养、谨护丹之根本,自能使之交结成胎。阴阳交接之道乃宇宙生化之源,人与其他蠕动、含灵之属,皆禀阴阳之道而生。丹道亦同此理。

于是仲尼章第十一

【题解】

本章以言丹道火候之发端,明丹道用功之始,于混沌、洞虚之中,阴阳相求,精炁相扭,从而产药、结成丹头。

孔子序经,《易》首乾、坤;《书》称"稽古";《诗》以《关雎》为先;《礼》以"冠婚"为重;《春秋》以"元年"为第一义,皆发明男女媾精、万物化生之道,以明阴阳相求之义。炼丹之始,亦要洞晓阴阳,深达造化,才能默会天机,与时消息,建立丹基。

自外丹言之,铅金为男,流汞为女,得火即相合和,扭结如同夫妻;金既先动,汞乃应之,即是男求女之义。冠、婚之时,男女交会,精炁扭结,金、汞相感,亦如此理。《关雎》雌雄相配之义,喻汞得金花相和顺,丹不得阴阳不成,金、汞二味成丹,正合阴阳之道。阴阳交媾,因肇立形,萌芽乃生,是雌雄相配成丹;若无雌雄,无以成丹。

自内丹言之,乾坤未分谓之"鸿濛",阴阳相扭谓之"始初"。修内丹者,端坐守静,初则全无形质,一如鸿濛、混沌;于虚无恍惚之中,自然阴阳精炁相扭。此时,元阳震动,萌芽滋长,节节起火运符,炼至宝于虚无,取灵物于恍惚,如《关雎》之诗、冠婚之义。

于是,仲尼赞鸿濛,乾坤德洞虚^①;稽古当元皇,《关雎》

建始初②，昏冠气相纽，元年乃牙滋③。

【注释】

①仲尼赞鸿濛，乾坤德洞虚：孔子赞《易》道，辟之鸿濛，凿之混沌，分乾天、坤地为万物之首，立咸、恒为夫妇之宗，彰显《易》道之玄妙，明乾坤、阴阳之德，以通天地万物和人之情。仲尼，孔子之字。赞，赞颂，称美。鸿濛，混沌之名，乾天、坤地未分则为"鸿濛"；一说"鸿濛"为始初之气；或谓形气未具之时为"鸿濛"，形气具而未离则为"混沌"。乾坤，喻指阴阳，《周易》以乾、坤两卦为首。德，通"得"。洞虚，形气未具之状，空洞至虚。赞，他本或作"始"。鸿濛，他本或作"鸿蒙"、"洪蒙"。德，他本或作"得"。

②稽古当元皇，《关雎》建始初：考察上古人文之初，乃至于《关雎》所谓男女相求，其阴阳相配之理皆同，合于《易》"一阴一阳之谓道"的理念。故天地交而万物通，男女交而其志同。稽，考核，考察。元皇，上古最初的统治者；或谓"元皇"即尧、舜二帝，《尚书》始于二《典》，赞古之尧、舜，克明俊德，为至治之首君。《关雎》，为《诗经》之第一篇，其云："关关雎鸠，在河之洲。窈窕淑女，君子好逑。"意为求淑善之女，以配君子。《关雎》之诗取阴阳二气相扭结而言，阴阳相配，得性情之正，为人类社会生活的开始。建，创立，创建。始初，为"开始"之义。当，他本或作"称"。

③昏冠气相纽，元年乃牙滋：男女成人、婚姻相配，阴阳二气相扭结；元年、岁首之时，阴阳二气相感，万物由此萌芽滋生。昏冠，《礼》重冠、昏之仪式。冠，为冠礼，乃成人之始的一种仪礼。昏，为婚礼，乃男女婚配、立人伦之始的礼仪。纽，结合。元年，岁首之年，《春秋》起首即为"元年春，王正月"。牙滋，牙，通"芽"，有"萌芽"之义；滋，有"蕃息"、"生长"之义。昏冠，他本或作"冠婚"。

【译文】

于是，孔子赞《周易》，于鸿濛混沌、空洞至虚之中，首辟乾、坤两卦为万物之始；《尚书》称"稽古"，以《尧典》为治道之宗；《诗经》咏《关雎》，正夫妇人伦之道；《礼》重冠、婚之礼，明男女成人、婚配之仪；《春秋》以"元年"为第一义，表君臣之道始立，而治化由此萌芽、繁盛之义。

圣人不虚生章第十二

【题解】

本章明丹道火候变化与天符进退、《易》卦象数变化之理相合。

自外丹言之,阴阳相感而万物化生,铅金、汞银相感而大丹成。圣人以《周易》之卦符,以准天象阴阳运行之法则。丹鼎之上釜,其底玄黑如天,下釜如地,鼎中有铅金、汞银,以象日、月,大丹则象日月之精。《易》统论天地之事,故立象以尽言,立言以尽意;天象有阴阳消长,炼丹之火候有加减炭数;丹道变化之理,与天象如符若契,皆可以《易》明之。

自内丹言之,圣人观天之道、执天之行,借天象运行之进退、阴阳之屈伸,设之以为火候法象,以《易》卦象明之。日月行于天地之间,往来出没,即此为火候;人能反求己身,即可默会自身中日月火候进退之妙。

圣人不虚生,上观显天符①。天符有进退,诎伸以应时,故《易》统天心②。

【注释】

①圣人不虚生,上观显天符:圣人,或指伏牺。《周易·系辞》:"古者包牺氏之王天下也,仰则观象于天,俯则观法于地,观鸟兽之文与地之宜,近取诸身,远取诸物,于是始作八卦,以通神明之

德，以类万物之情。"圣人仰观俯察，定《易》之象数，以法则天象
运行之理，乃至于万物之情，留示后人。天符，天之符信、节度，
即天象运行之法则，如月行于天，一月一度与日交合；日月、五星
等天体星辰，皆有其运动轨迹，故可谓之"天符"。

②天符有进退，诎（qū）伸以应时，故《易》统天心：天道运行有进退、
屈伸，与《易》卦阴阳升降、往来代谢之理相应，故知《易》统贯天
道之理。丹道通过"观天之道，执天之行"，借天符之进退、阴阳
之屈伸，设为火候法象，以之示人。《周易·系辞》说："《易》与天
地准，故能弥纶天地之道。"又说："变化者，进退之象也。""往者
屈也，来者信也，屈信相感，而利害生焉。"诎伸，即屈伸。天心，
阴消至极则为阳生之始，此乃所谓"天心"，即天地生生不已之
心。北宋邵雍《伊川击壤集》之《冬至吟》谓："冬至子之半，天心
无改移。一阳初起处，万物未生时。玄酒味方淡，大音声正希。
此言如不信，更请问包牺。"伸，他本或作"信"。

【译文】

作《易》之圣人观天之道、执天之行，以《易》卦爻之画以象天行之进
退有节，其有大功、大德于天下，非虚生于世。天道运行有进退、屈伸，
与《易》卦阴阳升降、往来之理相应，故知《易》统贯天道之理。

复卦建始萌章第十三

【题解】

本章论丹道进阳火之候。

自外丹言之,复卦一阳生于五阴之下,被用来表明炼丹起火之初,故说"复卦建始萌"。当此之时,金在下,居一阳之位;汞在上,处五阴之位,阴为阳变。复之震是乾之长子,震一阳初动于坤阴之下,故震因坤母而建立其根基。铅是乾父,母为流汞,金为长子,金由铅来,因母而化,金、汞相配欲恰到好处,用火之际须测十二钟律,如火急则药焦而失,火缓又恐不伏;亦要如斗、枢之升降,旋转鼎器,其升指鼎口向上,降指鼎口向下;又炉上安斗柄,逐月而顺转,亦同此理。火动三日,其气方达于器中,当此之时,汞居鼎之庚位,谨候月之生,即知汞之动静。月生八日,金亦随火气而动,金为君,其动迟,故八日而后行;汞为臣,其动速,故三日而已行,此时,金、汞相入、成汁,如上弦月平如绳。月至十五日,此时金合汞于鼎之甲位,而受气有金之形体。《周易参同契》以"蟾蜍月精"喻铅,以"兔魄日精"喻汞,日、月二精之气,于十五日双双明亮。每过十五天,变化一个节、气,每变一个节、气,则鼎中金、汞之形态亦有所变化。

自内丹言之,人身中一阳初动之时,即以十一月消息卦复喻之。人身之中亦有一阳生的情况,自子至巳为阳息,自午至亥为阴息,人身阴阳消息、升降之火候，与卦爻、钟律、斗枢变化之理同。农历每月初三日，黄昏时月生明在西方庚位，以《周易》震卦象之，喻人身之火候发动、河车开始运转之时；每月初八日，月为上弦，黄昏出现在南方丁位，以《周易》兑卦象之，喻人身阳火上升至一半之时；每月十五日，月望，黄昏时出现在东方甲位，以《周易》乾卦象之，喻人身阳火盛满之候。阳火自震而升，至于十五纯乾，则已满上半月之候，阳气势极，则屈曲折旋而低降。

　　☷复卦建始萌，长子继父体，因母立兆基①。消息应钟、律，升降据斗、枢②。三日出为爽，☳震庚受西方③；八日☱兑受丁，上弦平如绳④；十五☰乾体就，盛满甲东方⑤。蟾蜍与兔魄，日月气双明。蟾蜍视卦节，兔者吐生光⑥。七八道已讫，屈折低下降⑦。

【注释】

①复卦建始萌，长子继父体，因母立兆基：从复卦起，一阳初动于下，阳气渐立萌芽；复卦本由乾父下交于坤母之初爻而成，坤卦下变一阳爻，其内体成震，震所代表的一阳之气孕于坤母之腹，而承继乾父纯阳之体。震是乾之长子，乾为父，故说"继父体"；震孕于坤中，故坤是震之母，此为"立兆基"。一年二十四节气当中，以冬至为复；一月之中，以朔旦为复；一日之中，以夜半子时为复，其理皆同。始，初之意。萌，萌芽。兆，根基。

②消息应钟、律，升降据斗、枢：阳气自子至巳为息，自午至亥为消，故阴为消、阳为息，轮环不止。阴阳二气消息之法则，与钟律、斗枢的变化、升降之理相同。钟、律，古代之音律，有六阳律和六阴吕，其中，"钟"以度天上之文，"律"以测地中之气。在中国古代，

音律常与历法配合,于一年十二月之内,每月换一管,一年换十二律管,以明阴阳之气消长的过程。《道藏》托名长生阴真人注《周易参同契》保留有"候气之法",方法是以十二律管依次埋之于室内不同的方位,取芦葭灰填实于管中,以幕盖于管口之上;阴阳之气相继而至,则吹动芦葭灰,发出黄钟、大吕等不同的音律,以此便可以按时候阴阳之气,明其消息之征兆。其中,黄钟代表十一月子复卦一阳爻生之律;大吕代表十二月丑临卦二阳爻生之吕;太蔟代表正月寅泰卦三阳爻生之律;夹钟代表二月卯大壮卦四阳爻生之吕;姑洗代表三月辰夬卦五阳爻生之律;仲吕代表四月巳乾卦六阳爻生之吕;蕤宾代表五月午姤卦一阴爻生之律;林钟代表六月未遁卦二阴爻生之吕;夷则代表七月申否卦三阴爻生之律;南吕代表八月酉观卦四阴爻生之吕;无射代表九月戌剥卦五阴爻生之律;应钟代表十月亥坤卦六阴爻生之吕。斗,指北斗。枢,众星之枢纽,指北极星。升,自下而上为升。降,自上而下为降。斗、枢于一日十二时之内,每时移一位,一日移遍十二辰;丹道火候之升降亦如之,此为"升降据斗、枢"。当然,《周易参同契》于此不过取象比喻而已,不是说丹道非用律管之短长、天罡之所指而为其进火、退符时间之期度。

③三日出为爽,震庚受西方:每月初三日,月开始生明,于黄昏之时,呈现在天空西方之庚位,其象如娥眉,以《周易》震卦象之,因震卦一阳处于二阴之下,合于汉易纳甲之法震卦纳庚之理。爽,明也。之所以以西方为庚位,是因为中国古代以天干、地支配五行、五方,天干方面,如东方甲、乙木,南方丙、丁火,中央戊、己土,西方庚、辛金,北方壬、癸水;地支方面,亥、子为北方水,寅、卯为东方木,巳、午为南方火,申、酉为西方金,辰、戌、丑、未为中央土。此时,一阳震而动出。震庚受西方,他本作"震受庚西方"。

④八日兑受丁，上弦平如绳：每月初八日，月相变而为上弦月，于黄昏之时，呈现在天空南方之丁位，其象如弓之挂于墙壁，其弦平如绳索，以《周易》兑卦象之，兑卦一阴处于二阳之上，合于汉易纳甲之法兑卦纳丁之理。此时，阴阳平分各半。

⑤十五乾体就，盛满甲东方：每月十五日，月与日相望，月相变而为圆满，于黄昏之时，呈现在天空东方之甲位，以《周易》之乾卦象之，乾卦三阳，故汉易纳甲之法，以乾卦纳甲。此时，月既望而全受日光。

⑥蟾蜍与兔魄，日月气双明。蟾蜍视卦节，兔者吐生光：月至于十五日，圆满出于东方，此时，卦备三阳，日、月二精之气双双焕明。蟾蜍，喻月之精。兔魄，喻日之光。月之蟾蜍与日之兔魄两气双明。或借"蟾"为"瞻"，借"兔"为"吐"，日吐其光、月则瞻日之光，指十五望夕之月，全受日光。或谓蟾蜍与兔都居月亮之中，其他日子则亏缺而不能得见两兽之全貌；至十五日，两兽之气双双明于月亮之中。"蟾蜍"喻月，上半月为阳长，以《周易》卦爻象之，为震、兑、乾；下半月为阴长，以《周易》卦爻象之，为巽、艮、坤，故说"蟾蜍视卦节"；月为太阴，日为太阳，阳主吐而阴主纳，月本无光、受日之光而明，故说"兔者吐生光"。兔魄，他本或作"兔焕"、"兔影"。气双明，他本作"两气双"。

⑦七八道已讫，屈折低下降：阳火自震而升，至于十五日，成纯阳之乾，则已满上半月之候；月满则亏，阳极则阴长，十六日以后，则开始退阳火、用阴符。七、八，指每月的十五日；十五日后，月圆之形渐渐消缺。

【译文】

复卦用来表明炼丹起火之初，本由乾父下交于坤母之初爻而成，其内体为震，震所代表的一阳之气孕于坤母之腹，而承继乾父纯阳之体。自一阳而后，六阴、六阳一消一息，应黄钟、大吕等十二钟律之变化；其屈伸升降,应北斗、北极枢星之旋转。例如,农历每月初三日,月亮开始生明,于黄昏之时,呈现在天空西方之庚位,其象如娥眉,以《周易》震卦象之,喻丹道进阳火之时;每月初八日,月相变而为上弦,于黄昏之时,呈现在天空南方之丁位,其象如弓之挂于墙壁,其弦平如绳索,以《周易》兑卦象之,喻丹道阳火上升至一半之时;每月十五日,月亮与太阳相望,月相变而为圆满,于黄昏之时,呈现在天空东方之甲位,以《周易》乾卦象之,喻丹道阳火盛满之时。此时,兔魄之日、蟾蜍之月二精之气双双焕明。蟾蜍喻月之精气,月相的消长与《周易》卦爻之变其理相合。如丹道上半月火候为阳长阴消,月相依次为娥眉月、上弦月、圆月,分别以《周易》八经卦的震、兑、乾卦象之;下半月火候为阴长阳消,月相变化分别以《周易》八经卦的巽、艮、坤象之,故说"蟾蜍视卦节";兔魄喻日,月亮本无光、受太阳之光而明,太阳主吐而月亮主纳,故说"兔者吐生光"。七、八相加为十五,指上半月从初一至十五这段时间,丹道进阳火,自震而升,至于十五日纯乾,则已满上半月之候,阳气的势力达到极盛;极盛之后,阳气开始走低,屈折往下而降。

十六转受统章第十四

【题解】

本章论丹道退阴符之候。

自外丹言之，于加热鼎器至于极盛之后，十六日，开始退火，作伏火而成其丹的前期准备工作；此时，月象巽卦，清晨没于天空西方之辛位，丹道以巽卦之象，以喻其减炭退火之候。二十三日清晨、平明时分，月亮运行至天空南方丙位，此为下弦之月，以艮卦象之，艮卦有覆碗之象，亦有止而不动之意，丹道以艮卦喻药在鼎中阴阳平平、如山之静止而不剧烈翻动。三十日，月没于天空东方乙位，坤卦本居西南、为阴，今没于东北阳方，以阴就阳，故有"东北丧其朋"之说。铅、汞得火交媾后，于此时可伏火，而小还丹成。如果要制作大丹，于前一月之功完毕后，还要添减药物，入鼎重修，月月循环，周而复始，周天火气足后，方能成就大还丹之功。

自内丹言之，月至十六日，光明乍亏，其象如巽，清晨没在天空西方之辛位，合于汉易纳甲法巽卦纳辛的道理，以人身火候言之，则为退阴符之初候，为阴符包阳、阳不得奔逸，性归于命之初之时；月至二十三日为下弦，光明半亏，其象如艮，清晨没在天空南方之丙位，合于汉易纳甲法艮卦纳丙的道理，以喻人身之中阴符下降至一半之候，为性归于命至于半之时。月至三十日为晦，光明尽丧，其象如坤，清晨没在天空东方之乙位,合于汉易纳甲法坤卦纳乙的道理,以喻人身阴符穷尽之候,一点阳魂全体敛入阴魄之中,为性返归于命之时。一月既尽,则阳又受阴之禅,复变阴为阳、成震之龙。其实,内丹于一息之间,便有月之晦、朔、弦、望四象:所谓上弦,即气之方息;下弦即气之方消;望即气之盈;晦即气之嘘,学者知之、行之,绵绵若存,用之不勤,自能体会《周易参同契》此说之精义。

　　十六转受统,☴巽辛见平明[①]。☶艮直于丙南,下弦二十三[②]。☷坤乙三十日,东北丧其朋[③]。节尽相禅与,继体复生龙[④]。

【注释】

①十六转受统,巽辛见平明:月亮于十六日后,阳始消退而阴始生长,月亮由圆乍变而为亏缺,如纯乾得坤一阴而成巽卦。清晨时分,在天空西方辛位出没,其象如巽,合于汉易纳甲法以巽卦纳辛之理。或谓十六日后,月出于天空东南巽位,运行至天空西方辛位,即为清晨、平明时分。以丹道火候言之,此则为阳受阴禅、峰回路转之时。统,统领之意。十六日后,坤变乾一爻为巽卦,巽一阴爻生、伏于二阳之下,巽受乾统,故说"受统"。平明,清晨。

②艮直于丙南,下弦二十三:月亮至二十三日,为下弦,光明半亏,清晨时分,在天空南方丙位出没,其象如艮,一阳爻在上,二阴爻在下,合于汉易纳甲法以艮卦纳丙之理。以丹道火候言之,此则为阴符下降至一半的时候。直,当值,即执行其职责之意。

③坤乙三十日,东北丧其朋:月亮至于三十日为晦,清晨没于天空东方之乙位,光明丧尽,其象如坤,合于汉易纳甲法以坤卦纳

乙之理。以丹道火候言之，此则为阴符消尽阳火、阴符穷尽之时。经文"东北丧其朋"语出《周易·坤》卦辞："元亨，利牝马之贞。君子有攸往，先迷后得主，利，西南得朋，东北丧朋。安贞吉。"《坤·彖》："'西南得朋'，乃与类行。'东北丧朋'，乃终有庆。"或谓《周易参同契》于此借《周易·坤》之"朋"字以作"明"字用，"丧朋"即"丧明"之意，故此句他本或作"东方丧其明"、"阳路丧其朋"等等。

④节尽相禅与，继体复生龙：一月之内，阳长阴消各居一半，三十日共分为六节：自朔旦至初五日为第一节，月相主要表现为娥眉月，以震卦象之；六日至十日为第二节，月相主要表现为上弦月，以兑卦象之；十一日至十五日为第三节，月相主要表现为圆月，以乾卦象之；十六日至二十日为第四节，月相主要表现为下缺之凸月，以巽卦象之；二十一日至二十五日为第五节，月相主要表现为下弦月，以艮卦象之；二十六日至三十日为第六节，月相逐渐消尽，以坤卦象之。一月六节既尽，则日月合朔之后，阳又受阴之禅，循环重复如初，复变为震，继阴之体，而复生阳，震为龙，一阳动于二阴之下，故说"继体复生龙"。节尽，指一月之终、六节皆尽。禅与，月终为阴、月初为阳，于下月之朔旦，阴让位于阳，即禅与之意。宋末学者俞琰对《周易参同契》将汉易纳甲与月相结合，以月相变化及其出没方位明丹道之火候有一详细考察。他认为，就一年来讲，春夏秋冬四季，昼夜短长各不相同，春夏一般昼长夜短，秋冬一般昼短夜长。通常情况下，如果值昼短夜长的秋冬季，太阳没于西方申位，月亮则现于西方申位而望于东方寅位；如果值昼长夜短的春夏季，则太阳没于西方戌位，月亮则现于西方戌位而望于东方辰位。因此，一年十二月之中，初三日所现之娥眉月，未必尽现于西方庚位，现于西方庚位者，其实是二、八月昼夜均平之时的月亮；而昼短夜长的秋冬季，初三

日的月亮则现于西方申位;昼长夜短的春夏季,初三日的月亮则现于西方戌位。故一年中,初三日的月亮有时候现在庚位,有时候则现在申位与戌位。同理,十五日之月也未必尽见于甲。见于东方甲位者,也是二、八月昼夜均平之时的月亮。而昼短夜长的秋冬季,十五日的月亮则现于东方寅位;昼长夜短的春夏季,十五日的月亮则现于东方的辰位。故一年中,十五日的月亮有时候现在甲位,有时候则现在寅位与辰位。而且,由于日月合朔有先后,有大月与小月之区分,因此,上、下弦也未必尽在八日、二十三日,望、晦日也未必尽在十五日、三十日。《周易参同契》之所以谈月相变化,论月出没之方位、律历盈缩短长之法,只是取其象来说明丹道火候的进退,如一阳生即三日月生之震象,二阳长即八日月弦之兑象,三阳满即十五日月圆之乾象,一阴生即十六日月亏之巽象,二阴长即二十三日月弦之艮象,三阴足即三十日月没之坤象。丹法中,所谓“冬至”、“晦朔之间”等,皆以之比喻炼丹时阴极阳生之时,如以月言之则为月晦之夜,如以年言之则为仲冬之节,如此而已。继体,他本或作“继际”。

【译文】

月至十六日,光明乍亏,其象如巽,清晨没在天空西方辛位,合于汉易纳甲法巽卦纳辛的道理,丹道以之喻进阳火之后、退阴符之初候。月至二十三日为下弦,光明半亏,其象如艮,清晨没在天空南方丙位,合于汉易纳甲法艮卦纳丙的道理,丹道以之喻阴符下降至一半之候。月至三十日为晦,光明尽丧,其象如坤,清晨没在天空东方乙位,合于汉易纳甲法坤卦纳乙的道理,丹道以之喻阴符穷尽之候。一月既尽,则阳又受阴之禅,复变阴为阳、成震之龙,开始下一轮新的阴阳消长循环。

壬癸配甲乙章第十五

【题解】

本章论丹道一月之中的乾、坤八卦纳甲之火候。而丹道一年与一日之火候，亦同其理。

以十天干论，甲是阳之始，壬是阳之终；乙是阴之始，癸是阴之终。汉易纳甲法，以乾纳甲、壬，坤纳乙、癸，故乾启其初始，坤成其有终。以《易》言之，七为少阳，八为少阴，九为老阳，六为老阴，此为《易》之四象；四象和合，实即阴阳和合。

自外丹言之，金、汞煅炼、变易成丹之道，要顺其阴阳，阴至则藏，阳至则出。阴阳水火之气，能煅金、汞之形，甲乙青龙是汞，壬癸玄武为铅，以二物相配，变化成丹。初发火，从坤阴之下生起乾阳，即是起始；乾阳至于极盛，则其下生起坤阴，坤主于终，至月末阳气渐灭藏，为伏火之时。七、八、九、六，一月一周旋，常以乾、坤二卦火候，循环使用。炼丹时，八卦列布于鼎炉之八方，周回列以二十八宿，模拟日、月往来之路径，日月、群星、列曜运转，皆受居中天之斗、枢指挥；鼎中药物升降、变化有其理路，其运火转鼎，亦皆不失其理。

自内丹言之，火候之抽添与月之盈亏无异。易之纳甲，实可以为丹道火候之取象。上半月乾阳用事，属木、火，"七"为火之成数，"八"为木之成数，合之得十五；下半月坤阴用事，属金、水，"九"为金之成数，"六"

为水之成数，合之亦得十五；由木八、火七之阳，历金九、水六之阴，共得三十。一月中，月相经由初三震一阳生之娥眉，初八兑阴阳相持之上弦，十五乾三阳之月盈；至十六巽一阴生，二十三艮之阴阳相持之下弦，至于三十日坤阴月晦，光明尽灭，内丹理论借此以论人身中八卦火候之进退，进阳火、退阴符皆有其序，合于其序，则还丹可成。"中"即指黄道，作丹之时，心猿不能奔逸于外，如果能收视返听，凝神于内，使人身之精炁与神皆归于黄道而不失其中，则氤氲交媾，结成一滴露珠，而飞落丹田之内。

　　壬癸配甲乙，乾坤括始终①。七八数十五，九六亦相应；四者合三十，阳气索灭藏②。八卦布列曜，运移不失中③。

【注释】

①壬癸配甲乙，乾坤括始终：乾为阳，坤为阴。汉易纳甲之法，以乾纳阳干甲、壬，坤纳阴干乙、癸，故说甲、乙配壬、癸；十天干始于甲、乙，终于壬、癸，甲是阳之始，壬是阳之终；乙是阴之始，癸是阴之终，故说"乾坤括始终"。八卦之中，唯有乾、坤纳二干，余卦只纳一干。此言丹道于一月中，乃至于一年、一日中，皆用乾、坤二卦运火。初发火，坤阴之下生起乾之阳，故乾之阳为初始；乾阳至于极则其下又生起坤之阴，坤阴主于终末。常用乾、坤二卦，以明丹道阴阳变化一周旋、循环相联结。《周易·系辞》："乾知大始，坤作成物。"即此为始终之义。括，包括、联结之意。

②七八数十五，九六亦相应；四者合三十，阳气索灭藏：七、八、九、六，四者合为三十日，应一月之日数。三十日中，少阳数七、少阴数八，合之得十五；老阳数九、老阴数六，合之得十五；四者合之得三十，可应一月之数。阴阳各分其半，丹道顺其阴阳，阴至则藏，阳至则出，至三十日数尽，阴符、阳火俱终，则日月合璧，月亮

体化纯坤之阴，光明灭尽，故以《易》卦所表象的种种月相，亦索然而灭藏。索，尽之意。或谓上半月乾阳用事，属木、火，"七"为火之成数，"八"为木之成数，合之得十五；下半月坤阴用事，属金、水，"九"为金之成数，"六"为水之成数，合之亦得十五；由木八、火七之阳，历金九、水六之阴，共得三十，此时月亮之光明尽灭。经文此说基于《周易·系辞》所保留之古筮法，其以大衍之数五十，经过"四营"、"十八变"，最后得七、八、九、六之策数。阳气，他本或作"易气"。

③八卦布列曜（yào），运移不失中：当丹道一月运火之时，皆应循八卦、列曜运行之理而行；火符阴阳运移不失其理，则可以准造化而无差，应卦爻而不忒。八卦，为乾、坤、坎、离、震、巽、艮、兑。布列曜，鼎炉之八方布以八卦，周回列以二十八宿，模拟日、月往来之路径。中，指斗、枢居中天，运转群星，有其不变之理，外丹法以"中"喻鼎；或谓"中"指天文学上的黄道；或谓"中"指"天心"；还有以"中"为二至，即冬至、夏至的说法。八卦布列曜，他本或作"八卦列布曜"、"八卦列布辉"等。《道藏》所保留的容字号无名氏《周易参同契注》等注本，在"八卦列布辉，运移不失中"前，还有"象彼仲冬节，草木皆摧伤。佐阳诘商旅，人君深自藏。象时顺节令，闭口不用谈。天道甚浩广，太玄元（作者案：此"元"字当作"无"字）形容。虚寂不可睹，匡郭以消亡。谬误失事绪，言还自败伤。别序斯四象，以晓后生盲"一段经文，与其他《周易参同契》注本在篇章结构上有所不同。

【译文】

甲是阳之始，壬是阳之终；乙是阴之始，癸是阴之终；汉易纳甲法，以乾纳甲、壬，坤纳乙、癸，故乾启其初始，坤成其有终。少阳数七、少阴数八，合之得十五；老阳数九、老阴数六，合之得十五；四者合之得三十，可应丹道一月火候之数，此时，日、月合璧，月亮体化纯坤之阴，光明灭尽，故以《易》卦所表象的种种月相，亦消失而无踪迹。炼丹时，八卦列布于鼎炉之八方，周回列以二十八宿，模拟日、月往来之路径。日月、列曜运转，皆受居中天之斗、枢指挥；鼎中药物升降、变化，亦有其理路，其运火转鼎、火候抽添，与以汉易纳甲所表征的月相盈亏之理无异；故丹道进阳火、退阴符皆有其序，合于其序，则阴阳和合得中，还丹可成。

元精眇难睹章第十六

【题解】

本章言炼丹要循刻漏而运符火,明抽添以分进退,火候与日月星辰行度之数相合,方能合成大丹。

自外丹言之,铅金、流汞禀精炁于鼎器中,不可见其状貌。运火当以日、月运行周天法度等法则为指导,以《周易》卦象取真符为证而测之,顺时令起火,观其气象,察其成形,谨候鼎器中铅金、流汞之消息,其凝结之期可候而知。在这个过程中,须上测星象以择吉辰,下观其地,背阴向阳,中考人情,温善和顺,天、地、人三才皆备,依乾、坤卦理运火,阳动阴静,因循卦节,无所忧虞,则还丹可成。

自内丹言之,元精生于窈冥,眇不可睹,洞晓天地之阴阳,则能深达人身之造化。神定炁和,则内外符合;神昏炁躁,则时刻差忒,之所以说立表占候,只恐失天人合发之机。内丹之道与天地之道同理,修丹者循卦节而行阳,则动可不失《周易》卦爻象变动之时;体象辞而行阴,则静不失至柔含光之理;虚其心,运其神,则能回天关、转地轴,上应河汉之昭回,下应海潮之升降。如此,则天地虽大、造化虽妙,皆可掇入人一身之中来。乾、坤得坎、离运用于其间,则阴阳交泰而和气致祥。内丹火候之诀最为精妙,非常情所能推测,宜细推详,与之相符,卦节无差,方能成功。

　　元精眇难睹，推度效符证①。居则观其象，准拟其形容②。立表以为范，占候定吉凶③。发号顺时令，勿失爻动时④。上察河图文，下序地形流，中稽于人心，参合考三才⑤。动则循卦节，静则因象辞⑥。乾坤用施行，天地然后治，可得不慎乎⑦！

【注释】

①元精眇难睹，推度效符证：元精乃天地元炁之精华，生于虚无，无形象之可睹；窈冥渺茫，无踪迹之可求，搏之不得，视之不见，而能潜随化机，生成万物。元精既窈冥难睹，玄远不可见其形状、容貌，故以《周易》之卦爻象推其符证，效其法度，从而洞晓阴阳，深达造化。此句经文源于《周易·系辞》："《易》者，象也；象也者，像也。"《道德经》："窈兮冥兮，其中有精；其精甚真，其中有信。"(二十一章)因大丹之道，与天地造化之理相符。因此，《周易参同契》以"元精"喻鼎中神灵之真精，以其为至灵、至神之宝。欲求此元精，须推日月以度寒暑，占卦象以明吉凶，运火、行卦皆法周天行度，以取真符为证。元精，即元炁。推，推理。度，衡量。符证，指用《周易》卦爻所表证的天文与地理之法则。睹，他本或作"视"、"觌"(dí)。

②居则观其象，准拟其形容：故仰观象天文，俯察循地理，乃可以和合天地之阴阳。丹道运火、观其鼎，不得失其理则，推阴阳消息，象其时而动，故应观其气象，察其成形，以为仪则。《周易·系辞》说："仰则观象于天，俯则观法于地。"象，此处指日月、五星、二十八宿等在天所成之象。形容，元炁在地所成之形状、相貌。拟，他本或作"仪"、"法"。

③立表以为范，占候定吉凶：天道深远而难窥，故立表为范，因《易》

象以见之；立表、占候，实欲勿失《周易》卦爻所示之天运法则。
作丹之时，当立表、漏以测天运之晷刻，以验鼎炉运火之刻漏，方
能交媾坎离，而成纯乾之体，不失天地之机。表，晷表，计时之
器。范，法则之意。占候，特指汉易之卦气说。其以《周易》卦爻
与一年之四季、十二月、二十四气、七十二候一一对应，卦气与时
应之与否，会产生各种吉凶祸福。《周易·系辞》说："吉凶者，失
得之象也；悔吝者，忧虞之象也。"既有失则悔吝生，悔吝生则忧
虞至；炼丹须谨候炉中消息，无所忧虞，则还丹可得。占候，他本
或作"候占"。

④发号顺时令，勿失爻动时：炼丹时，火候进退皆要应于阴阳、四时
之节令，勿违《周易》卦爻所表征之气候、时宜。发号，指发阴阳
相和、刚柔相应之号令。时令，指春夏秋冬四时和一年十二月、
二十四节气。爻动时，喻指汉易卦气说。卦气说将一年中二十
四节气、七十二候等与《周易》卦爻相配，这样，气候之变化与《周
易》卦爻相应，呈现出某种节序性与规律性。炼丹之火候，刚极
则亢、阴极则邪，故应勿失四时、二十四气之节序，有如春养、秋
成，夏长、冬藏，皆要合于正理，不能违背卦爻所示变化之道。

⑤上察河图文，下序地形流，中稽于人心，参合考三才：炼丹要上择
吉辰，测其星象；下观其地，背阴向阳；中考人情，品性温善。三
才皆备，方无休咎。以天道言之，北极和北斗七星居中运化，群
星在银河内外进退、屈伸，天道示象，昭然著明。道教炼丹，火候
之诀最为精妙，其与天道进退、屈伸之理相符。上察天河运化之
法则，以为图文，于炼丹中方有形象、状貌可以比拟，如《周易》
《观·象》说："观天之神道，而四时不忒。"《周易》之《贲·象》说：
"观乎天文，以察时变。"其次，立晷表于地，以测知潮候、时节之
变化，此为地道流形之显著的现象，通过确定地面上万象运化、
品物流形之法则，相与亏盈，以之作为炼丹之轨范，则可以"下序

地形流";或谓炼丹安置炉灶、药院等须择名山,选取胜地,顺其地形、水流之利,为"下序地形流"。再次,炼丹者顺天道、地道运行法则以行事,无过、无不及,此则为"中稽于人心";或谓炼丹须谨慎选择同伴,考察其性情品德,如其和纯而志于道,方可将其作为自己的同志,共同从事于丹道。天、地、人三才相应,与《周易》所示卦节无有差忒、不失爻动之时,如此,炼丹者方能"与天地合其德,与日月合其明,与四时合其序,与鬼神合其吉凶"。河图,天河之图,或谓"河图"指以《周易》卦爻所表征出来的天象图。文,天文。序,随顺、安置之意。稽,考察之意。三才,亦作"三材",指天道、地道、人道。《周易·系辞》说:"《易》之为书也,广大悉备,有天道焉,有人道焉,有地道焉,兼三才而两之,故六。六者非它也,三才之道也。"《周易·说卦》:"立天之道曰阴与阳,立地之道曰柔与刚,立人之道曰仁与义,兼三才而两之。"人心,他本或作"人情"。参合,他本或作"参同"。

⑥动则循卦节,静则因象辞:炼丹者以《周易》卦爻象及其变化法则作为行动的指南,以卦爻辞所阐发的道理作为恒久不变的义理。此句的主要意思是指炼丹运火要因循卦节、顺阴阳动静而变化。经文源出于《周易·系辞》:"是故君子居则观其象而玩其辞,动则观其变而玩其占。""象者,言乎象者也。爻者,言乎变者也。"

⑦乾坤用施行,天地然后治,可得不慎乎:乾阳、坤阴之气为天地造化、生物之本,乾坤阴阳之气交泰则和气致祥,天下万物化生,各得其所宜。炼丹之运火同于此理,阴阳二气和则致祥、乖则致厉,这难道能掉以轻心吗?或谓乾、坤之用,即用九、用六,乾用九"见群龙无首,吉";坤用六"利永贞",于此比喻炼丹当法自然、无为,执守正道。亦有谓乾、坤之用为坎、离,天地得坎月、离日运行于其间,所以成四时之变化;天地一日无坎、离,则造化就停而不运,丹道法此乾坤坎离之用。治,他本或作"理",似为避唐

高宗李治之讳而改为"理"。此经文源出于《周易·文言》："乾元
用九，天下治也。""乾元用九，乃见天则。"可得不慎乎，他本或作
"可不顺乎"。

【译文】

元精乃天地元炁之精华，窈冥难睹，玄远不可见其形状、容貌，故以
《周易》的卦爻象推其符证，效其法度，修丹者从而能洞晓阴阳，深达造
化。丹道运火，应测鼎中药物变化之气象，察其成形，不得失其理则；通
过立表、漏以测天运之晷刻，以验鼎炉运火之刻漏，方能交媾药物成丹；
立表、占候，实欲勿失《周易》卦爻所示之天运法则。炼丹时，火候进退
皆要应于阴阳、四时之节令，勿违《周易》卦爻所表征之气候、时宜。如
炼丹要上择吉辰，测其星象；下观其地，背阴向阳；中考人情，品性温善，
此天、地、人三才皆备，方无休咎。炼丹者以《周易》卦爻象及其变化法
则作为行动的指南，以卦爻辞所阐发的道理作为恒久不变的义理，炼丹
运火因循卦节、顺阴阳动静而变化。尤其当注意的是，乾阳、坤阴之气
为天地造化、生物之本，乾坤阴阳之气交泰则和气致祥，天下万物化生，
各得其所宜。炼丹运火亦同于此理，阴阳二气和则致祥、乖则致厉，这
怎么能掉以轻心呢！

御政之首章第十七

【题解】

本章详论丹道起首之功、进火法度、失火候之殃咎。

自外丹言之，还丹之法，务在纳闭管口，使其坚密。炼丹起火之初，安布铅、汞二宝于鼎器中，鼎炉之固济如关锁牢结，令其微细牢密，其药则能不走失。在这个过程中，顺天道五星、二十八宿阴阳升降之候而运火，依《周易》卦爻象变化之则而行功，不时翻覆鼎器，增减药物，加减炭火，无所差失，时至则可开鼎舒器而成丹。然则吉凶悔吝生乎动，于此过程中不可有毫发差殊，如有差殊，则如天道乖离、政事错谬，丹道亦倾覆。

自内丹言之，御政之首，乃一阳初动、交媾坎离之时，其发号施令，必须谨慎，要管括元炁，使之微密紧固，即眼含其光，耳凝其韵，鼻调其息，舌缄其气，趺足端坐，潜神内守，不可一毫外用其心；眼既不视，则魂自归肝；耳既不听，则精自归肾；舌既不声，神自归心；鼻既不嗅，魄自归肺；四肢既不动，意自归脾；然后，魂在肝而不从眼漏，魄在肺而不从鼻漏，神在心而不从口漏，精在肾而不从耳漏，意在脾而不从四肢孔窍漏，五者皆无漏，则精、神、魂、魄、意相与混融，化为一炁，而聚于丹田，自可布宝于金胎、玉室。天道随斗柄以定晨昏，如失其序，则俯仰上下而乖戾集。丹道亦有其"斗"，"斗"即人之"心"，心斡运一身之阴阳，统摄一身之万化,犹网之有纲,衣之有纽,人身上、中、下三丹田,得心之斡运,则真炁上下循环,如天河之流转。如其有失,则有走泄之虞。

御政之首,管括微密,开舒布宝①。要道魁柄,统化纲纽②。爻象内动,吉凶外起③。五纬错顺,应时感动④。四七乖戾,㐱离俯仰⑤。

【注释】

①御政之首,管括微密,开舒布宝:治理天下政事,首先即当依其理来执守、统御。炼丹与之同理。运符火起首之初,须先确定炼丹微密之理旨,使自己心里了然明白,同时遏制、弃绝各种凶险情况,管理、密固丹药之精,使之坚固,无走泄之虞,自然可以展示元阳至宝于金鼎、玉室之中。御,统领。政,治理。首,开始。管,管理。括,系结,约束。微,隐微。密,细密,严密。炼丹之鼎,要固济之,如关结锁篱,令其微细牢密,不轻易走失。开,开发。舒,舒畅。布,陈列,展示。宝,丹之精华。微密,他本或作"密微"。开,他本或作"阖"。

②要道魁柄,统化纲纽:北斗所指,斡运群星之动,顺北斗所指而行,则众星皆安,其所遵循之法则,即为天运之枢纽和纲纪。炼丹之道与天文之理同,丹道水、火进退皆有其理,有如众星随北斗所指而运一般。要道,阴阳相配合之道。魁柄,天文学上的术语。北斗七星,第一星名天枢,第二星名璇,第三星名玑,第四星名权,第五星名衡,第六星名开阳,第七星名瑶(摇)光。其中,第一至第四星组合为"魁",第五至第七星组合为"标"(杓),合魁、杓而为北斗,"魁"为"斗"之首,"杓"为"斗"之尾。《史记·天官书》说:"北斗七星,所谓旋、玑、玉衡以齐七政。"《史记索隐》:

"案:《尚书大传》云'七政,谓春、秋、冬、夏、天文、地理、人道,所以为政也。人道正而万事顺成'。又马融注《尚书》云'七政者,北斗七星,各有所主:第一曰主日;第二曰主月法,第三曰命火,谓荧惑也;第四曰煞土,谓填星也;第五曰伐水,谓辰星也;第六曰危木,谓岁星也;第七曰罚金,谓太白也。日、月、五星各异,故名曰七政也'。"如此说来,则北斗七星,可以使一年四季春、夏、秋、冬顺时而更迭;不仅如此,还可以使天文、地理、人道皆合于其序而运转。如果仅就天文言,则北斗七星,能使日、月和荧惑、填星、辰星、岁星、太白五星得其所主而运行不差违。炼丹之道与天文之理同,顺北斗斗柄所指而行,则五星、五行皆安;丹道水、火之进退,亦皆有其理,顺之则还丹可成,无有差忒。纲纽,网有纲,衣有纽,皆喻指关键处。柄,他本或作"杓"。

③爻象内动,吉凶外起:丹道进火、退符是否顺阴阳而动,是否与《周易》卦气之候相符、相应,这决定了鼎炉内丹药烹炼之顺逆、吉凶。此句源出于《周易·系辞》:"爻也者,效此者也。象也者,像此者也。爻象动乎内,吉凶见乎外,功业见乎变,圣人之情见乎辞。"外起,他本或作"始起"。

④五纬错顺,应时感动:金、木、水、火、土五星运转是顺行还是错乱,则天时与气候皆与之相应而有所感。五纬,指五星,如土星旧称"镇星",火星旧称"荧惑星",水星旧称"太阴星",金星旧称"太白星",木星旧称"岁星"。以前的人们认为五星时有迁移,而经星则亘古不易,故有经、纬之分;或谓日月为经、五星为纬;或谓五纬为五行、四时。

⑤四七乖戾,誃(yí)离俯仰:二十八宿布于天穹之东南西北四方,上分周天三百六十之度数,下界九州山川之分野,如果错乱、差殊而失其位,改移其上下之序,则天道变于上,地道、人事错乱于下。丹道亦同此理。四七,指周天之二十八宿。乖戾,指错乱、

差殊。诐离,改移,失位。俯仰,他本或作"仰俯",指上下变化之意。诐,他本或作"侈"。

【译文】

治理天下政事,首当依其法则、规律;炼丹与治政之理同,也要明其法则;先当牢固丹药之精,使之无走泄之虞,由此便可以展示元阳至宝于金鼎、玉室之中。丹道之成功与否,重在水、火之进退;水、火进退如众星随北斗所指而运一般,皆有其理。丹道进火、退符是否顺五星、二十八宿阴阳升降之理而动,是否与《周易》卦气之候相符、相应,这决定了鼎炉中丹药烹炼之顺逆、吉凶。金、木、水、火、土五星运转是顺行还是错乱,则天时与气候皆与之相应而有所感;二十八宿布于天穹之东南西北四方,上分周天三百六十之度数,下界九州山川之分野,如果错乱、差殊而失其位,改移其上下之序,则天道变于上,地道、人事错乱于下。丹道亦同此理。

文昌统录章第十八

【题解】

本章说明丹道之理可与天道、治道之理相通。

自外丹言之，丹道炉火引天文星象如"文昌"等，主要为取象，因象以明其理。文昌调理阴阳众星。在丹道中，"文昌"或谓鼎炉，喻土；阴阳众星则代表水、火、木、金等药物，因水、火、木、金四者，皆可入于土灶中得到煅炼。或谓"文昌"为"北斗星"之辅星，喻炼丹之炉鼎，而"三台星"则喻为鼎脚之三足配合；旧说认为，炼丹炉鼎的形状与一般的鼎有不同之处，其上安装有斗形装置，下面方为鼎之身，再往下有三足配合，合而观之，其形状有似于北斗、文昌与三台之星，此鼎常常用于丹道文火烹炼之时，故以"文昌"主之。"文昌统录"于丹道言，则象征鼎内纳受天地万物之气，得火烹炼，生成种种变化。如果天运阴阳相乖，则春、夏、秋、冬四时失度，这就好比炼丹运符火之士于丹药调制、烹炼过程中，调适有过差则要有所规正，此谓诘责。因为道教修炼金液还丹，其秘在于铅、火，铅、火之用贯通于炼丹过程之始终，铅、火不真则所炼之丹难成；有如众星失其度，众星失度则阴阳相乖、四时失序。

自内丹言之，"文昌"喻为绛宫之天子，它统辖人一身之乾坤；"乾坤"喻阴阳，"文昌"有如心神，统一身阴阳之精炁，使之结而成内丹。道家有三丹田之说，其中之中丹田，有时亦称"绛宫"。后世认为，道家炼精化炁在下丹田,炼炁化神在中丹田,炼神还虚在上丹田,最后,粉碎虚空,炼虚合道。如此说来,中丹田之绛宫,乃丹道修持过程中的炼炁化神之所。绛宫亦有其主宰,谓之"绛宫天子",此绛宫天子即为"文昌",故"文昌"不过是对炼炁化神阶段修行人心神之功用的一种比喻说法。内丹众卦火符不失其度,则万化流通而圣胎增长,而此皆取决于修丹者一心之功。

文昌统录,诘责台辅①。百官有司,各典所部②。

【注释】

①文昌统录,诘责台辅:文昌乃统辖、总理之星,众星中的金、木、水、火、土五星、周天二十八宿、乃至三台、辅星等,悉皆为文昌所管。如果阴阳顺时,则众星受文昌之统辖而周行不息;如果阴阳过差,则文昌诘众星之过咎,使之处正。关于"文昌",《史记·天官书》云:"斗魁戴匡六星曰文昌宫:一曰上将,二曰次将,三曰贵相,四曰司命,五曰司中,六曰司禄。在斗魁中,贵人之牢。魁下六星,两两相比者,名曰三能。"认为"北斗"之首"斗魁"上有六星如匡之形,覆于其上,此即是"文昌"或"文昌宫"。"文昌宫"六星如匡之形,成"天府"、"天官"、"天庭"之象,为北辰天帝下面的辅弼之官居之之所,其功能为扬天之纪、执天之衡,主宰天之众星,有如人世间之丞相,上佐天子理阴阳、顺四时,下遂万物之宜,使卿大夫各得任其职。《史记索隐》谓:"《春秋元命苞》曰:'上将建威武,次将正左右,贵相理文绪,司禄赏功进士,司命主老幼,司炎(疑作"司中")主灾咎也。'"关于"文昌六星",《汉书·天文志》与《史记·天官书》之说略有不同,其以第五星为司录、第六星为司灾。台辅,为魁下六星,因其两两相比,故曰"三台"或"三阶"。《史记集解》谓:"应劭引《黄帝泰阶六符经》曰:'泰阶者,天子之

三阶：上阶，上星为男主，下星为女主；中阶，上星为诸侯三公，下星为卿大夫；下阶，上星为士，下星为庶人。三阶平，则阴阳和，风雨时；不平，则稼穑不成，冬雷夏霜，天行暴令，好兴甲兵。"或谓"台"为三台星，"辅"则为北斗旁之辅星。统录，他本或作"总录"，大概有总辖、诘问的意思。

②百官有司，各典所部：其他众星，各有其职责，分掌其分内之事。例如，唐代天文书《神枢灵辖》就认为：柱史一星，主记过失；三公三星，主宣德化；九卿三星，主理万事；尚书五星，主纳言；谘谋、大理二星，主刑狱事；其余众星，各有其位。百官有司，泛指各级官吏与部门皆有其执事。典，掌管。

【译文】

文昌乃统辖、总理之星，三台、辅星等悉皆为文昌所管辖；如果阴阳顺时，则众星受文昌之统率而周行不息；如果阴阳过差，文昌则诘众星之过咎，使之处正。其他众星，各有其职责，分掌其分内之事。

日合五行精章第十九

【题解】

本章言丹道循火候之正的效果，以及坎离药物交媾不合法度、刚柔失其道、动静失其时的后果，以及改正的必要性。

自外丹言之，每月初为阳火生起之时，月底伏火，晦而为阴，一月之中，而有阴阳往返、终而复始；鼎中金、汞得火烹炼，翻覆轮转，与之相似。阴阳之道，亦可喻丹道之文、武火候，文、武火候得其时则金、汞存，文、武火候失其时则金、汞逃逸；月有晦朔弦望，进退盈缩，如不明其度数，悔吝过度，则难知丹道金、汞相合之期。例如，金得猛武之火过多则亢，不成正道；汞受刚阳之气过甚则流荡不顺循轨则；必使文、武火候恰到好处，循月之律纪、度数，金、汞方能阴阳相合。

自内丹言之，日即火，月即药，始为月朔，终为月晦，晦、朔之间，为阴将尽而犹未尽，阳将生而犹未生之时，此则为炼丹之关键点。君为神，臣为炁，作丹之时，身心寂然不动，身动则炁散，心动则神散，须是凝神聚炁，心息相依，然后灵胎可结。不然，则身中之神、炁有弦望、盈缩，而乖变凶咎生。推求其故，因心之君放肆而违道，于是身之炁亦邪佞而行不顺轨。此章以"君"喻天心，"臣"喻药物，"存"比喻片时得药，"亡"比喻顷刻丧失；受炁为吉，炁散则凶；火候得法，则还丹可成。

　　日合五行精，月受六律纪①。五六三十度，度竟复更始②。原始要终，存亡之绪③。或君骄溢，亢满违道；或臣邪佞，行不顺轨④。弦望盈缩，乖变凶咎⑤。执法刺讥，诘过贻主⑥。

【注释】

①日合五行精，月受六律纪：日、月与五星相经纬，共生万物。月与日一月一合，金、木、水、火、土五星，亦仿效月与日之合，因此，月与五星皆一月与日相合，故"日合五行精"，五行即指五星；律吕各六，一年共用十二律吕，而日、月共分之，故每月只受得一半律吕之气，故"月受六律纪"。《周易参同契》以此比喻丹鼎中纳受坎、离药物后，运水、火之气以炼之，以交媾日、月之精粹；在这个过程中，要升降文、武火符，始复终坤，否、泰相继，存亡相续，周而更始。或谓日主天干，天干有十，其中，甲、丙、戊、庚、壬五干阳刚，表太过；乙、丁、己、辛、癸五干阴柔，表不及；十天干分属木、火、土、金、水五行，故"日合五行精"。月主十二律吕，六律阳而六吕阴，一月分为六候，故"月受六律纪"。或谓"五行"即"五运"，即天干甲己所化之土，乙庚所化之金，丙辛所化之水，丁壬所化之木，戊癸所化之火；六律即六气，即风、寒、暑、湿、燥、火，其中，地支子午为少阴君火，丑未为太阴湿土，寅申为少阳相火，卯酉为阳明燥金，辰戌为太阳寒水，巳亥为厥阴风木。精，精华。纪，纲纪。合，他本或作"含"。

②五六三十度，度竟复更始：太阳一日行一度，月亮一日行十三度有余；太阳行至三十度，则太阳又与太阴也即月亮交合，周而复始，循环轮转，未尝暂停。五六三十日，五日为一候，六候为一月，五六为一月的天数。度，为计度、度数。竟，终结。天文学

上,通常要计一日、一月、一年之周天度数,如太阳一天运行约一度,三百六十五日运行约三百六十度,也即一周天;月亮一日行十二度至十三度,一月则行满一周天;地球则一昼夜行三百六十度四分度之一。日、月一月一合,一年十二个月,所合方位皆依周天二十八宿之度数。更始,指一月计度完日、月、五星相合之度数后,下一月又开始计算。后世或谓此段经文所说之"五"、"六",主要阐明丹道中水、土之用,因为自甲至癸十天干,谓之十日,而五干刚五干柔,故日之数五,而土之生数亦为五;月律十二,而六律六吕,故月之数六,而水之成数亦为六。度竟复更始,指日月相互作用而成晦朔弦望之循环。

③原始要终,存亡之绪:推原天地万物之始,知其生生之根本,则能长存;探索天地万物之终结,知其终结之因,则能不亡;慎则转亡为存,不慎则转存为亡。或谓始为阳,终为阴,阴阳之道即文、武火候之谓,文、武以时则丹宝结,文、武不节,则丹药难合,终始存亡,在于文、武火候。或谓始为月朔,终为月晦,存亡之绪指晦、朔之间,阴将尽而犹未尽、阳将生而犹未生之时。当然,所谓晦朔乃譬喻,非真以之为月三十日之终、初一日之始。

④或君骄溢,亢满违道;或臣邪佞(nìng),行不顺轨:国君骄溢、凌驾于国法之上,不按照法则行事,则大臣、下属亦邪佞而不守法。推求凶咎之所以产生之故,皆由君主放肆而违道,于是大臣亦邪佞而违法,不顺行其轨则所致。在外丹中,君主骄逸、亢满,指火猛烈而致药失;臣邪行、不顺轨则,指鼎上所置之水本当平而满,但却行不顺轨而倾泄,丹道火候之用前后失序,则伤害鼎室中之药物。内丹以君为神、为志,臣为炁、为耳目之官,凝神则能聚炁,心息则能相依,身心寂然不动,然后灵胎可结。心动则神散,身动则炁散,心君倘若骄奢淫逸,妄想不除,必导致身体精耗炁散。君,丹道喻指金精、神胎、心神、火、日等。臣,丹道喻指流

汞、身、精炁、耳目之官、水、月等。道，治国之道，于此则喻还丹
之道。溢，他本或作"逸"、"佚"。

⑤弦望盈缩，乖变凶咎：月相有晦朔弦望，有盈有缩，而乖变凶咎由
此而生起。弦，指上弦、下弦，如月八日为上弦，二十三日为下
弦。望，日月相望见，十五日为望。其他，如三十日为晦，初一日
为朔，皆为月相变化之关键点。就丹道言，月有盈缩，如对其度
数不明，则难知金、汞相合之期。因金、汞在鼎炉中烹炼，什么时
候药相熔而持平，什么时候药熬干结成砂，什么时候熄火，什么
时候丹砂化而成丹宝，皆有其时候、法度，与日、月之盈昃相似，
若有不顺，即有凶咎。

⑥执法刺讥，诘过贻主：国有执持正道之忠臣，见君有过，讥谏之，
使君主能改正其过失。执，执持。刺讥，进谏，批评。诘，诘问。
或谓执法为谏诤之官。贻，他本或作"移"，改移、修正的意思。

【译文】

丹鼎中纳受日、月即坎、离药物之后，即运文、武之火以炼之。在这
个过程中，离日受木、火、土、金、水五行精华之炼制，坎月受风、寒、暑、
湿、燥、火六气之熏习，通过升降文、武火符，行五运、六气，以交媾日、月
之精粹。五日为一候，六候为一月，日、月相互作用而成一月三十日之
晦、朔、弦、望，这个过程周而复始，循环轮转，未尝暂停。月始为阳起，
月终为阴盛，阴阳之道于此即文、武火候之意。丹药存亡取决于炼丹终
始之文、武火候，文、武火候得其时则丹宝结，文、武火候不节则丹药难
合。铅金与汞、阳火与阴符、神与炁虽有君臣、主次之分，然其是否相
得、和合，却取决于文、武火候是否相宜。如果文、武火候不相宜，则君、
臣皆有所不安：好比国君骄溢，凌驾于国法之上，不按照法则行事，则大
臣、下属亦邪佞而不守法。金与汞、神与炁在鼎炉中烹炼，何时药相熔
而持平，何时药熬干结成砂，何时熄火，何时丹砂化而成丹宝，皆有其时
候、法度，与日、月盈昃之理相似；炼丹者欲知金与汞、神与炁相合之期，

当察月相晦朔弦望、盈缩之理,如对月之弦望、盈缩度数不明,即有凶咎。要使火候恰到好处,当顺其轨则,法其常道,正如国有执持正道之忠臣,见君有过而讥谏之,使君主能改正其过失;丹道火候有失,修丹者亦当改而正之,方保无虞。

辰极受正章第二十

【题解】

本章与此前三章皆以天文星象、治政之理以阐明丹道之理。丹居神室之中，犹北辰在天之极以正众星，人君布政以临万国，北辰中正而不偏则众星森罗恭顺，人君端拱而无为则天下和平。故治政之道法于天道，炼丹之道法于治政之道。

自外丹言之，北辰或北极以象铅金，明堂乃鼎器之象。铅金与汞处鼎器内，安静、寂然无所为，任鼎炉外之水、火熏蒸，只要火候合于其时且不妄意开阖扰动，则自然成其正体；有如治政，君垂拱无为则朝纲谐和。铅金等本出于矿石中，外形常暗淡；当其隐于鼎内，亦视之不见，搏之不得，然铅金、汞银得火煅炼，则如日、月之明；火气足后，汞自吐花而居铅之上，故见形骸；或者汞有花芽之后，研之成粉、入鼎，其花芽得火，日久自为灰形、露出铅骸。铅金、汞银为还丹之根，故为灵株；金、汞虽灵，不能流逸，故要固塞鼎器之口，勿使走失。铅金与流汞在鼎器之中，受日、月、众星之气，生成种种变化，虽不可得而见，然依法则炼之，则金、汞不逃逸，龙、虎得以交媾，故近而易求。

自内丹言之，心为明堂，心安而虚，道自来居；虚极静笃，元阳真炁自复。此犹人君坐明堂而布政，端拱于无为、清静，则能外却群邪、内正法纪，国泰民安；炼丹亦如之，道家内丹之法重收视返听，当隐藏其明，回光内照，无为静默，深根固蒂，使精、炁、神常存于丹田，不从耳、目、口等身体感官泄漏。倘若人能聚精、炁、神之三光，返照于其身内，则可以神不外驰而和气充周，美在其中。内丹修炼，"无为功里见神功，非有相中生实相"，虽视之不见、听之不闻，然其理昭昭，近而易求。

　　辰极受正，优游任下①。明堂布政，国无害道②。内以养己，安静虚无③。原本隐明，内照形躯④。闭塞其兑，筑固灵株⑤。三光陆沉，温养子珠⑥。视之不见，近而易求⑦。

【注释】

①辰极受正，优游任下：辰极，即"北辰"或"北极"，其为众星之主；众星围绕北极星而运转，北极星正则众星运行之轨迹亦正。关于"北辰"、"北极"，《史记·天官书》说："中宫天极星，其一明者，太一常居也；旁三星三公，或曰子属。后句四星，末大星正妃，余三星后宫之属也。环之匡卫十二星，藩臣。皆曰紫宫。"唐司马贞《史记索隐》引《文耀钩》曰："中宫大帝，其精北极星。含元出气，流精生一也。"又说："案：《尔雅》'北极谓之北辰'。又《春秋合诚图》云'北辰，其星五，在紫微中'。杨泉《物理论》云'北极，天之中，阳气之北极也。极南为太阳，极北为太阴。日、月、五星行太阴则无光，行太阳则能照，故为昏明寒暑之限极也'。"天空之中宫有天极之星，其一为太一所常居，即为"北辰"，也就是"北极星"。北极含元出气，流精生太一，其极之南为太阳、极之北为太阴，北极则居天之中，日、月、五星围绕北极而运转，当其运于极北则无光、运于极南则能照。天神中最尊贵的太一居北辰之中，北辰所在为紫微之宫，乃大帝之室。北辰之旁，有三星，代表太尉、司徒、司空三公，主变出阴阳、佐理机务；北辰又有四后妃

星从之,名为四辅,其中,末之大星为正宫,余三星为妃属。外环之有十二星,匡卫北辰,为藩臣之属。这是《史记·天官书》中关于中国古代天文学对北极、北辰的一个描述。后世一些注本亦有以"辰极"为"文昌星"、"南极星"、"北斗"等不同理解。"北辰"在天为众星运转之枢机,在丹道中则为阴阳变化之根本。《周易参同契》将古代星斗信仰与道教丹道修持理论作了一个有机结合,它非常重视"辰极"等在丹道中的运用。后世注家或以"辰极"代表炼丹之重要药物"金","金"处鼎器中,任周围水火熏蒸而优游,"任下"即鼎外之炉火与水,这可以北极居中处正、众星围绕它有序运转来比喻;或谓"辰极"为炼丹之"鼎",所谓鼎正则灵药不至于散失,药在鼎中可以有序地翻腾、运转,成就丹药;或谓"辰极"为神胎,其居中宫而不偏,则鼎室内自然金水相融;或谓"辰极"为"心神",心神清静、无为,含光默默,绵绵若存,任其自然,不可劳其神,则精炁自然归元;或谓"辰极"喻人首之泥丸宫,"受正"指搬运坎、离之龙虎而朝纳于此,然后优游下于丹田、炁海,运火以炼之。虽然众家对于"辰极"在丹道中喻意之解释有所不同,但均以"北辰"于天文学意义上的居中处正、以斗布常、任运虚无来喻丹道修炼有其关键与枢机,枢机得正,则丹道自然不倾。优游,和顺自如之貌。受,他本或作"处"。

②明堂布政,国无害道:北辰居中处正,则五行之气和顺,众星自然顺行而无差忒;犹如人君处明堂之正,则臣下百官之人各负其责,朝政有条不紊。明堂,《史记·天官书》说:"东宫苍龙,房、心,心为明堂。"房星、心星、尾星等为明堂三星,属二十八宿中之东方苍龙宿;尤其"心星",其体非常明亮,为苍龙宿中的大星,亦被称为"明堂"。在世俗政治中,"明堂"为天子布政之宫。外丹以"明堂"为鼎器之象,铅金为君之象,铅金在鼎器内,外有水火熏蒸,调均鼎器,使之坚固蒙密,即无邪害。于人体言,或谓泥丸

之前一寸，即为"明堂"。宋末俞琰认为，《周易参同契》所谓"明堂"，在人则为"心君"，即所谓"洞房紫极灵门户"，其"心"中之"神"，则如《黄庭经》所说之"上清真人"，人君坐明堂而布政，有如心有神为之主宰，则神与炁相融、相抱，入于三丹田之内，熏蒸达于四肢、百骸，所谓"通道于九夷八蛮"，故身国无害道，而可保其长久。布政，他本或作"政德"。

③内以养己，安静虚无：丹道如政道，黄老之道的治政理念，重在无为静默，深根固蒂；丹道亦强调修丹者凝淡虚寂，不能三心二意，其心安静，则金、汞自安于鼎器之中，即能养成丹宝。尤其是内丹术强调心安而虚，道自来居，认为虚极静笃则元阳真炁自复。内，指鼎器内，或摒弃外在干扰而一心专注于内。己，指药，或指人之心性。或谓安静则身修，虚无则心修；"安静"喻指身之土，"虚无"喻指心之土。此句总括性、情之土。或谓"无劳尔形，无摇尔精，心若太虚，一物不着"，即"安静虚无"之意。

④原本隐明，内照形躯：推原元精为人生身之本，故回光内照，隐神不外耗，保炁以储精，外用既敛，内观以调摄，退藏于密，则返本还源。或谓心不外驰而得以虚无，即"原本隐明"之意；身知收敛而得以安静，即"内照形躯"之意。

⑤闭塞其兑，筑固灵株：既安铅、汞灵根于鼎器中，则须固济、筑塞其鼎口，使不外泄；铅金、汞为还丹之根，故称之为灵株，铅、汞虽灵，不能流逸，不闭塞鼎器之口，则难以收藏、固济，闭塞其兑则上不泄，筑固灵株则下不漏。内丹则认为，神不外驰，则人身之真炁和气充周，美在其中。兑，口之意。筑，固济。株，根本。

⑥三光陆沉，温养子珠：运三光真精而入丹田鼎器之内，哺养玄珠、灵胎。三光，指日、月、星，其中，日为阳光，星、月为阴光；亦有以三光为阳火、阴符与铅金之说；或谓三光为精、炁、神三宝，为耳、目、心等感觉器官，如有谓："天有三光，日、月、众星；人有三光，

两目一心。"陆沉，日、月、众星之光向下照于大地，谓之"陆沉"。亦有以"三光"指人之三丹田，"陆沉"为六腑，存三丹田之炁以灌溉六腑，温养精神，神令不散，则魂魄长存。温养子珠，如鸡孵卵，温温默默，不徐不疾，不燥不寒，和气渐蒸，无为功里见神功，非有相中生实相。子珠，指元精。

⑦视之不见，近而易求：金丹大道视之不可见，听之不可闻，然近而易得，只依法度求之即可。内丹因圣胎有炁而无质，故说"视之不见"；虽视之不见，然近在我身，切近心胸，人所不知，而己独知，故说"近而易求"。外丹则强调铅金、流汞在鼎器之内，变化难测，故说"视之不见"；若以天机运制、法象枢辖，则金、汞不至于逃逸，结成丹宝，故说"近而易求"。

【译文】

北极星为众星之主，北极星正则其下众星皆循自己的运行轨迹优游而行，各得其所。北极星居中不偏，犹如人君处明堂之正，君正则百官各负其责，朝政有条不紊。丹道如政道，黄老之道的治政理念重在清静无为，深根固蒂，丹道亦强调要摒除外在干扰，收心于内，安静、恬淡，炼其汞、铅。汞、铅皆由元精、元炁所化，元精、元炁为万化之本，有炁无质、隐而难见，然神而明之，存乎其人，只要保炁、储精于身内，则窈冥中有精，恍惚中有物。修丹者既安铅、汞灵根于鼎器之中，则须固济、筑塞其鼎口，使不外泄；并运三光之阳火、阴符入于鼎室之内，哺养其中的玄珠、灵胎。金丹大道虽视之不可见、听之不可闻，然若依法度求之，则近而易得。

黄中渐通理章第二十一

【题解】

本章论修丹当知其本,本立则道生。

自外丹言之,修丹之本,即金花、黄芽。金花、黄芽其色皆黄,由铅、汞作成,铅金入于流汞之中,其情通畅;得火温养,日久则化,渐渐成丹。人服丹之后,丹可滋养人之四肢及五脏,润泽并可达于肌肤。炼丹之初,火候得正,则一月、一年之火候,皆可得而知之,终始循环,更相替代。阳为干、阴为支,即铅金与流汞,铅金先唱,流汞后随,铅金与流汞相互扶持,即成真宝。一为水之数,铅、汞得火煅炼之后,即化为水;此水既含铅又含汞,铅中有汞掩蔽;此水勿妄泄,即能成丹,但世人未晓其理罢了。

自内丹言之,中宫黄庭有宝则精炁流通,润泽可达于四肢百骸、肌肤腠理。丹田既初受炁、始生萌芽,则正其枝干,而终成正果,故丹道有始有终、有本有末,但得本,不愁末,原始可以要终,即本可以该末。先天真一之炁分而为阴阳,化而为天、地、人三才,三才既立,而后变化无穷;然先天真一之炁其造端之处、发生之原理,皆隐而不显,难为人所知。

黄中渐通理,润泽达肌肤[①]**。初正则终修,干立末可**

持^②。一者以掩蔽，世人莫知之^③。

【注释】

①黄中渐通理，润泽达肌肤：中宫黄庭有宝则神化流通，和顺积中则英华外发，人身内黄庭之中的元和真炁渐渐通畅于腠理之间，润泽达于肢体、肌肤。黄，中央之色，所谓"黄中"即黄庭，亦有以"黄中"为"黄婆"，乃炼丹人之真意；或指人之脾胃，其色配黄，脾胃能消化丹药，滋养四肢、五脏并肌肤。理，腠理，即皮肤之间的组织；或谓"理"即炁。此句源出于《周易》坤卦六五爻《文言》："君子黄中通理，正位居体，美在其中，而畅于四肢，发于事业，美之至也。"取《易》居中、履正之辞，以发明有诸内而形诸外之理。

②初正则终修，干立末可持：学道以守正为要、以立志为先，守正则不入曲径旁门，立志则不致始勤终怠。心正而后身修，本立而后道生；既初受气、始生萌芽，能正其枝干，而终成正果，所谓源深则流长。初正、干立，原丹道之始；终修、末持，责丹道之终。丹道有始有终、有本有末，初始为炼己下手之功，终末为入室了手之事，但得本，不愁末，原始可以要终，即本可以该末。修，他本或作"循"。末，他本或作"未"。

③一者以掩蔽，世人莫知之："一"从道而生，为万化造端之始，隐蔽而不彰显，世俗之人很难了解它的情况。《道德经》非常推崇"一"，关于"一"，其谓："载营魄抱一，能无离乎"（十章）；"视之不见名曰夷，听之不闻名曰希，搏之不得名曰微。此三者不可致诘，故混而为一。（一者）其上不皦，其下不昧，绳绳不可名，复归于无物"（十四章）；"少则得，多则惑，是以圣人抱一为天下式"（二十二章）；"昔之得一者：天得一以清，地得一以宁，神得一以灵，谷得一以盈，万物得一以生，侯王得一以为天下正"（三十九章）；"道生一，一生二，二生三，三生万物"（四十二章）。《周易·

系辞》亦说:"一阴一阳之谓道。继之者,善也;成之者,性也。仁者见之谓之仁,知者见之谓之知,百姓日用而不知,故君子之道鲜矣。"丹道通常以"一"为先天真一之炁,其分则为阴阳,化而为天、地、人三才,三才既立,而后变化无穷;如能得其一,则万事毕。或谓"一"即道的别名,乃宇宙的本体。以,他本或作"已"。世人,他本或作"俗人"。莫知之,他本或作"莫能知"。

【译文】

人身内黄庭之中的元和真炁渐渐通畅于四肢、百骸,润泽达于肌肤、腠理之间。学道之人以守正为要、以立志为先,守正则不入曲径旁门,立志则不致始勤终怠;丹道有始有终、有本有末,但得本、不愁末,原始可以要终,即本可以该末。"得其一,万事毕";"一"源自于道,为万化造端之始,隐蔽而不彰显,世俗之人很难了解它的情况。

上德无为章第二十二

【题解】

本章阐明炼丹法象之大纲、神药之指归。

自外丹言之,上德指铅金、流汞所化之水,下德指鼎下之炉火;金水处鼎中,湛然常静,炉下之火则炎而常动。炼丹时,上鼎当要密固,方保药不失;下炉在烹炼中,为提升炉温,亦要采取密闭措施;收宫之时,还要"封炉",故有"上闭"、"下闭"等措施。因鼎中之金水居上而有体位,故"上闭则称有";炉火处下而无常形,故"下闭则称无";炉下无常形之火气炎于鼎上,鼎中之金水则凝结成还丹。在这个过程中,鼎、炉的上、下两个口子起了关键作用,鼎上面口子的开阖主要与金水是否融化、凝结等事宜相关,炉下面口子的开阖则与炉火温度的高低直接相关。上、下两个口子的功能须要配合、相应,上鼎之金水与下炉之火气才能两相调和、顺宜,如此则还丹可成。

自内丹言之,"上德"喻修性,其体本静,无为而不烦智索;"下德"喻修命,其体常动,有为而自强不息。上闭则收视返听,闭塞其兑,此乃有为之功;下闭则潜心于渊默,筑固其灵株,此乃无为之道。上闭则性火交于下,而命水得以生成,故称"有";下闭则命水升于上,而性火不散,故称"无"。元炁居下、元神居上,元炁用下德以奉上,元神居上德以御下;下德命门之肾水交于上德性中之心火,水制火以奉上,取坎填离,精化炁而有神,故"上有神德居"。元神守于玄宫,默默无为;炁腾于丹田、紫府,绵绵不绝,虚心实腹,虚上实下,则心肾相交,神、炁相抱,故说"相须"。

上德无为,不以察求;下德为之,其用不休①。上闭则称有,下闭则称无②。无者以奉上,上有神德居③。此两孔穴法,金气亦相须④。

【注释】

①上德无为,不以察求;下德为之,其用不休:上德为水,下德为火;水在上湛然常静,有"无为"而"不以察求"之意;火在下则炎而常动,有"为之"而"其用不休"之意;水上火下,成水火既济,则可由后天坎、离复归先天之乾、坤。当然,历代注家对此句还有多种解释。如有谓上德之人安静虚无,法自然而无为;下德之人功不稍息,其有为之事不休止。或谓上德为修性,其体本静,无为而不烦智索;下德乃修命,其体常动,有为而自强不息。或谓"离"喻心炁而居上,其中玉液可为还丹而有益于人,故称"上德";"坎"喻肾炁而居下,其中有金液亦可为还丹而有益于人,故称"下德";玉液还丹,神守于玄宫而默默无为,即"上德无为,不以察求";金液还丹,气腾于紫府而绵绵不绝,非借假炉灶而修为则不可得,故"下德为之,其用不休"。或借《周易》谦卦之《象》"天道下济而光明,地道卑而上行"之说,认为下部坤腹、玄关之中生起元阳,从身后尾闾、夹脊、玉枕三关历阶而升,此为坤道之上德,其体本静,静则无为,听其自然,非人力能与,故"不以察求";上部乾首之元神,注于坤腹、玄关,是为下德,乾道下济,乾体常动,动则有为,人力可以参与其中,无时可休止,故"其用不休"。

处无为之时即以无为,在有为之时则用而不休。此句经文源出
于《道德经》:"上德无为而无以为,下德为之而有以为。"(三十八
章)"虚其心,实其腹;弱其志,强其骨。"(三章)

②上闭则称有,下闭则称无:炼丹有上鼎、下炉,铅金、流汞所化之
水居上鼎,火居下炉。炼丹时,上鼎当要密固,方保药不失;下炉
在烹炼中,为提升炉温,亦要采取密闭措施而用之;乃至在收官
时,还要采取俗称的"封炉",故有"上闭"、"下闭"之说。因鼎中
之水居上而有体位,故"上闭则称有";炉火处下而无常形,故"下
闭则称无"。或谓上闭则收视返听,闭塞其兑,此乃有为之功;下
闭则潜心于渊默,筑固其灵株,此乃无为之道。上闭则性火交于
下,而命水得以生成,故称"有";下闭则命水升于上,而性火不
散,故称"无"。或谓元阳升上而闭固,因坤道上行,闭之得有形
之水,故称"有";元神下注而闭固之,乃乾道下济,闭之得无形之
火,故称"无"。闭,关闭。

③无者以奉上,上有神德居:鼎炉中有金水,得炉火烹炼,火无形而
金水有形,故上有、下无;丹道火候运四时、五行之气,以资养神
胎中之金水,炼成还丹至宝,此即"无者以奉上,上有神德居"。
或谓元炁居下、元神居上,元炁用下德以奉上,元神居上德以御
下;下德命门之肾水制上德性中之心火,水制火以奉上,取坎填
离,精化炁而有神。

④此两孔穴法,金气亦相须:鼎、炉有上、下两个口子,鼎上面口子
的开阖主要与金水是否融化、凝结等事宜相关,炉下面口子的开
阖则与炉火温度的高低直接相关。鼎中金、汞得火气相蒸、历历
有声,如龙吟、虎啸;铅、汞在鼎内,混融、相须,上、下两个口子的
功能须要配合、相应,水火之气才能两相调和、顺宜,如此则还丹
可成。穴,他本或作"窍"。金气,他本或作"吟气"、"有无"。须,
他本或作"胥"。

【译文】

上德为水，下德为火；水在上，湛然常静，有"无为"而"不以察求"之意；火在下，则炎而常动，有"为之"而"其用不休"之意。炼丹有上鼎、下炉，铅金、流汞所化之水居上鼎，火居下炉，炼丹时上鼎要密固，方保药不失；下炉在烹炼中，为提升炉温，亦要采取密闭措施而用之，在收宫时还要"封炉"；鼎中之水居上而有体位，故"上闭则称有"；炉火处下而无常形，故"下闭则称无"。炉火虽无常形，却能烹炼、资养上鼎中之金水，炼之使成还丹至宝。鼎、炉有上、下两个口子，鼎上面口子的开阖与金水是否融化、凝结等事宜相关，炉下面口子的开阖则与炉火温度的高低直接相关。鼎中金、汞得炉下火气相蒸、历历有声，如龙吟、虎啸；铅、汞在鼎内，混融、相须，故上鼎、下炉两个口子的功能须要配合、相应，上鼎之金水与下炉之火气才能两相调和、顺宜，如此则还丹可成。

知白守黑章第二十三

【题解】

本章直指"水中之金"乃丹道之母。

自外丹言之，铅色黑，汞色白，铅、汞得火炼制，化而成水，中含金精、黄芽，故"神明自来"。五行之中，水数为一，水能变化，乃丹道之母，故铅、汞所化之水为道之枢机。铅、汞初交，得火而融，即是阴阳之始，所化水中有黄芽、金精，此则为"玄含黄芽"。铅为五金之主，总持鼎中金水之变化；五行中，水居北方，金水在鼎中沸腾，上下左右轮转，故为"北方河车"。铅虽外黑，内有金华之象，其未融化之前，金精混于矿石之内，以黄杂于黑，呈黄褐之色，故称"被褐"；铅质虽贱，而金精在内，故称"怀玉"；铅外貌虽黑而内藏金华，其至宝暗藏于身内，犹如人怀藏金玉于其身内，外边则穿着褐色破旧的外衣而佯装癫狂。

自内丹言之，其以"金"比喻先天真炁，"水"喻为精；白为金之色，黑为水之色；真炁化而为精，此乃五行顺生之金生水，为"顺则生人"之道；水本为金所生，乃金之子，如果能炼精化炁，以水为基础而求取水中之金精，此即为五行返生，乃"逆则成仙"之路。所以，精虽由炁而化，亦可逆而炼精化炁，此即为"知白守黑"，欲知白当守其黑，守黑则白自现；知水中有金，守其水则金自至。守之之法，即如猫之守窟以待鼠至，身不动而目不瞬，此心唯在于鼠，更无他念，如此则心虚而神凝，神凝而息定,息定则产药而神明自来。如以汉易五行生成之数论之,则天一生水,居五行之始;水一加土五,得水之成数六,土为真意,寂静而真意生,水色玄而土色黄,故有"玄含黄芽"之象;水中产铅金,铅金为五金之主,产在北方玄冥之水内,得土而生黄芽,黄芽即金华,乃铅之精英。水本居北,搬运而南,使坎水自下丹田升上,与居上之离火交媾;在人身而言,即元阳真炁即产之后,当自下丹田搬运至于上宫泥丸,元阳真炁自下载宝而上,如河边抽水灌溉的翻车之运水,故称"河车"。故铅体外黑而金华隐于其中,犹如至宝藏于褐夫之怀。

　　知白守黑,神明自来。白者金精,黑者水基①。水者道枢,其数名一②。阴阳之始,玄含黄芽③。五金之主,北方河车④。故铅外黑,内怀金华;被褐怀玉,外为狂夫⑤。

【注释】

①知白守黑,神明自来。白者金精,黑者水基:"白"喻水银,即汞,"黑"喻铅,炼水银于黑铅之中,铅与汞相守以为药基,则神精自生于鼎器之中。白为金之色,黑为水之色,白色代表金之精华,黑色代表水之根基。金精为汞,白属西方金之色,故说"白者金精";铅金为黑,黑属北方水之色,故称"黑者水基",此是一种解释。或谓金精是汞融入铅中后所吐黄芽之花,称为"金精",亦名"玄黄花",亦名"金花",而黑铅实乃为金花之根基。中国古代五行配五色,具体为木配东方青色,火配南方赤色,金配西方白色,水配北方黑色,土配中央黄色。五行顺生为水生木、木生火、火生土、土生金、金生水,五行相克为水克火、火克金、金克木、木克土、土克水。道家内丹之法有"顺则生人,逆则成仙"之说,其以"金"比喻先天真炁,"水"喻为精,真炁化而为精,此乃五行顺生

之金生水，为"顺则生人"之道；水本为金所生、乃金之子，如果能炼精化炁，以水为基础而求取水中之金精，此即为五行返生，乃"逆则成仙"之路。所以，知水中有金，守其水则金自至，好比"金生丽水"，若想"淘金"，须到水中去淘，方能得之，故要想"知白"，当守其"黑"，守黑则白自现。内丹"知白守黑"之法，即如猫之守窟以待鼠至，身不动而目不瞬，此心唯在于鼠，更无他念，如此则心虚而神凝，神凝而息定，息定则产药而神明自来。神明，即天机。《周易·说卦》说："神也者，妙万物而为言者也。"物之极妙，如神降之不知来迹，欲知天机，必先虚其心。此句源出于《道德经》："知其白，守其黑，为天下式。为天下式，常德不忒，复归于无极。"(二十八章)

②水者道枢，其数名一：铅、汞处鼎中，得炉下之火烹炼，融而化为水，此水含铅、汞之精华，实乃为丹道之枢纽。水之生数为一，合于经文"一者以掩蔽，世人莫知之"之意，也合于《道德经》"道生一"之旨，故"一"为五行之初，道之枢机。汉易将五行与天地之数相配，天地之数即《周易·系辞》所谓："天一、地二；天三、地四；天五、地六；天七、地八；天九、地十。""天数五，地数五，五位相得而各有合。天数二十有五，地数三十，凡天地之数五十有五，此所以成变化而行鬼神也。"一、三、五、七、九为奇阳之天数，其数相加为二十五；二、四、六、八、十为偶阴之地数，其数相加为三十。自一加至十，得五十五，此为天地之数。五行与天地之数相配，则天一生水、地六成之；地二生火，天七成之；天三生木，地八成之；地四生金，天九成之；天五生土，地十成之。故水之生数，其数名一；五行从"天一生水"开始，水一、火二、木三、金四、土五，水数之一乃天地、阴阳、五行、万物之始，故说"水者道枢"。

③阴阳之始，玄含黄芽：天一生水，水居五行之首。丹道中，铅、汞初交，化而为水，即是丹道阴阳之始，乃丹道之枢纽；水色黑而金

色黄，铅、汞融化为水，水又结晶成金精，丹道以之为"黄芽"，故有"玄含黄芽"之象。或谓水数一加中央土数五，得水之成数六，水其色玄黑，土其色黄，亦有"玄含黄芽"之象。

④五金之主，北方河车：铅为金、银、铜、铁、锡等五金之主，凡熔五金，必得铅而后凝；五金熔则化为金水，铅入金水中，主宰金水在鼎中上下左右循环轮转、沸腾，有如在河边车水灌溉农田的翻车，故称"河车"；又五行中，水居北方，故称"北方河车"。或谓五金乃借外炼之银、铅、砂、汞、土，以喻人身中的五行之精；或谓"北方河车"即北斗，北斗为"帝车"，载北辰紫微太一之神巡游天河，因其随天河而轮转，故称"河车"，丹道借"河车"以喻金精、黄芽生于水中，得火煅炼，出而循环轮转。

⑤故铅外黑，内怀金华；被褐怀玉，外为狂夫：金华乃铅之精英，铅虽外黑，内有金华隐于其中；犹如人怀藏金玉于其身内，外边则穿着褐色破旧的外衣而佯装癫狂。《道德经》有言："我愚人之心也哉！沌沌兮！众人昭昭，我独昏昏；众人察察，我独闷闷……众人皆有以，而我独似鄙。我独异于人，而贵食母。"（二十章）铅未熔化之前，其金精混于矿石之内，以黄杂于黑，为黄褐之色，故称"被褐"；铅质虽贱，而金精在内，故称"怀玉"；外貌黑而内藏金华，至宝暗藏于中，犹如被褐怀玉之狂夫。以贱护贵，以晦养明，以卑保尊，以狂养圣，虽外视好像癫狂之人，却内怀至宝，机缄不露。

【译文】

白喻水银，即汞，黑喻铅，炼水银于黑铅之中，铅与汞相守以为药基，则神精自生于鼎器之中。以五行配五色，则白为金之色，黑为水之色，白色代表金之精华，黑色代表水之根基。铅、汞处鼎中，得炉下之火烹炼，熔而化为水，此水含铅、汞之精华，实乃为丹道之枢纽。水之生数为一，合于经文"一者以掩蔽，世人莫知之"之意，也合于《道德经》"道生一"之旨,故"一"为五行之始、道之枢机。铅、汞熔化为水,水又结晶成金精,水色玄而金精色黄,故有"玄含黄芽"之象。铅为金、银、铜、铁、锡等五金之主,凡熔五金,必得铅而后凝;五金熔则化为金水,铅入金水中,主宰金水在鼎中上下左右循环轮转、沸腾,有如河边车水灌溉农田的翻车,故称"河车";又五行中,水居北方,故称"北方河车"。金花、黄芽乃铅之精英,铅虽外黑,内有金花、黄芽之质隐于其中,犹如人怀藏金玉于其身内,外边则穿着褐色破旧的外衣而佯装癫狂一样。

金为水母章第二十四

【题解】

本章分别阐明丹道金、水两体之用,以明金、水同源。

丹道所谓铅、砂、银、汞、土,乃外丹之事;精、神、魂、魄、意,乃内丹之事。《周易参同契》中,这两者经常交互言之,因其理相用,虽多用隐喻、玄言,如能得其要旨,则可晓其大略。

自外丹言之,铅、汞处鼎中,得火而熔化为金水,铅、汞乃此金水之母,金水中涵藏铅、汞之金精、黄芽,故"母隐子胎"。金水未产之时,常隐于铅、汞胞胎之中,此则为"子藏母胞"。金精、黄芽处铅、汞所熔化之水中,即是真人在渊内;金精、黄芽被炉下文、武之火烹炼,在铅、汞所熔化之水中,上下沉浮,翻滚不定;虽有丹之象、未成丹之形,故或现或隐,若有若无。汞入铅汁之中,分散退布于铅汁之内,为铅所拘守;铅沉汞浮,不得越出其所处之位。

自内丹言之,肾中元阳先天真一之炁为金,元阳先天真一之炁能生肾水之精,故为肾水之母,而肾水为其子;元阳先天真一之炁隐于肾水之中而为胎,肾水之中即藏有其母之胞。内丹所谓求取"水中金",即指炼精以化其炁,也指知白以守其黑、守子以存其母。"真人"喻指"元神",自其妙而观之,则以其为有;然其体本一无,又似为无,故"若有若无"。"仿佛大渊,乍沉乍浮",指元神之炁虽寂然不动,却又感而遂通。

元神或先天元阳真一之炁，虽至无而含至有、至虚而含至实，化而为阴阳五行之气，无不具备；存神聚炁，则精、神、魂、魄、意，各安其所守。

　　金为水母，母隐子胎，水者金子，子藏母胞①。真人至妙，若有若无。仿佛大渊，乍沉乍浮②。退而分布，各守境隅③。

【注释】

①金为水母，母隐子胎，水者金子，子藏母胞：铅、汞处鼎中，得火而熔化为金水，铅、汞乃此金水之母，金水中涵藏铅、汞之金精、黄芽，故"母隐子胎"。金水为铅、汞熔化而成，无铅、汞之金则不能产此金水，此则为"子藏母胞"。内丹法以肾中元阳先天真一之炁为金，元阳先天真一之炁能生肾水之精，故为肾水之母，而肾水为其子；元阳先天真一之炁隐于肾水之中而为胎，肾水之中即藏有其母之胞，内丹所谓求取"水中金"，即指炼精以化其炁，知白以守其黑、守子以存其母。五行关系中，金生水，故金乃为水母；金本生水，现在金反而隐形于水，此则为母隐于子胎；水为金之子，推原水之所来，则源于金，此乃子藏母胞。隐，他本或作"藏"。

②真人至妙，若有若无。仿佛大渊，乍沉乍浮：金精、黄芽处铅、汞所熔化之水中，即是真人在渊内；金精、黄芽被炉下文、武之火烹炼，在铅、汞所熔化之水中，上下沉浮，翻滚不定；虽有丹之象，未成丹之形，故或现或隐，若有若无。大渊，指鼎器之中，烊铅成汁。投汞入于铅汁，汞入铅中，沉浮不定，是炼制黄芽、金花之法。内丹法则以"真人"喻指元神或元阳先天真一之炁，自其妙而观之，则以其为有；然其体本一无，又似为无，故"若有若无"。

仿佛大渊,乍沉乍浮,指元神或元阳先天真一之炁虽寂然不动,
却又感而遂通。

③退而分布,各守境隅:汞入铅汁之中,分散退布于铅汁之内,为铅
所拘守;铅沉汞浮,不得越出其所处之位。或谓鼎中之药应炉外
文、武符火之进退,各守其界分,不敢越雷池半步。内丹法则认
为,元神或先天元阳真一之炁,虽至无而含至有、至虚而含至实,
化而为阴阳五行之气,无不具备;存神聚炁,则精、神、魂、魄、意,
各安其所守。退,他本或作"进"。

【译文】

铅、汞处鼎中,得火而熔化为金水,铅、汞乃此金水之母,金水中涵
藏铅、汞分子、元素,故说母隐于子胎;金水未产之时,隐藏于铅、汞的胞
胎之中,此则为"子藏母胞"。鼎器之中,烊铅成汁,犹如大湖泊;投汞入
于铅汁,汞入铅中,相互作用,生成金精、黄芽;金精、黄芽处铅、汞所熔
化之水中,被炉下文、武之火烹炼,在鼎中上下沉浮、翻滚不定,虽有丹
之象、未成丹之形,故或现或隐,若有若无。汞入铅汁之后,为铅所拘
守,分散退布于铅汁之内;铅沉汞浮,各自不能越出其所处之位。

采之类白章第二十五

【题解】

本章明鼎中丹已经成象，贵在护养；并从形上学的角度，以之为丹道先天之本元。

自外丹言之，烊铅成汁、入汞造作，其色由白变而为朱赤。铅为表卫，汞入内被铅所裹，不得逃逸，故居其所正。汞入铅中，混杂相融，于鼎炉中煅造，成方圆一寸之丹。鼎在太一炉中、三台之上，铅、汞入其内，得成还丹，故鼎在丹道中非常重要，被视为丹道中至尊、至高之物。

自内丹言之，修行之人于静定之中，虚室生白，丹药凝结，此为"采之类白"；既而运心神之火以哺育、培养之，使丹基坚固，此为"造之则朱"。久之则神凝炁聚、神炁相抱，混然中处，有表有里；精、炁与神交媾于方圆径寸的丹田之中，固济绵密，如果阴阳火符纤微不差，则丹宝得以养成。丹宝乃神炁混合之灵妙真有，究其本则为先天地生的阴阳之根、造化之本，故崇高伟大！

采之类白，造之则朱^①。炼之表卫，白里贞居^②。方圆径寸，混而相拘^③。先天地生，巍巍尊高^④！

【注释】

①采之类白，造之则朱：煅制丹药，有不同的程序：烊铅成汁、入汞造作，于其中采取金精、黄芽，以之为大丹之基，初时其色为白，此为"采之类白"；得赫火煅制、陶冶，丹药之色渐渐变如朱赤之色，此为"造之则朱"。或谓采金于水、炼银于铅，制铅化白而成胡粉，故说"采之类白"；采铅为母、炼金为丹，造铅变赤而成黄丹，故说"造之则朱"。以内丹言之，修行之人于静定之中，虚室生白，丹药凝结，此为"采之类白"；既而运心神之火以哺育、培养之，使丹基坚固，此为"造之则朱"。采，他本或作"望"。

②炼之表卫，白里贞居：鼎中有丹药，须得外炉之火昼夜炼养，然后成熟；文、武之火运于外炉，此为"炼之表卫"。煅造之后，铅为表卫，汞处铅内、为铅所裹，不得飞走，其象犹如鸡蛋一般，蛋白之里有蛋黄混沌居中，此为"白里贞居"。或谓"白"喻丹药之金、居内以为贞，而离火为表卫、炼之于外；火运于外，丹药安处于鼎内，此为"白里贞居"。内丹则认为，神凝炁聚、神炁相抱，有混然中处者、亦有炼之表卫者，如俗话所说的"内练精、炁、神，外练筋、骨、皮"。炼，陶冶。表，外表之意。贞，《周易》以六爻别卦之内卦为贞、外卦为悔，故"贞"有"内"、"里"之意；或谓"贞"有"正"之意，"居贞"即"居正"，共成正道之意。炼之表卫，他本或作"铅为表卫"、"炼为表卫"。白里贞居，他本或作"帛里贞居"。

③方圆径寸，混而相拘：铅、汞在鼎中，得炉外文、武之火烹炼，乃混沌而相和合，变化成方圆径寸之丹，"方圆径寸"喻指金丹之法象。内丹中，或以"方圆径寸"喻人身之丹田，此句的意思是精、炁与神交媾于方圆径寸的丹田之中，固济绵密，使阴阳火符纤微不差，以养丹基；当然，还有以"方圆径寸"喻泥丸宫、喻心等多种不同解释。拘，他本或作"扶"。

④先天地生，巍巍尊高：丹道强调要采先天地之炁为丹药之基，聚

阴阳纯粹之精为还丹之质；其既生于天地之先，故巍巍尊高不可思议！内丹以"先天地生"喻指元阳真一之炁，其为天地之根、阴阳之母；或谓泥丸穴乃一身众窍之祖窍，此窍开则众窍齐开，又泥丸宫在人之首，乃元神所居之位，道教以之上应玄都玉京万神会集之乡，故其为"先天地生，巍巍尊高"。外丹则通常以"先天地生"喻鼎器；"天、地"喻铅、汞之药，先立其鼎器，然后注入铅、汞药物，故鼎器称"先天地生"；鼎器高出于炉之上，故称"尊高"。此句源于《道德经》："有物混成，先天地生，寂兮寥兮，独立而不改，周行而不殆，可以为天地母。吾不知其名，字之曰道，强为之名曰大。"（二十五章）巍巍，高大之貌。

【译文】

烊铅成汁、入汞造作，于其中采取金精、黄芽，以之为大丹之基，初时其色为白；得赫火煅制、陶冶，其色渐渐变如朱赤。鼎中丹药，须得外炉之火昼夜炼养，然后成熟；丹成之后，铅为表卫，汞处铅内、为铅所裹，不得飞走，其象犹如鸡蛋的蛋白裹有蛋黄一般。铅、汞在鼎中，得炉外文、武之火烹炼，乃混沌而相和合，变化成方圆一寸左右的金丹。构成此金丹的基本元素先天地而有，乃天地、阴阳造化之本元，故其巍巍尊高不可思议！

旁有垣阙章第二十六

【题解】

本章言丹鼎神室及火候之妙用。

自外丹言之，坛、灶之状犹如墙垣、门阙，炉、鼎相接有如山形，故将之比喻为蓬莱、方壶之神山。铅、汞等药安置于鼎炉中之神室，其外周匝如环、轮转相通，象楼阁之曲折。炼丹时要固塞鼎、炉之际会，务使坚完、牢密，无纤微之缝隙，则丹不走失。丹道成功与否，重在其火候，如果能识文、武火候之妙理，则无思而成；失其理，则忧愁劳苦且无益。如果鼎下炉火过盛，则药物如流汞等滑利而易于奔逸，去之无踪，寻之无所。所以，炼丹非常重要的一个工作在于燮调文、武火候，不可有须臾差忒；守此火候而不失，则丹道可成。炼丹时，反覆鼎器及进退文、武之火，其动静休息，常须有人看守，故丹道火候动静、休息，取舍虽非由人自专，亦不能离开人的具体因循、操作。

自内丹言之，泥丸宫位于人身之头顶，元神居于其中；眼、耳、鼻、目等七窍皆旁列于其外，前则有洞房、黄阙等穴，其状如海上蓬莱、方壶之仙山，周旋而四通。修行人收视返听、深根固蒂、闭塞其兑，令内者不出，则身体内元和真炁内运，周流通达。当然，也要摒除各种外在干扰，任由各种魔境相侵，而不为所动。人身之灵窍、脉络相通，本无隔碍，然必防微杜渐、固密防护，方可得神炁满室，又须调运阴阳之火交互施功，使神炁不泄而成变化。炼内丹可以无思,不可以愁劳,心无为则神炁和,神炁和则丹宝结;心有为则神炁乱,神炁乱则英华散。真功累积既久,则周身神炁太和充溢,此时,如果运火符有所差忒,纵有真宝在内,亦可能飞走而不住。正因为神炁充盈,至难保护,所以动静休息之时,常须谨守,必须时时相顾、刻刻相守,神炁常与人相伴不离,如此则形神皆妙。故炼丹非常重要的一个功夫在于燮调文、武火候,不可有须臾差忒,守此火候而不失,则丹道可成。

　　旁有垣阙,状似蓬壶①。环匝关闭,四通踟蹰②。守御密固,阏绝奸邪③。曲阁相通,以戒不虞④。可以无思,难以愁劳⑤。神气满室,莫之能留⑥。守之者昌,失之者亡⑦。动静休息,常与人俱⑧。

【注释】

①旁有垣阙(yuán què),状似蓬壶:炼丹先要准备坛、灶、鼎、炉。垒土为坛、灶,其状如墙垣、城门之阙;鼎、炉与坛、灶上下相接,鼎炉居上、居中,而坛、灶居下,环护其四周,有如仙山蓬莱、方壶、瀛洲之形状,或如酒壶之形状,所以比喻其为“蓬壶”。垣,城墙。阙,古代皇宫大门前两边供瞭望的楼;或者神庙前竖立的石雕,或谓即门阙,明炼丹之鼎的四方上下、环护启闭,如有墙垣以护卫其外,有门阙以通达其内。一说,“垣阙”即垣墙,喻炼外丹所用的“太一炉”,其炉有四正面、四隅面,每面各开一门,故有八门,以通八方来风;其上安有十二个突与窟,象征一天之十二时辰;太一炉上下有四层,应一年春、夏、秋、冬四季;所谓“壶”,即炼丹之鼎,形状有瓜形、方形等,但皆似酒壶之状,其鼎边安有鼎耳,方便取、拿;“蓬”则是炉,炉按五岳之形建造,形似传说中的

海中仙山。内丹则认为,此句经文主要叙说上丹田,其位在人身之头顶,有时亦将之隐喻为泥丸官,元神居于其中;泥丸官居人身之头顶,眼、耳、鼻、目等七窍皆旁列于其外,泥丸官前还有洞房、黄阙等穴,犹如海上有三神山,而蓬莱居三山之上,如蓬壶之状,周旋四通;内丹以此喻神室之中、金丹法象圆融,如蓬壶那样美丽,外有河车金轮环转、护卫,如墙阙之周遮。或谓"垣阙"指人肾部之官。

②环匝关闭,四通踟蹰(chí chú):鼎器之外,炉灶周匝如环,如银山铁壁之坚密;鼎器之中,复有神室金胎,委曲相连,如琼楼、玉阁四通八达,铅、汞则居于内,封固深藏而踟蹰不出。内丹则认为,"环匝关闭"指收视返听、深根固蒂、闭塞其兑,令内者不出;"四通踟蹰"指元和真炁内运,周流通达。或谓"环匝"指鼎的四耳,或二耳。环,圆圈之形,圆成无缺。匝,环绕,周回,周遍。踟蹰,心里迟疑,要走不走的样子,行而不进之貌。

③守御密固,阏(è)绝奸邪:鼎器之外,还有各种装置、设施起固济、防护的作用,同时还要观察火候,昼夜不得倦息,以防药物走失。守御,观察火候,昼夜不得倦息。密固,坚固。炼丹若鼎炉不牢密,则药物将走失殆尽。阏绝奸邪,指固济牢密,药物即无败邪、亏失。内丹则认为,修丹当收视返听,摒除各种干扰、守御密固,使精神内守、神炁相依,勿使其须臾相离,如骊龙养珠,心念念不忘;又如母鸡孵卵,热气不绝。阏绝奸邪,指任由各种魔境相侵,而不为所动。阏,堵塞、止之意。奸邪,指内外魔障,以及火候进退差殊之失等炼丹事故。

④曲阁相通,以戒不虞(yú):炉处外而鼎处中,周匝如环,像曲曲折折的楼阁一般迂回、相通;固塞鼎、炉之际会,使无纤微之缝隙,务使坚完,贵其牢密。内丹则认为,灵窍、脉络相通,本无隔碍,然必防微杜渐、固密防护可得神炁满室,又须调运阴阳之火交互

施功,使神炁不泄而成变化。或谓"曲阁"为尾闾关,与"垣阙"即人肾部之官相通连,"以戒不虞"指防止睡梦当中而或泄之。虞,预料,忧虑,或谓"失"之意。《周易·屯》六三爻辞:"既鹿无虞,惟入于林中,君子几不如舍,往吝。"此"虞"则是古代为贵族掌管山林、鸟兽的小官,在贵族行猎时,其负责驱出鸟兽,故"虞"也可有"向导"之意。

⑤可以无思,难以愁劳:识丹道之妙理,则无为而成;不识丹道之根本,妄自为之,虽忧愁且无益。炼丹之火候,刚柔相济,一动一静,一休一息,有其常道,文、武之火运用适宜,则无须多思,故当弃有为而入于无为。内丹则认为,心无为则神炁和,神炁和则丹宝结;心有为则神炁乱,神炁乱则英华散,故炼内丹可以无思,不可以愁劳。或谓前文提及要警戒不虞,恐作丹者因此而过于畏慎、以勤劳自苦,此句则以"可以无思"慰藉之。

⑥神气满室,莫之能留:鼎下炉火过盛,则药物如流汞等滑利而易于奔逸,去之无踪,寻之无所,故须如前文所说:鼎炉要固济牢固,无穿孔、损坏。内丹则认为,神炁充盈,至难保护。真功累积既久,则周身神炁太和充溢,此时,如果运火符有所差忒,纵有真宝在内,亦可能飞走而不住。故要保持太和,动静休息之时,常须谨守,此时一念动则可能神炁随之,犹如端持盈满之器,稍有不平则可能倾覆。此句源于《道德经》:"金玉满堂,莫之能守。富贵而骄,自遗其咎。"(九章)神气,外丹指火,内丹指丹宝。满,指武火太过于盛满。室,外丹指炉,内丹指丹田神室。室,他本或作"堂"。

⑦守之者昌,失之者亡:炼丹非常重要的一个工作在于燮调文、武火候,不可有须臾差忒,火气均调,勤心不息,守此火候而不失,则丹道可成。

⑧动静休息,常与人俱:炼丹时,反覆鼎器及进退文、武之火,其动

静休息，常须有人看守。故丹道火候一动一静、一休一息，期间之取舍，虽非由人自专，然循火候进退而不失，亦不能离开人的具体因循、操作。内丹则认为，神炁处丹田之中，必须时时相顾、刻刻相守，动静休息之间，神炁常与人相伴不离，如此则形神皆妙。

【译文】

炼丹的炉、鼎之外为坛、灶，坛、灶之状犹如墙垣、门阙，而炉、鼎相接则有如蓬莱、方壶、瀛洲之神山。铅、汞等药安置于鼎炉中之神室，其外周匝如环，务使坚完、牢密；其内则四通八达，轮转迂回。炼丹时要固塞鼎、炉之际会，使之无纤微之缝隙，则丹不走失；同时谨守文、武火候，防止因火候进退差殊之失而酿成炼丹事故。丹鼎如楼阁曲折而相通，必使坛埒精严，以戒不虞之患。如果修丹者熟知丹道之妙理，则可无思而成；如失其理，则难上加难，虽忧愁劳苦亦且无益。神室、金胎中神炁洋溢充盈，但易于奔逸，去之无踪，寻之无所；若能谨护、持守则胎全、丹熟而昌，如若失之则炁散神飞而亡。丹道火候之动静、休息，其取舍虽非由人自专，然亦不能离开人的具体因循、操作。

是非历藏法章第二十七

【题解】

　　本章言金丹之道与诸旁门小法有本质之不同。通过历举主要的旁门小法，明其纵然有小成，终亦不免失败；唯金液还丹之道，方可达大道之宗元，从而使后学知有所戒。

　　是非历藏法，内视有所思①；履行步斗宿，六甲以日辰②；阴道厌九一，浊乱弄元胞③；食气鸣肠胃，吐正吸外邪④；昼夜不卧寐，晦朔未尝休；身体日疲倦，恍惚状若痴⑤；百脉鼎沸驰，不得清澄居⑥。累土立坛宇，朝暮敬祭祠；鬼物见形象，梦寐感慨之⑦。心欢意悦喜，自谓必延期；遽以夭命死，腐露其形骸⑧。举措辄有违，悖逆失枢机⑨。诸述甚众多，千条有万余；前却违黄老，曲折戾九都⑩。

【注释】

　　①是非历藏法，内视有所思：金丹之道，乃上圣登真之梯筏，非各种旁门左道之所能及。旁门左道中，有闭目内视，存想心、肝、脾、肺、肾五脏之精光的内思小伎，其法通过内视五脏而存思其精光

而得名。是，此指金丹大道。非，不是。历，遍及，一个一个依次
及之之意。藏，同"脏"，指人身体内之五脏六腑。内视，内观之
意。思，存想之意。

②履行步斗宿，六甲以日辰：行禹步而履斗、踏罡，以取星宿之
气；按日辰而祭六甲之神、服六甲之符，以吞日月之光。《周易
参同契》认为，此非金丹之道。履行，步、踏之意。斗宿，指北
斗、二十八星宿等众星。六甲，具体指甲子、甲寅、甲辰、甲
午、甲申、甲戌。古代以十天干与十二地支依次相配以计时，
如天干甲与地支子相配则为甲子，天干乙与地支丑相配则为
乙丑，如此依次相配，从甲子至于癸亥共有六十组，因其以甲
子为其首，俗称"六十甲子"。"六十甲子"毕，则又开始下一
轮天干与地支相配的循环。"六十甲子"中，一共有"六甲"。
履行步斗宿，他本或作"履斗步罡宿"。六甲以日辰，他本或作
"六甲次日辰"。

③阴道厌九一，浊乱弄元胞：至于对境接气、行房中之术者，满足于
九浅一深，以之为采阴补阳之火候；或服食婴儿胞胎之衣，以之
为养生之法，秽浊迷乱而不自知。厌，满足；或谓"服"之意。元
胞，即婴儿胞衣、胎盘，因其多血，其色为紫，亦有"紫河车"之称。
九一，他本或作"一九"。

④食气鸣肠胃，吐正吸外邪：忍饥食气，吐身中之正，吸身外之邪，
常使肠、胃空鸣。食气，吞服外气之意。正，身中之正炁。外邪，
身外之邪气。外邪，他本或作"所邪"、"新邪"。

⑤昼夜不卧寐，晦朔未尝休；身体日疲倦，恍惚状若痴：常坐不卧，
昼夜不寐，晦朔无休，身体日疲，精神恍惚，故此炁乱神疲，魂伤
魄瘁，若痴若呆。晦朔，他本或作"阳鸣"、"肠鸣"。日，他本或作
"既"、"以"。

⑥百脉鼎沸驰，不得清澄居：周身百脉之炁散驰奔逸，无一刻能清

净其心、澄澈其神。

⑦累土立坛宇,朝暮敬祭祠;鬼物见形象,梦寐感慨之:累土立坛,祭祀淫鬼;朝祠、暮祭,期于遇道。或者,感梦、祈神,致使鬼气传于精魂,邪风起于心室,精神迷乱,梦与鬼怪、妖魅相遇而见其形声,遂感慨而欢悦,不知乃妄想心成,却自以为得道。累土,他本或作"累垣"、"周回"。

⑧心欢意悦喜,自谓必延期;遽(jù)以夭命死,腐露其形骸:学人不明金丹大道,却固执旁门小术以为正道,且为此而心欢喜悦,自认为得此必定可以延年益寿;然而却中道夭亡,折其天年,不免于形骸腐坏。期,寿年,寿命。遽,于是,就。心欢意悦喜,他本或作"心欢意喜悦"。

⑨举措辄有违,悖逆失枢机:因其操持悖理、谬误,不得丹道之枢机、秘法,有违于金丹正道。举措辄有违,他本或作"举错辄有为"。

⑩诸述甚众多,千条有万余;前却违黄老,曲折戾(lì)九都:各种旁门左道之法甚多,成千上万而不可胜计。其举措乖讹,皆违背黄帝清静之旨,失却老子《道德》之意,曲折而难通大道,若执迷不悟,其获罪愆乃势所必然。前却,前,乃进之意,却,乃退之意,"前却"即进退,明旁门左道进退皆有违于黄老之旨。戾,罪愆,罪过,乖张。九都,诸注或以之为"九幽"、"丰都";或笼统将之解释为道教的九都之府、九真之法、九教丹经等。陈撄宁先生提出,《道藏》清字号《张真人金石灵砂论》之《黑铅篇》曾引《九都丹经》语,则《九都》乃古丹经之名。

【译文】

金丹之道,非各种旁门左道之所能及。旁门左道中,有闭目内视,存想心、肝、脾、肺、肾五脏之精光的内思小伎;或者行禹步而履斗、踏罡,以取星宿之气,按日辰而祭六甲之神、服六甲之符,以吞日月之光;

或者对境接气、行房中之术者,满足于九浅一深,以之为采阴补阳之火候,服食胞胎之衣,以之为养生之法,秽浊迷乱而不自知;或者忍饥食气,吐身中之正,吸身外之邪,常使肠、胃空鸣者;还有常坐不卧,昼夜不寐,晦朔无休;身体日疲,精神恍惚,炁乱神疲,魂伤魄瘁,若痴若呆者;其周身百脉之炁散驰奔逸,无一刻能清净其心、澄澈其神。至于累土立坛,祭祀淫鬼,朝祠、暮祭,期于遇道;或者感梦、祈神,精神迷乱,梦与鬼怪、妖魅相遇而见其形声,遂感慨而欢欣,不知此乃妄想心成。学人不明金丹大道,却固执各种旁门小术以为正道,且为此而心欢喜悦,自认为得此必定可以延年益寿;然而却中道夭亡,折其天年,不免于形骸腐坏。因其操持悖理、谬误,不得丹道之枢机、秘法,有违于金丹正道。各种旁门左道之法甚多,成千上万、不可胜计;其举措乖讹,皆违背黄帝"清静"之旨,失却老子《道德》之意,曲折而难通丹经所述之大道,若执迷不悟,其获罪愆乃势所必然。

明者省厥旨章第二十八

【题解】

本章言成道之事。学者能参悟《周易参同契》书中之理，用心以明之，则金丹之旨无出于此；丹成后，可以成仙，得逍遥之游。

　　明者省厥旨，旷然知所由①。勤而行之，夙夜不休②。服食三载，轻举远游③。跨火不焦，入水不濡④。能存能亡，长乐无忧⑤。道成德就，潜伏俟时⑥。太一乃召，移居中洲⑦。功满上升，膺箓受图⑧。

【注释】

①明者省厥(jué)旨，旷然知所由：好道之士如能省察、探究《周易参同契》中的金丹之旨，并能因言而会意，则自能知所以修道之由，从而豁然贯通、旷然洞晓金丹之理。厥，此处作指示代词用，为"他的"之意；另还可作副词，其意为"乃"、"才"。

②勤而行之，夙(sù)夜不休：既知晓金丹大道之理，则须夙夜勤修，终始勿怠。因为修金液大丹与旁门小安乐法不同，必当谢绝人事，专心致志，夜以继日，勤而行之，乃能成功。即所谓淡泊名

利，撤声色，去嗜欲，投灵山，结仙友，隐密潜修，昼夜无怠，方可希望成功。凤，早。

③服食三载，轻举远游：丹药炼成之后，服食三年，则可轻举飞身、远游至于四面八方，变化灵通，逍遥自在。服食，他本或作"经营"、"伏食"。

④跨火不焦，入水不濡（rú）：道成之后，法身恒存，历水、火而无碍。此句意承《庄子·逍遥游》："大浸稽天而不溺，大旱金石流、土山焦而不热。"濡，沾湿。

⑤能存能亡，长乐无忧：聚则成形，散则成炁，存亡由己，千变万化，精神长乐无忧。

⑥道成德就，潜伏俟（sì）时：道成德就之后，不能独善其身，更当潜遁世间，暗施阴德，功济群品，以开度众迷，接引后学，积功累德，待时而仙。道门中有语："功满三千，大罗为仙；功满八百，大罗为客。""大罗"指"大罗天"，乃道教最高层次之仙境。

⑦太一乃召，移居中洲：天上的太一尊神将见召，从此便可以移居"中洲"等仙境。太一，乃天上之尊神。中洲，道教众仙宫、神州之一。

⑧功满上升，膺箓受图：修丹者功德既圆满，镂名于金简之上，膺受道门之图箓，方能获得升为上仙之机会。膺，他本或作"应"。

【译文】

好道之士如能省察、探究《周易参同契》中的金丹之旨，并能因言而会意，则自能知所以修道之由，从而豁然贯通、旷然洞晓金丹之理。既知晓金丹大道之理，则须夙夜勤修，终始勿怠，方可望丹药成就。丹药既成，服食三年，则可轻举飞身、远游至于四面八方，变化灵通，逍遥自在。服丹药而成道，其形上法身恒存，历水、火而无碍。聚则成形，散则成炁，存亡由己，千变万化，精神长乐无忧。此时，修丹者不能独善其身，更当潜遁世间，暗施阴德，功济群品，以开度群迷，接引后学，积功累德,待时至则天上的太一尊神将见召,从此便可以移居"中洲"等仙境。当然,修丹者只有功德圆满之后,方可以镂名于金简之上,膺受道门之图箓,从而获得升为上仙之条件。

《火记》不虚作章第二十九

【题解】

本章明丹道炉火之事实法《周易》阴阳之理而行，尤其重视以青龙、白虎等"四象"论丹道之药物。

自外丹言之，炉鼎器形如偃月之状，"白虎"喻铅金，先下铅金，后入流汞，汞以铅为枢纽。流珠本由汞作，其性质为阳之精，青龙亦是；白虎乃铅之精，熬铅化为汁，再投入青龙汞，得火烹炼以后，化而为丹。铅、汞相合，如人之魂魄相求，实即阴阳相合之意。炼丹时，以铅半斤与汞半斤相配，一两计有二十四铢，则铅半斤计一百九十二铢，汞半斤计一百九十二铢，一斤共有三百八十四铢；《周易》一卦有六爻，六十四卦计有三百八十四爻，其中阳爻一百九十二，阴爻一百九十二，而乾、坤阴阳之道由是而备，故丹道药物之铢数与《易》卦之爻数正好相应。汞为日，铅为月，日月为"易"字，故《易》道不倾。

自内丹言之，偃月炉谓"玄关一窍"，因其神、炁相抱，各占一半，犹如月相中半黑半白的偃月，故以《周易》坎卦象之。"铅金"喻人身之精、炁，偃月炉中，铅之精、炁居于其内，丹经术语则说"金、水同居"，或者说坎水中藏有铅金；"汞"喻人的心神，流珠鼎中，汞得火而化青龙，因青龙位东、五行属木，故丹经术语则说"木、火为侣"，也即南方朱汞离火之识神中，藏有东方青龙之元神。识神中现出元神，即是"火里栽莲"、"龙从

火里出";炼精化炁,即是"水中求金"、"虎向水边生";神与精、炁相交
媾,则可以喻之为东西合、南北交、龙虎斗,或坎离交媾、魂魄相制等种
种譬喻。月相中,上弦阴阳各半,以《周易》的兑卦象之;经八日后成月
圆之象,以《周易》的乾卦象之。下弦亦阴阳各半,以《周易》的艮卦象
之;经八日后成月晦之象,以《周易》的坤卦象之。合月相之上、下两弦,
则乾、坤鼎器成立,而"二八应一斤"的铅、汞药物、"三百八十四爻"的
文、武火候尽在其中。当然,内丹借《易》道以论丹道之妙,不过取其阴
阳两齐而配合相当之意,不能泥文执象而昧其正理。

　　《火记》不虚作,演《易》以明之①。偃月法鼎炉,白虎为
熬枢,汞日为流珠,青龙与之俱,举东以合西,魂魄自相拘②。
上弦兑数八,下弦艮亦八,两弦合其精,乾坤体乃成,二八应
一斤,易道正不倾,铢有三百八十四,亦应卦爻之数③。

【注释】

①《火记》不虚作,演《易》以明之:古有丹书,述丹道火候之功用,其
　名为《火记》。《火记》之旨乃通过推演《周易》阴阳之理,以明丹
　道炉火之事,故并非虚而无据。

②"偃月"六句:炼丹之鼎、炉,其形状有如仰月;铅等药物处鼎中,
　得炉火煅炼而沸腾翻滚,其色先为白,有如白虎,乃炼丹之重要
　枢机;汞经火煅炼后所得之精华,喻为太阳之精,也称之为"流
　珠",因其状为珠之形,光明流转,滑利如珠;当然,因为汞得火则
　沸腾、飞跃,故还可以腾跃之青龙喻之。炼丹时,铅、汞在鼎炉中
　得火煅炼,相融、相抱,《周易参同契》则喻之为"白虎"与"青龙"
　俱,"东"与"西"相合,"魂"与"魄"相拘。偃月,月相中的一种,外
　丹以之喻炼丹之鼎炉,鼎炉的形状为前下圆、后上缺,如偃月之

状；或谓鼎炉因其下部得火而红，其势将由下而上进，鼎炉外形
红、黑相判别，如偃月之相，遂得名"偃月炉"；或谓鼎象望月之
圆，可容药物，炉象弦月之缺，可纳火符，故说"偃月法鼎炉"。内
丹则以"偃月炉"喻玄关一窍，因其神、炁相抱，各占一半，犹如月
相中半黑半白的偃月，故称之为"偃月炉"。因其与月亮相关，丹
经或以《周易》坎卦喻之。偃，卧、仰之意。白虎，丹经以之喻铅
金。中国古代以六神兽镇四方上下，其中，青龙位居东方，朱雀
位居南方，白虎位居西方，玄武位居北方，另有勾陈与腾蛇，各居
其所。因铅金熔化后，在某一个阶段，其色变白，而五行中金色
白，位配西方，与"六神"中之白虎相应，故铅金亦可称为"白虎"。
"白虎"铅金投入以《周易》坎卦表示的偃月炉中烹炼，即丹经《太
白真人歌》所谓的"虎向水边生"。或谓"白虎"乃铅、汞化合所成
之金花，其色玄白。熬，煎熬。枢，枢机。外丹认为，先下铅金入
鼎炉中，然后下入汞，流汞以铅金为枢纽；或谓"熬枢"乃药处偃
月鼎炉中，先沿鼎炉之边而下沉于底，后得火煅炼，化而为水气
沿鼎炉之壁蒸润上行，鼎中之药即是"熬枢"。汞日，外丹认为，
铅、汞两味药物，汞常动为阳，铅常静为阴，汞阳配日，铅阴配月，
故称汞为"汞日"，丹经或以《周易》离卦喻之。流珠，汞经火煅炼
后所得之精华，因其状为珠之形，光明流转，滑利如珠，故称之为
"流珠"。青龙，汞得火则沸腾、飞跃，丹经中故以腾跃之青龙喻
之。青龙是汞经火煅炼后所得之精华，与流珠实为一物。丹经
《太白真人歌》所谓"龙从火里出"，实源出于此。或谓流汞呈液
态水状，水数为一；汞得火烹炼，火数为二；以水一、火二相加则
为三，三为木数，木处东方、为青龙所镇守，故流汞经火炼后所得
之精华称"青龙"。举东以合西，魂魄自相拘，中国古代中医有以
五行配五方和人之五脏的说法，如东方五行属木，色青，以人之
肝脏与其对应，而肝中藏魂；西方五行属金，色白，以人之肺脏与

其对应,而肺中藏魄;南方五行属火,色赤,以人之心脏与其对应,而心中藏神;北方五行属水,色黑,以人之肾脏与其对应,而肾中藏精;中央五行属土,色黄,以人之脾脏与其对应,而脾中藏意。铅为白虎居西,汞为青龙居东,东方属肝脏而藏魂,西方属肺脏而藏魄;炼丹中,铅、汞相融、相抱,则可以"东""西"相合,"魂""魄"相拘来喻之。或谓《周易》先天八卦中,离东而坎西,离为日、魂而坎为月、魄,东西合、魂魄交,实即"取坎填离"、复归纯乾之体的意思。内丹认为,龙虎、铅汞、金木、东西、魂魄、上下弦、乾坤之属,乃至坎离、日月、水火、南北、四象、五行等,都只是譬喻之言,或者互换其名,其实只是神与精、炁二物,内丹以神运精、炁,使之结而为丹。如果人能虚心静默,凝神入于气穴、丹田,则神与精、炁混融,丹经以"东西配合"、"金木交并"、"南北混融"、"水火既济"等喻之。鼎炉,他本或作"炉鼎"。拘,他本或作"求"。

③"上弦"八句:初八日,月生一半之明,乃上弦之时,以《周易》之兑卦象之;自八日兑卦上弦再进八日,月相乃圆,成十五之乾体,故说"上弦兑数八"。二十三日,月生一半之魄,乃下弦之时,以《周易》之艮卦象之;自二十三日艮下弦,又退八日,乃成三十之坤体,故说"下弦艮亦八"。月相中,上弦经八日后成月圆之象,以《周易》乾卦象之;下弦经八日后成月晦之象,以《周易》坤卦象之,故说"两弦合其精,乾坤体乃成"。炼丹时,以铅半斤与汞半斤相配,古代一斤为十六两,正应丹道药物一斤之数,故说"二八应一斤"。一两又计二十四铢,则一斤共有三百八十四铢,其中铅半斤计一百九十二铢,汞半斤计一百九十二铢;《周易》一卦有六爻,六十四卦计有三百八十四爻,其中,阳爻一百九十二,阴爻一百九十二,而乾、坤阴阳之道备。故丹道药物之铢数与《易》卦之爻数,其数正好相应。当然,《周易参同契》借易道以论丹道之

妙,不过取其阴阳两齐、配合相当之意。铢(zhū),中国古代计量单位之一,二十四铢为一两。艮亦八,他本或作"数亦八"、"亦如之"。亦应卦爻之数,他本或作"亦应爻之计"、"亦应火候爻象之计",另有注本则无此"铢有三百八十四,亦应卦爻之数"句。

【译文】

古有丹书名为《火记》,其旨乃通过推演《周易》阴阳之理,以明丹道炉火之事,故并非虚而无据。炼丹之鼎、炉,其形状有如仰月;于此鼎器中,先熬铅化为汁,此铅之精名为白虎,再投入流汞,汞当以铅为枢纽;汞经火煅炼后所得之精华,因其光明流转,滑利如珠,也称之为流珠;又因汞得火则沸腾、飞跃,故还可以腾跃之青龙喻之;炼丹时,铅、汞在鼎炉中得火煅炼,相融、相抱,则喻之为"东"与"西"相合,"魂"与"魄"相拘。月相中,上弦月阴阳各半,经八日后成月圆之象,以《周易》乾卦象之;下弦月亦阴阳各半,经八日后成月晦之象,以《周易》坤卦象之;上、下两弦,"二八"相合,《周易》乾、坤之体,于是乃成;丹道铅、汞药物,亦各重八两,两个八两相加,共计十六两,正应一斤之数,如此则大易乾坤阴阳之道与丹鼎铅汞炉火之道,皆中正而不倾颓;《周易》一卦有六爻,六十四卦计有三百八十四爻,其中,阳爻一百九十二,阴爻一百九十二,而乾、坤阴阳之道备于此;丹道之药,铅半斤计一百九十二铢,汞半斤计一百九十二铢,其一斤共有三百八十四铢,故丹道药物之铢数与《易》卦之爻数正好阴阳两齐、配合相应。

金入于猛火章第三十

【题解】

本章直指先天金性为丹道之基。

自外丹言之，丹药所含本来金性，虽入猛火之中煅炼，其色不变、其性不失、其重不减，与天地之间的日、月同其恒久。铅得火炼而熔成汁，成液态水状；再入汞造作，结晶形成金花。铅象月而汞象日，铅、汞受气、变化之理，与朔旦月受日光之理正同。炼丹旨在通过炼铅、汞等药物，以求复归于其所涵有的万劫不坏的本来金性。炼丹起火，以朔旦月受日光为喻；丹成伏火，则以月晦为喻。伏火时铅、汞相融、相抱，与月晦之时日、月合璧之象相似；此时，铅、汞彼此相互隐伏、潜藏于对方之中，其各自的界限已不分明；因炉下之火已伏，铅、汞熔液不再上下沸腾、翻滚，而是收缩、沉伏于鼎器的底部，鼎器一时显得旷广、空虚。金得猛火烹炼，乃能去除杂质，复其固有之金性，故鼎炉火炽，则金色愈明。

自内丹言之，"金"乃喻人先天之真炁或本来之真性，历劫不坏，与日、月同久。通过凝神入于炁穴，神与精、炁相混，昏昏默默、窈窈冥冥，时至则凝而成丹，此与日月晦朔之理正同。精、炁处坤腹丹田之中，与神相守不离，亦犹月晦之夜日、月之合璧；神与精、炁相扭，初则无形无象、无声无息，渐渐沉归于丹田、气海，如月魄之不见；然守之既久，则剖开太极,劈破天心,一阳之真金来复,顷刻之间光芒透鼎,趁此时火力炽盛,当运转河车,由会阴海底沿督脉直达头顶之昆仑峰顶,此则所谓"金复其故性,威光鼎乃熺"。

　　金入于猛火,色不夺精光①。自开辟以来,日月不亏明,金不失其重,日月形如常②。金本从月生,朔旦受日符③。金返归其母,月晦日相包,隐藏其匡郭,沉沦于洞虚④。金复其故性,威光鼎乃熺⑤。

【注释】

①金入于猛火,色不夺精光:真金入于猛火之中煅炼,其性不失,精光倍增,益愈光亮。外丹认为,丹药所含本来金性,亦万劫不坏,无有能夺其精光者。内丹则以金性为人父母未生之前的本来真性,亘古不坏。金入于猛火,他本或作"以金入猛火"、"金入猛火中"。精光,他本或作"晶光"。

②自开辟以来,日月不亏明,金不失其重,日月形如常:自宇宙开天辟地以来,不知道经过了几千万年,而日、月之形恒常不变,未尝亏折其光明。天地间之物,与日、月同其长久者,还有真金,其本性至为稳定、坚固,未尝变性、褪色,弥历时久,而其重量亦如其初时一般,没有缺失。世间真金尚且如此,丹道认为,丹药之金性、人之本来真性亦无欠无余,任时、空变化而常存。

③金本从月生,朔旦受日符:铅得火炼而熔成汁,成液态水状;再入汞造作,结晶形成金花。金花由铅汁变化而来,《周易》以坎卦象水、象月,故说"金本从月生"。月之光本生于日,月为太阴,有质而无光,以受日光之多少而定其盈亏;月自朔旦,始与日合,经过三日,而生其明,此为"朔旦受日符";铅象月而汞象日,铅亦视汞

入之多少,彼此配合、相含受而产生金花,其受气、变化之理,亦同于朔旦时月受日光之理。天地间,"悬象著明,莫大乎日月";丹道炉火,亦莫过于铅、汞。内丹则以神为火、为日,以精、炁为水、为月,凝神入于炁穴,神与精、炁相混,结而成丹,此与日、月晦、朔之理正同。朔旦,农历每月初一日。日符,即太阳光。

④金返归其母,月晦日相包,隐藏其匡郭,沉沦于洞虚:炼丹不离铅、汞之金,通过炼铅、汞之金,以求复归于其所涵有的万劫不坏的本来金性,此谓"金返归其母"。或谓烧炼铅、汞使之变而成丹砂,变化丹砂使之成为金花,丹砂乃金花之母。此后,再以火煅造,使金花复又化成纯度更高的丹砂,故说"金返归其母"。炼丹之火初起,丹经以朔旦之时月受日光为喻;炼丹告一段落后,火气既足,则须伏火,以月晦为喻;此时,铅、汞相融、相抱,与月晦之时日、月合璧之象相似,此为"月晦日相包";或谓炼丹从起火至伏火,用月朔、月晦一周天喻之;文、武火候既足,则又重开炉灶、研治丹砂,丹经则以初一朔旦日光重新包裹月亮喻之,以之为"月晦日相包"之意。丹灶伏火后,铅、汞彼此相互隐伏,潜藏于对方之中,其各自的界限已不分明,此为"隐藏其匡郭";因炉下之火已伏,铅、汞熔液不再上下沸腾、翻滚,而是收缩、沉伏于鼎器的底部,鼎器一时显得旷广、空虚,此为"沉沦于洞虚"。《周易·说卦》认为,坤卦可以取象于人之腹部、母亲、釜、土等。丹经中,人身之精、炁常以金、月、坎喻之,神则以火、日、离喻之。内丹学认为,"金返归其母,月晦日相包"指的是精、炁处坤腹丹田之中,与神相守不离,亦犹月晦之夜日、月之合璧,坤之土为金之母,即精、炁处坤腹丹田之中而不外泄之意;或谓"坤土"喻指真意,人之妄识去则真意现,真意现则精、炁与神相扭结而金丹之丹头结,"金返"即"还丹",还丹之所以成,当归功于坤土之真意。"隐藏其匡郭,沉沦于洞虚",指精、炁隐藏于坤腹丹田匡郭

之中,神则沉浸于空旷、虚寂之境界,神与精、炁相扭,初则无形
无象、无声无息,渐渐沉归于丹田、海底,如月魄之不见。然守之
既久,则一阳来复,顷刻光芒透鼎,火力炽盛,此则下文所谓的
"金复其故性,威光鼎乃熺"。返,他本或作"反"。匡郭,他本或
作"垣郭"。

⑤金复其故性,威光鼎乃熺:金得猛火烹炼,乃能去除杂质,复其固
有之金性,故鼎炉火炽,则金色愈明,其威光炎炎而可爱。熺,炎
之意。他本或作"嬉","嬉"则为欢喜之意,认为金、汞成形,丹乃
成功,故炼丹人心欢喜悦。

【译文】

真金入于猛火之中煅炼,其性不失,精光倍增。自宇宙开天辟地以
来,不知道经过了几千万年,日、月之形却恒常不变,未尝亏折其光明;
天地间与日、月同其长久者,还有真金,其重量历久而不减。炼丹时,金
花由铅所熔液汁变化而来,《周易》以坎卦象水、象月,故说"金本从月
生";月本无光,以受日光之多少而定其盈亏,月自朔旦始与日合,经过
三日而生其明,此为"朔旦受日符"。丹药中,铅象月而汞象日,铅熔化
成液汁之后,还要视所加入之汞量的多少,才能彼此配合、相含受而产
生金花,其受气、变化之理,亦同于朔旦时月受日光之理。炼丹不离铅、
汞之金,通过炼铅、汞之金,以求复归于其所涵有的万劫不坏的本来金
性,此谓"金返归其母";炼丹伏火,以月晦为喻,此时铅、汞相融、相抱,
与月晦之时日、月合璧之象相似,此为"月晦日相包";丹灶伏火后,铅、
汞彼此相互隐伏、潜藏于对方之中,其各自的界限已不分明,此为"隐藏
其匡郭";因炉下之火已伏,铅、汞熔液不再上下沸腾、翻滚,而是收缩、
沉伏于鼎器的底部,鼎器一时显得旷广、空虚,此为"沉沦于洞虚"。金
得猛火烹炼,乃能去除杂质,复其固有之金性,故鼎炉火炽,则金色
愈明。

子午数合三章第三十一

【题解】

本章主要阐明丹道药物交媾之道。

自外丹言之,铅水、汞火、鼎炉土三物,乃炼丹之纲纪。铅、汞水火之气,彼此相呼吸于鼎器之中,相交、合体,犹如夫妇之道。铅、汞相熔所得金花,乃于鼎炉中产出;使铅、汞液汁不飞走,皆因鼎炉土之功。至于能烹炼铅、汞者,唯火而已,然火候之进退,亦要注意调节均衡。汞虽流转不定,却终为铅所拘。汞入铅中,伏火铅汞成砂,砂如土如灰,故俱归厚土;还丹既成,铅、汞俱亡,唯鼎炉之土独存。

自内丹言之,精、炁与神可喻为水火,坎离,水数一、火数二,真意喻为土,土数为五。以真意之土为水、火之媒,在其间调停配合,使水、火即精炁与神结为夫妇,也即是丹,如此则阴阳和谐,"八石"即八方和气皆来归之。修行人虚心凝神,回光内照,存神既久、神宁息定则真意出现,如此则自然一阳来复、先天元阳之炁发生。真意"黄土"乃"金"即先天元阳之炁之父,此先天元阳之炁合汞之神与铅之炁、精而成,易于逃逸,故又可以"流珠"喻之,乃后天肾水之精之母。后天肾水之精听命于"黄土"真意,真意出则肾水之精不妄流。南方朱雀火精喻心,心之意识杂乱无主,则精炁逃逸而不暂聚,此为火炎而水涸,神敝而精炁散;心之意识空灵虚静,则精炁因无干扰而得以聚集,此为水火既济,神不敝而精炁充盈。只有调匀水火,使之进退有序,则精炁充盈而神旺。铅之精、炁与汞之神在黄婆真意的作用之下,入鼎炉即丹田中煅造,则水、火、土三性会合;精炁与神混而为一,成就丹宝,丹宝乃元始先天祖炁、具亘古不变之本来真性,精炁与神皆自此元始先天祖炁、本来真性中出,然同出而异名;经修炼之后,最后又可以复归于此元始先天祖炁、本来真性,故说"本性共宗祖"。

　　子午数合三,戊己号称五[①]。三五既和谐,八石正纲纪[②]。呼吸相贪欲,伫思为夫妇[③]。黄土金之父,流珠水之母[④]。水以土为鬼,土镇水不起[⑤]。朱雀为火精,执平调胜负[⑥]。水盛火消灭,俱死归厚土[⑦]。三性既合会,本性共宗祖[⑧]。

【注释】

①子午数合三,戊己号称五:子为水,水数一;午为火,火数二,相合成三。戊己为土,土数为五。炼丹最重要者,莫过于水、火、土三物。外丹以铅、汞为水、火,以鼎器、炉灶为土;内丹则以精、炁、神为水、火,以真意为土。《周易参同契》此说据汉易五行生成之数。汉代易学的特点之一,即以五行说解释《周易》的筮法、象数,把《周易·系辞》中的"天地之数"、"大衍之数"与五行联系起来,其内容大致为:天一生水于北,地二生火于南,天三生木于东,地四生金于西,天五生土于中;阳无偶、阴无配,不能相成,故地六成水于北,与天一并;天七成火于南,与地二并;地八成木于东,与天三并;天九成金于西,与地四并;地十成土于中,与天五并。汉易纳甲法中,又以甲乙为木、丙丁为火、戊己为土、庚申为金、壬癸为水;纳支法中,以亥子为水、寅卯为木、巳午为火、申酉

为金、辰戌丑未为土。《周易参同契》此说又启后来陈抟、邵雍的河图、洛书之学。号称，他本或作"数称"。

② 三五既和谐，八石正纲纪：子水一、午火二，子午之数合而成三；土数为五，"三"与"五"合而成"八"，此为"三五既和谐，八石正纲纪"。三五和谐，指水、火、土三者合会，其中，外丹以之指铅、汞药物入鼎炉中烹炼成丹，或者指炼丹时水火进退有据、鼎炉稳固而无泄漏之虞；内丹则指以真意之土为水、火之媒，在其间调停配合，使水、火即精炁神结为夫妇，也即是丹，如此则阴阳和谐、八方和气皆来归之。八石，泛指炼外丹所用之药。陈撄宁先生认为，"八石"有两种说法：一种说法以朱砂、雄黄、雌黄、硫黄、空青、云母、硝石、戎盐（青盐）为"八石"，另一种说法则将云母、硝石、戎盐改为硼石、胆矾、信石，其余五种不变。此句意为水、火、土之间阴阳配合得当，相为夫妇、互做君臣，有如炼外丹时，八石之间互相配伍，相为制约，共成丹宝。和谐，他本或作"谐和"。

③ 呼吸相贪欲，伫思为夫妇：铅、汞得水火之气烹炼，铅呼于汞、汞吸于铅，两者相混融于鼎器之中；铅、汞相交、合体，阴阳对待、两停，犹如夫妇之道。内丹则认为，人能虚心凝神，回光内照，随真息之升降，顺其自然而存之，久之则能达到呼吸兀然自住，神与炁精则打成一片，结为夫妇。或谓土属脾，脾主意，真意能使心神之火下而精炁之水上，水、火一上一下，水火既济、相呼吸而结为夫妇。呼吸，出气为呼，入气为吸，一呼一吸，则为一息。贪欲，他本或作"含育"。伫思，他本或作"伫息"。

④ 黄土金之父，流珠水之母：五行中，土生金、金生水、水生木、木生火、火生土；土居中央，中央之色配黄，故称"黄土"，土生金，故说"黄土金之父"；流珠乃汞升华后之结晶，以其游走不定，故称"流珠"，汞入于铅汁之中，以火烹炼，则结成流珠，此流珠中已含有铅金之性，因金能生水，故说"流珠水之母"。内丹则以"黄土"喻

真意,修行人存神既久、神宁息定则真意出现,如此则自然一阳来复、先天元阳之炁发生。先天元阳之炁可以"金"喻之,故说"黄土金之父";此"金"乃汞神入于铅炁中、神炁相合的产物,易动而流失,故又以"流珠"喻之,乃后天肾精的来源,后天肾精以"水"喻之,故说"流珠水之母"。

⑤水以土为鬼,土镇水不起:炉鼎之土能闭固铅、汞之液汁,遏之使不漏泄。汉易纳甲法以五行配六亲,六亲指父母、兄弟、妻财、子孙、官鬼。五行中,土克水、水克火、火克金、金克木、木克土;其中,土克水,土即为水的官鬼、水即为土的妻财;土生金,土即为金的父母、金即为土的子孙;五行性质相同,则为兄弟,如天干之"戊"与"己"皆属土,即为兄弟,地支亦同此理。内丹以"土"喻真意,以"水"喻精炁,真意既定则炁和脉住,即"水以土为鬼,土镇水不起"。镇,他本或作"填"。

⑥朱雀为火精,执平调胜负:朱雀为火,居南方,鼎中之药若得南方朱雀之火猛烹极煅,则铅、汞烊成液汁;铅必得火而熔,铅熔乃能止汞;汞必得铅而止,铅、汞和凝得体,则能产金花、黄芽,此则为"朱雀为火精,执平调胜负"。执平,指调整、调匀的意思。胜负,为加减铅、汞之剂量;或谓指升降炉火,升指加炭,降指减炭。内丹以朱雀南方火精喻心,乃意识之主。心之意识杂乱无主,则精炁逃逸而不暂聚,此为火炎而水涸,神散而精炁散;心之意识空灵虚静,则精炁因无干扰而得以聚集,此为水火既济,神不散而精炁充盈。朱雀离火为心神,坎水为肾精、先天元阳之炁,人身之神与炁、精,犹如水火,火炎则水干,水决则火灭;然水非火则冰,无以润物;火非水则炎,而焚毁万物,只有调匀水火,使之平衡,则精炁充盈而神旺。执平,他本或作"气平"。

⑦水盛火消灭,俱死归厚土:铅得火即烊成液汁,故以水喻铅;汞俗称"水银",常闪烁有光亮,故以"火"喻汞;铅能制伏汞,使之不流

逸,此则为"水盛火消灭"。汞入铅中,铅、汞伏火而成砂,砂之色
如土、如灰,故说"俱死归厚土"。内丹则认为,人身精炁充盈则
水盛,水盛则妄火不炎,妄火不炎则心定神和而脉住,归于冲虚
无为,冲虚无为则真意呈现,真意即土。故火虽炽盛,为水消灭;
水火俱息,唯土独存;还丹既成,水火消亡。

⑧三性既合会,本性共宗祖:铅水、汞火与鼎炉之土,称为"三性";
铅、汞入鼎炉中煅造,称"三性合会";铅、汞皆奉鼎炉之土为宗
祖,因为只有在鼎炉中,铅、汞方能得到烹炼,从而混而为一,成
就丹宝。或谓丹宝乃元始先天祖炁,铅、汞同禀有此元始先天祖
炁,故能炼之而成丹;然同出而异名,故有铅、汞之异。铅、汞同
出于元始先天祖炁,最后又复归于元始先天祖炁,故说"本性共
宗祖"。既,他本或作"以"、"已"。合会,他本或作"会合"。

【译文】

子为水,水数一,午为火、火数二,相合成三;戊己为土,土数为五。
炼丹最重要者,莫过于水、火、土三物。外丹以铅、汞为水、火,以鼎器、
炉灶为土;内丹则以精、炁与神为水、火,以真意为土。铅、汞药物入鼎
炉中烹炼,炼丹时水火进退有据,鼎炉稳固而无泄漏之虞,如此则八石
等丹药皆可阴阳谐和。铅、汞得水火之气烹炼,铅呼于汞,汞吸于铅,两
者相混融于鼎器之中,相交、合体、阴阳对待、两停,犹如夫妇之道。五
行中,土居中央,中央之色配黄,故称"黄土";土生金,故说"黄土金之
父";汞入铅汁中,得火烹炼,结成流珠,此流珠中已含有铅金之性,因金
能生水,故说"流珠水之母"。炉鼎之土能闭固铅、汞之液汁,遏之使不
漏泄,以五行之理证之,则为土能克水、土镇则水不能起;汉易纳甲法有
"六亲"之说,其以土为水之"官鬼"。南方朱雀喻火,火烹则铅、汞烊成
液汁,此时要注意铅、汞之比例是否协调,进火、退火是否及时。铅得火
即烊成液汁,故以水喻铅;汞俗称水银,常闪烁有光亮,故以火喻汞;铅
能制伏汞,使之不流逸,以五行之理证之,则为水能克火、"水盛"则"火

消灭";汞入铅中,铅、汞伏火而成砂,砂之色如土、如灰,砂成则铅、汞俱失其原来的存在状态,故说"俱死归厚土"。铅水、汞火与鼎炉之土,称为"三性";铅、汞入鼎炉中煅造,称"三性合会";铅、汞得火烹炼,混而为一,成就丹宝,丹宝乃元始先天祖炁,铅、汞虽同禀有此元始先天祖炁,然同出而异名;炼成丹宝后,铅、汞又复归于元始先天祖炁,故说"本性共宗祖"。

巨胜尚延年章第三十二

【题解】

本章论服食金丹之效果。

巨胜尚延年,还丹可入口①。金性不败朽,故为万物宝;术士服食之,寿命得长久②。土游于四季,守界定规矩③。金砂入五内,雾散若风雨④。薰蒸达四肢,颜色悦泽好;发白皆变黑,齿落生旧所;老翁复丁壮,耆妪成姹女;改形免世厄,号之曰真人⑤。

【注释】

①巨胜尚延年,还丹可入口:"巨胜"即胡麻,人食之尚能延年益寿;况金液还丹,为至贵之宝,如得服之,其功效远胜胡麻等凡药。或谓"巨"乃"大"之意,"巨胜"即其功效大大胜于诸丹,故称"巨胜";后世亦有谓巨胜、胡麻乃两种不同的药物。内丹常以"巨胜"喻真种子,即内丹之药物,以其为炼己、持心之根柢。

②金性不败朽,故为万物宝;术士服食之,寿命得长久:金之性坚刚,经久而不腐朽,故为万物中之至宝,炼丹之术士服之,乃得长

生。当然,此"金"非通常金银之"金",乃是还丹之真金,乃天地元炁之祖。天地之先,一炁为初,而生万象,即此为万物之母。

③土游于四季,守界定规矩:土分旺于春季之辰月(三月)、夏季之未月(六月)、秋季之戌月(九月)、冬季之丑月(十二月),于四季中各旺十八天,故土之气游走于春、夏、秋、冬四季,土居每季之末,故为四季之分野,此则为"土游于四季,守界定规矩"。炼丹时,以黄土筑为鼎灶;或炉之四面,以黄土涂之;或者铁鼎内涂抹以黄土,故说土能守铅、汞之界,为其定出活动的范围、规矩。或谓土能竭水藏火、生金养木,其守于水则水不流,守于火则火不焰;土中能生金、藏金,木亦从土而出、为土所养,故金、木、水、火皆资土而立。

④金砂入五内,雾散若风雨:丹之神妙不同凡药,金丹入口之后,在人体中涣然如云雾之四散,飒然如风雨之迭至,径入于五脏、六腑。金砂,指大还丹。五内,五脏;或谓五脏、六腑。

⑤"薰蒸"八句:服丹之后,真炁在体内游走,如水得火烹而变成水蒸气,而在体内薰蒸、流布,达至于四肢、百骸。此时,人自然神清气爽、颜色光鲜、精神欢悦,并且能发白返黑,齿落再生,老翁变为壮汉,老妪又成少女,从此回颜换骨、返老还童,避开世俗种种灾难、厄运,跳出樊笼、逍遥物外,号称得道之"真人"。中国古代以七十岁以上者为老人,以六十岁以上者为"耆"(qí),"耄"(mào)则指七十至八十岁的年龄,"耋"(dié)指八十至九十岁的年龄,九十岁为"颐";一说六十岁为老,七十岁为耆。妪(yù),老女则称"妪"。丁壮,汉朝法制,男子二十岁为丁。姹(chà)女,美丽的女子,尤指美丽的少女、处女之意。"发白皆变黑,齿落生旧所"二句,他本或作"鬓发皆变黑,更生易牙齿"。

【译文】

巨胜即胡麻,人食之尚能延年益寿;况金液还丹,如得服之,其功效远胜胡麻等凡药。尤其还丹中所涵之金,其性坚刚,经久而不腐朽,故为万物中之至宝;炼丹之术士服之,乃可以得长生。炼丹时,炉鼎之四面以黄土涂之,这样就可以限定铅、汞等药物活动之范围,使其不能渗透出于鼎炉之外,而超出其应处之所。丹之神妙不同凡药,人服食之后,丹在人体中涣然如云雾之四散,飒然如风雨之迭至。径入于五脏、六腑,其所化之真炁在人体内游走,犹如水之蒸气,熏蒸而流布,达至于人的四肢、百骸,此时,人自然神清气爽、颜色光鲜、精神欢悦;并且能发白返黑,齿落再生;老翁变为壮汉,老妪又成少女;从此回颜换骨、返老还童,避开世俗种种灾难、厄运,跳出樊笼、逍遥物外,号称得道之真人。

胡粉投火中章第三十三

【题解】

本章明炼丹当以同类之物相互作用、变化成宝为原则，又以异类不能相成反复阐明此道理。

自外丹言之，胡粉本是炒铅和醋盐做成，如果放于火上去炒，必复变还为铅；丹经以此来比喻炼丹所用水银本含金之性，对水银加热，能使之复还其本有之金性，以此金性为基础，加入其他药物，变化成金丹。因为种类相生、终始相因乃自然之道，故《周易参同契》认为，想要服食丹药成仙，应该服同类型之物；性质相类同之物，对人有所助益；如果服用性质不相同之物，则对人有害。

自内丹言之，"金"喻元阳祖炁，"砂"为"朱砂"，喻人之心神，"水银"喻人的元阳之精，三者为同类互生之真种，精在神的作用之下可以化炁，结成内丹。如果以《周易》坎卦喻人的元阳之精，坎卦虽然象水，然坎卦二阴爻夹有一阳爻，此阳爻乃是生命之火，一阳藏于二阴之中，犹如水中藏火，喻人之肾水固则命火安，命火存则肾水温而不冷；如果以《周易》离卦喻人之神明，离卦虽然象火，然离卦二阳爻夹有一阴爻，犹如心以血为用、烛膏能燃火，心劳则精耗、火炽而膏消，心静则精神内充而不耗散。故坎之一阳来自于乾天，离之一阴来自于坤地；阳与阳同类，故坎阳有升之理；阴与阴同类，故离阴有降之势，水升火降则既济而交媾,本于自然之理,此合于《周易·文言》所说:"同声相应,同气相求。水流湿,火就燥。""本乎天者亲上,本乎地者亲下,则各从其类也。"

　　胡粉投火中,色坏还为铅①。冰雪得温汤,解释成太玄②。金以砂为主,禀和于水银③。变化由其真,终始自相因④。欲作服食仙,宜以同类者。植禾当以黍,覆鸡用其子;以类辅自然,物成易陶冶。鱼目岂为珠,蓬蒿不成槚;类同者相从,事乖不成宝!是以燕雀不生凤,狐兔不乳马;水流不炎上,火动不润下⑤。

【注释】

①胡粉投火中,色坏还为铅:胡粉本由黑铅烧炼而成,若投之火中,则其色变坏,复还为铅之体。物类相感,有不期然而至不容不然之理,炼铅可为胡粉,炼胡粉又可以复为铅,如此则归其本。一说,胡粉本是炒铅和醋盐做成,如果放于火上去炒,必复变还为铅;丹经以此来比喻炼丹所用水银本含金之性,对水银加热,能使之复还其本有之金性,以此金性为基础,加入其他药物,变化成金砂,则成金砂还丹。火,他本或作"炭"。另他本"胡粉"前或多一"若"字。

②冰雪得温汤,解释成太玄:冰雪乃由水冻结而成,若把冰投于热水中,则冰于热水中慢慢溶解,还会复化为水。水凝而冰,冰消为水,是为归其本根;炼丹亦取此返本还元之理。太玄,此喻水,因五行中水居北方,水深则幽暗玄黑,故称"太玄"。玄,乃幽暗、黑暗不明之意。

③金以砂为主,禀和于水银:炼铅金之目的,乃在于求得金砂、黄芽;在这个过程中,须和入水银也即是汞,铅、汞相配得其理,方

能成就金砂。砂,指金砂,将铅久炼,熔铅化为汁,和入水银一起烧,可以炼成金花,名为"金砂",或名"黄芽";以金砂为本根,变化而产铅、汞,炼铅与汞,则可复得金砂。或谓古代炼金术以金出于金砂,而金砂之所以能炼出黄金,实由金砂中所含之水银;炼金之法,以金砂、水银同入灰池之中,以火煅之,则金浮而水银沉,所以,金之生成皆禀于水银。内丹则以"金"喻元阳祖炁;"砂"为"朱砂",喻人之心神,故有"神砂"之称,朱砂亦可以《周易》离卦喻之;"水银"可以喻人的元阳之精,因其呈液态流动之状且有光亮,故有"水银"之称,"水银"亦可以《周易》坎卦喻之。金、砂、水银即神、炁、精,内丹不离神与炁、精,研和此二物,则可以成就内丹。故修炼之士,不可以外神与炁、精而别用其心。

④变化由其真,终始自相因:铅金与汞为真种子,铅、汞相合,自有变化之理,可以结成丹宝。水银与砂为同类之物,所以终始相因而成变化。犹如以金做金戒指则必成,种豆望豆则豆必生,因种类相生、终始相因,乃自然之道。

⑤"欲作"十四句:《周易参同契》认为,想要服食丹药成仙,应该服以同类型之物;性质相类同之物,对人有所助益;如果服用性质不相同之物,则对人有害。譬如种植禾黍当以黍子为种,孵小鸡必须用授精后的鸡蛋,因其种类相同,则不劳于人力而自然生成变化,犹如烧土为陶、铸金为器一般易于陶冶。如果炼丹、服食舍其同类而别求他物,则犹如鱼之目不可为珍珠,蓬蒿之草不能成长为参天大树一样,药物性质既不相同,怎么可能变化生成金丹! 亦犹燕子只能孵出小燕子、鸟雀只能生同类型的鸟雀,如果要想使它们生出凤凰,则不可能;狐狸妈妈只能哺乳小狐狸,兔子妈妈只能哺乳小兔子,如果要想使它们去哺乳马,则不可能;火的性质是炎上,使之润下则不可能;水之性质为润下,使之炎上亦不可能。炼丹亦同此理。真汞得其铅,则一阴一阳,气类相

感,是为同类,故知同类即成,非类不可,铅、汞相合,事须谐和,方能结成金丹。黍(shǔ),一年生草本植物,叶子线形,籽实淡黄色,去皮后叫黄米,比小米稍大,煮熟后有黏性。是重要的粮食作物之一,籽实可以酿酒、做糕等。檟(jiǎ),古书上指楸树或茶树。他本或夺"鱼目岂为珠,蓬蒿不成檟"十字。服,他本或作"伏"。辅,他本或作"转"。"类同者相从,事乖不成宝"二句,他本或作"同类易施功,非种难为宝"。火动,他本或作"熏动"。

【译文】

胡粉本由黑铅烧炼而成,若投之火中,则其色变坏、复还为铅之体。冰雪乃由水冻结而成,若把冰投于热水中,则冰于热水中慢慢溶解,还会复化为水。炼铅金之目的,乃在于求得金砂、黄芽;在这个过程中,须和入水银也即是汞,铅、汞相配得其理,方能成就金砂。铅金与汞为真种子,铅、汞相合,可以结成丹宝,因其为性质相同之物,所以才可以种类相生、终始相因而成变化,此乃自然之道。人想要服食丹药成仙,亦应该采用同类性质之物,性质相同之物,对人有所助益;如果服用性质不相同之物,则对人有害。譬如种植禾黍当以黍子为种,孵小鸡要用授精后的鸡蛋,因其种类相同,则不劳于人力而自然生成变化,好比烧土为陶、铸金为器,如此则易于陶冶。如果炼丹、服食舍其同类而别求他物,则犹如鱼之目不可把它当作珍珠,蓬蒿之草不能成长为参天大树一样;只有同类性质的药物,方能相互作用而成丹,药物性质不相同,怎么可能变化生成金丹!故燕子只能孵出小燕子、鸟雀只能生同类型的鸟雀,如果要想使它们生出凤凰,则是不可能的;狐狸妈妈只能哺乳小狐狸,兔子妈妈只能哺乳小兔子,如果要想使它们去哺乳小马,也是不可能的;又好比火的性质是炎上,使之润下则不可能;水之性质为润下,使之炎上亦不可能。炼丹之理与此相同。真汞得真铅,则一阴一阳同类相感,炼就成丹,故非其类则不能结成丹。

世间多学士章第三十四

【题解】

本章叹世上之人不悟还丹之道，广求石药，虽至白首而无成，因其所用炼丹之药杂性不同类，不可能炼就丹宝。

世间多学士，高妙负良才；邂逅不遭遇，耗火亡货财①。据案依文说，妄以意为之；端绪无因缘，度量失操持②。捣治羌石胆，云母及礜磁；硫黄烧豫章，泥汞相炼飞；鼓下五石铜，以之为辅枢；杂性不同类，安有合体居！千举必万败，欲黠反成痴③。侥幸讫不遇，圣人独知之④。稚年至白首，中道生狐疑⑤。背道守迷路，出正入邪蹊；管窥不广见，难以揆方来⑥！

【注释】

①世间多学士，高妙负良才；邂逅(xiè hòu)不遭遇，耗火亡货财：世上才高、好学之士很多，虽志慕炉火，然不遇明师示其真诀，不识何者为真铅汞，往往浪费炉火、虚损货财，不能成功。邂逅，偶然遇见，不期而遇。负，他本或作"美"。遭，他本或作"相"。遇，他

本或作"值"。

②据案依文说,妄以意为之;端绪无因缘,度量失操持:这些人只是根据某些书本所说,妄意为之,反认为道即在于此,没有机缘获知丹法修炼首尾、始末之理,丹法火候之度数长短、丹药剂量之轻重,亦不能如实把握。文说,他本或作"托文"、"说文"。失,他本或作"可"、"何"。

③"捣治"十句:只是烧炼胆矾、云母、砒石、磁石、硫黄、朱砂、六一泥、水银、五色石、金属铜等五金、八石之药,以世间有形有质之物作为烧炼丹药之根本或者辅助物。然这些物品其种类各不相同,其性质亦相差甚远,怎么可能结合在一起、形成丹宝!故凡以此术为炼丹之法者,莫不千举万败,虽自认为聪明才智超出于他人之上,反而弄巧成拙,为识者哂为愚痴。羌(qiāng)石胆,即胆矾,含水硫酸盐的金属或由两种金属硫酸盐结合成的含水复盐,盛产于西羌;羌自古即为我国少数民族之一,于地理位置而言,西羌大约位于今青海、甘肃、四川北部等地。云母,矿物,主要成分为铝硅酸盐。礜(yù),即砒(pī)石之类的矿物;"砒"乃"砷"的旧称,非金属元素,有灰、黄、黑褐三种同素异形体,有毒;砒霜则是一种无机化合物,是不纯的三氧化二砷,为白色粉末,有时略带黄色或红色,有剧毒,也叫"信石"、"红矾"。磁,即磁石之类的矿物,也即是磁铁矿的矿石,具有吸引铁、镍等金属的性能。硫黄,"硫"的通称,硫有多种同素异形体,黄色,能与氧、氢、卤素(除碘外)和大多数金属化合。豫章,古代江西南昌一带地区的称呼,南昌出产香樟木,炼丹者用以烧火炼药;或谓豫章指用洪州、豫章之土为炼丹之鼎炉,捣云母、礜石、磁石、硫黄、石胆为药,于此鼎炉中煅炼;或谓经文所说豫章实指湖南的道州、永州,道州等古属饶州豫章县,出产朱砂、水银;或谓豫章即樟木脑,与硫同性。泥颈(gǒng),"泥"大概指"六一泥"之类的矿物,

"澒"即朱砂中炼出之水银，乃水银之别名，泥澒即用泥包裹水银于其内。五石铜，即以五色石和入铜内，铸成各种器具；或谓五金矿物皆出石中，故以"五石铜"代称之；还有谓五石铜可能是某种与道教外丹五石散相似的化合物质。辅，辅助物。枢，枢纽，关键，根本。黠（xiá），聪明而狡猾。痴，愚笨。他本或夺"欲黠反成痴"五字。羌，他本或作"差"。礜，他本或作"矾"。泥澒相炼飞，他本或作"铅澒相炼治"、"铅鸿合扣治"。杂，他本或作"异"。类，他本或作"种"。有，他本或作"肯"。

④侥幸讫（qì）不遇，圣人独知之：炼丹不明其理，只是妄想以偶然的原因而得到成功或免去灾害，终究是不可能的；金丹之理，暗合天机，只有圣人才有资格了解。侥幸，以偶然的原因而得到成功或免去灾害。讫，始终，一直。他本或夺去此二句，或夺去后一句。

⑤稚年至白首，中道生狐疑：金丹之理，非上述所说这些方法中所能涵盖；某些人运用这些方法去炼还丹，虽自童稚之时即始，至于白发苍苍的老年，蹉跎岁月，不能有所成功；或有始无终，狐疑中道，心生怅望。中道生狐疑，他本或作"用索怅狐疑"。

⑥背道守迷路，出正入邪蹊（xī）；管窥不广见，难以揆（kuí）方来：甚至有人得金丹正传却背弃之，出正而入于邪径，背离大道而执守迷路；或执一法、一经、一诀以自足，以偏概全，此犹如以管窥天，其见既不广阔，何足与论方来无穷之玄奥妙理呢！蹊，小路，蹊径。揆，推测揣度。出正入邪蹊，他本或作"履径入曲邪"。不，他本或作"非"。

【译文】

世上才高、好学之士很多，虽志慕丹道炉火，却存侥幸心理，企图无师自通；然不得金丹真诀，不识何者为真铅汞，往往浪费炉火、虚损货财，不能成功。这些人只是根据某些书本所说妄意为之；没有机缘获知丹法修炼首尾、始末之理，丹法火候之度数长短、丹药剂量之轻重，亦不能如实把握。只是烧炼胆矾、云母、砒石、磁石、硫黄、朱砂、六一泥、水银、五色石、金属铜等五金、八石之药，以世间有形有质之物作为烧炼丹药之根本或者辅助物；然而这些物品其种类各不相同，其性质亦相差甚远，怎么可能结合在一起、形成丹宝！故凡以此术为炼丹之法者，莫不千举万败，虽自认为聪明才智超出于他人之上，反而弄巧成拙、为识者晒为愚痴。炼丹不明其理，只是妄想以偶然的原因而得到成功或免去灾害，终究是不可能的。金丹之理非上述所说这些小术所能涵盖，其与天机暗合，只有圣人才有资格了解；某些人运用上述所说小术去炼还丹，虽自童稚之时即始，至于白发苍苍的老年，蹉跎岁月，也不能有所成功。或者炼丹有始无终，狐疑中道，心生怅望。乃至于得到金丹正传却背弃之，出正而入于邪径，背离大道而执守迷路；或执一法、一经、一诀以自足，以偏概全，此犹如以管窥天，其识见既不宽广，何足于与之论方来无穷之玄奥妙理呢！

若夫至圣章第三十五

【题解】

　　本章明天道微妙隐奥，非《易》象、《易》理不足以明之，非圣人迭起不足以阐述之；金丹之理法于《易》理，金丹之道无形难思，如果不示之以言，则后世无所取法，此乃所以作《周易参同契》的原因。

　　若夫至圣，不过伏牺，始画八卦，效法天地；文王帝之宗，结体演爻辞；夫子庶圣雄，《十翼》以辅之。三君天所挺，迭兴更御时①。优劣有步骤，功德不相殊；制作有所踵，推度审分铢；有形易忖量，无兆难虑谋；作事令可法，为世定诗书②。素无前识资，因师各悟之；皓若褰帷帐，瞋目登高台③。

【注释】

①"若夫"十句：伏牺效法天地变易之理，始画八卦，乃《易》之祖；周文王法伏牺所画八卦，重八卦之象而演成《周易》六十四卦并作卦爻之辞，于《易》而言，其功仅次于伏牺，实可以为《易》之宗；孔子踵伏牺、周文王而阐发《易》之理，遂作《十翼》，乃出身于庶民、百姓中的圣人、英雄，在当时虽无帝王之位，然而却成万世之师

表。伏牺生于邃古,文王生于商末,孔子生于晚周,三位君子相继而兴起,演《易》以通天地万物之情,德配天地,为天地所推崇。因为天地虽大,难缄否泰之机;阴阳至虚无,涵藏动静之数,圣人因《易》明道,以之驾驭天地阴阳变化之机。结体,此处意指周文王将伏牺八经卦重叠为六十四卦。《十翼》,指《易传》,共七种十篇,计为《彖》上下篇、《象》上下篇、《文言》、《系辞》上下篇、《说卦》、《序卦》、《杂卦》,"翼"本意为鸟之羽翼,无羽翼则鸟不能飞翔,无《易传》之辅则《易》之经义不明;旧时认为,《易传》为孔子所作。结体,他本或作"修而"、"循而"。

②"优劣"八句:若论古今炼丹之法,其内容、方法、步骤各异,乃至于有优与劣、精致与简陋之分,然以济世之功德论之,则前圣与后圣并无差别。《周易参同契》之作,必假借《周易》之卦爻象和卦理以发明其说,亦可谓有所踵继,而不是凭空捏造,其推理、校度丹道之理极为详审,乃至于分、铢之细微亦必计较之。事之有形有兆者,可以忖量,可以虑谋;金丹大道乃无形无兆之理,不可忖量,不可虑谋。如果不示之以言,则后世无所取法,此乃之所以作《周易参同契》的原因。踵,接续之意。铢,计量单位,一斤药有三百八十四铢。忖(cǔn),揣度,思量,细想。兆,预兆。谋,计策。法,法则。诗,此处指记载炼丹法诀之古歌。书,此处指《周易参同契》。《周易参同契》详载丹道之理,乃推详古歌而作,非自出其意,犹如孔子删《诗》定《礼》。诗书,他本或作"此书"。经文中篇有"定录斯文"句,与此同意,则"诗书"或为"斯书"。量,他本或作"度"。

③素无前识资,因师各悟之;皓若褰(qiān)帷帐,瞋(chēn)目登高台:并非作《周易参同契》之人素有前识、预见之明,实乃因明师指点而觉悟大丹之理;一旦得其口诀,则群疑尽释,皓然明白若撩起帷帐而撤其掩蔽,豁然开朗如登高台而极目眺望旷远,心智

为之开明，岂不大快！襄，撩起、揭起（衣服、账子等）。帷帐，用布、纱或绸子等做成的张挂在床上或屋子里防蚊、蝇和各种虫子的用具。各，他本或作"觉"、"学"。皓，他本或作"浩"。瞑，他本或作"瞑"。

【译文】

　　如果说到人中至圣，当首推伏牺，伏牺效法天地变易之理，始画八卦，乃《易》之祖；周文王虽身为帝王，他法则伏牺所画八卦，重八卦之象而演成《周易》六十四卦并作卦爻之辞，于《易》而言，其功仅次于伏牺，实可以为《易》之宗；孔子踵继伏牺、周文王的事业而阐发《易》之理，遂作《十翼》，乃出身于庶民、百姓中的圣人、英雄，虽在当时无帝王之位，然而却成万世之师表。伏牺生于邃古，文王生于商末，孔子生于晚周，三位君子相继而兴起，演《易》以通天地万物之情，德配天地，为天地所推崇。因为天地虽大，难缄否泰之机；阴阳至虚无，涵藏动静之数，圣人因《易》明道，以之驾驭天地阴阳变化之理。丹道炉火亦循此理，若论古今炼丹之法，其内容、方法、步骤各异，乃至于有优与劣、精致与简陋之分，然以济世之功德论之，则前圣与后圣并无差别；《周易参同契》之作，必假借《周易》之卦爻象和卦理以发明其说，对前圣之学可谓有所踵继而并非凭空捏造，其推理、校度丹道之理极为详审，乃至于分、铢之细微亦必计较之；因事之有形有兆者，可以忖量，可以虑谋，金丹大道乃无形无兆之理，不可忖量，不可虑谋；如果不示之以言，则后世无所取法，此乃之所以作《周易参同契》的原因。当然，这并非作《周易参同契》之人素有前识、预见之明，实乃因明师指点而觉悟大丹之道；炼丹之人一旦得其真诀，则群疑尽释，心智为之开明，皓然明白若撩起帷帐而撤其掩蔽，豁然开朗如登高台而极目眺望旷远。

《火记》六百篇章第三十六

【题解】

本章言著者撰述《周易参同契》的原因。

金丹大药虽有多方、旨趣各殊，终归一理，恐世人不能深思熟虑之，故文字郑重而说；然又怕泄漏天机，故举其宏纲，撮其机要，略述丹道之枝条，旨在使后人因言而会意，则不至于使丹道之理泯其所传。

《火记》六百篇，所趣等不殊①。文字郑重说，世人不熟思；寻度其源流，幽明本共居；窃为贤者谈，曷敢轻为书！若遂结舌瘖，绝道获罪诛；写情著竹帛，又恐泄天符②。犹豫增叹息，俯仰缀斯愚③。陶冶有法度，未忍悉陈敷。略述其纲纪，枝条见扶疏④。

【注释】

①《火记》六百篇，所趣等不殊：讲述炼丹时进退文、武火候功用的《火记》有六百篇，然其言语虽殊，而本旨却同；或谓《火记》是古之丹经，记载炼金丹大药的药方六百余条，然虽有多方、旨趣各殊，却终归一理；亦有谓《火记》六百篇，即前文所说《周易》除乾、

坤、坎、离四卦之外的六十卦；六十卦表达一月火候之功，十个月则有六百篇。一月以六十卦喻火候之文、武，其所言之理皆同；十个月则有六百篇，篇篇亦相似，故其阐述的炼丹火候之旨趣皆相同而不殊异。

②"文字"十句：古仙、丹经对炼丹之理郑重阐述，无论鼎器之出处、产药之川原、火候之法度，言言彻底，字字着实，倾肝沥胆以告世人，世人却无暇熟思；然而探寻、校度丹道之理，穷其源而循其流，其所说皆不过一阴一阳之理而已；无论是幽深的天地之道，还是显明的人之道，皆循此理而行；当然，丹经所述丹道之理皆为世之贤者所备，著者岂肯轻为著述以钓私名、沽私誉！著者撰述此经时，态度亦很矛盾！如果结舌而噤无一语，则恐道脉不得承传而获罪；若将炼丹之实情尽著之于竹帛之中，则又恐所传非贤、轻易泄漏天机而受到天的谴责。幽明，"幽"喻指天地之道，"明"喻指人道。他本或脱"寻度其源流，幽明本共居"十字。瘖（yīn），缄默不作声。天符，天机、天道之理。轻为书，他本或作"诈为辞"、"诈伪词"。若遂结舌瘖，他本或作"结舌欲不语"。著，他本或作"寄"。又恐泄天符，他本或作"恐泄天之符"、"又恐泄天机"。

③犹豫增叹息，俯仰缀斯愚：于是，著者犹豫、叹息不已，俯仰思虑再三，缀撰此文，述丹道药物、火候之大略以告学者，旨在使后人因言而会意，则不至于使丹道之理泯其所传。缀，组合字句篇章，此处为作文之意。斯愚，他本或作"思虑"。

④陶冶有法度，未忍悉陈敷。略述其纲纪，枝条见扶疏：丹道有其陶冶的具体法度，著者既不敢明言，又不忍秘默不语，故于此经中举其宏纲，撮其机要，略述炼丹之纲纪，稍稍透露丹法之枝条，以备贤者参究之。

【译文】

讲述炼丹时进退文、武火候功用的《火记》有六百篇，然其言语虽殊,而本旨却同。古仙、丹经对炼丹之理郑重阐述,世人却无暇熟思;然而探寻、校度丹道之理,穷其源而循其流,其与幽深的天地之道和显明的人之道皆同;当然,丹经所述丹道之理皆为世之贤者所备,著者岂肯轻为著述以钓私名、沽私誉! 著者撰述此经时,心理亦很纠结! 如果闭口不谈,喋无一语,则恐道脉不得承传而获罪;若将炼丹之实情尽著之于竹帛经中,则又恐所传非贤、轻易泄漏天机而受到谴责。于是,著者犹豫、叹息不已,俯仰思虑再三,缀撰此文,述丹道药物、火候之大略以告学者,旨在使后人因言而会意,不至于使丹道之理泯其所传。丹道自有其陶冶的具体法度,著者于此既不敢明言,又不忍秘默不语,故举其宏纲,撮其机要,略述炼丹之纲纪,稍稍透露丹法之枝条,以备贤者参究。

以金为堤防章第三十七

【题解】

炼丹开始之发端、药物之铢两、临炉采取之妙、伏火之功,皆备载于此章。

自外丹言之,炼丹之初,要先下铅金入鼎炉中煅炼,后再投入流汞,铅金的功能犹如堤坝,能防止流汞渗漏、飞走、散失;但所用铅与汞之铢两、轻重应该平衡,一般情况下,铅金、流汞当各用一半。铅金、流汞二味为炼丹之真药,二者结合而产金砂,金砂产后,铅、汞所含药性并无所损。炼丹除用铅、汞两味药物之外,尚要有炉灶生火以烹炼之,炉灶以土垒成,鼎器内壁亦要涂上土,但炼丹只用铅金、流汞,而土则不入于丹。铅金之金、流汞之水外加炉火为三物,三物之性合会,则铅、汞二味相拘,发生神妙之变化。具体说来,鼎器中之药得火煅炼,先化为液体,然后变成蒸气熏蒸上腾,发出的声音犹如大车行于黄土之道上,故名之为“黄舆”。鼎中之汞、铅经过煅造,于鼎盖处结晶而成丹粉,其色如灰土,其状如明窗所附之尘。此时,当如下章所说,收取其药之粉末,更入鼎中以火炼之,其药色则渐变而为黄褐色,再变为红紫之色,如此则丹宝炼成。还丹既成,铅净、汞干,铅、汞原来之形态发生颠覆,此即本章经文所说“毁性伤寿年”和下章经文所说的“气索命将绝,休死亡魄魂”之意。

　　自内丹言之,炼丹必须先立堤防、牢镇六门,使精、炁、神不外泄,从而凝结成丹。于此章,"金"喻指人所具先天真一之精炁,以《周易》坎卦中之阳爻象之;"水"则喻指人心神的静定状态,以《周易》离卦中之阴爻象之;以先天真一之炁为堤防,人之心神得先天真一之炁相拘,就不能飞扬跋扈而流逸,从而神不外驰、神与炁相抱不离;以丹经术语言之,此则为"以金为堤防,水入乃优游"。先天真一之炁与心神静定之程度乃一一对应的关系,炁愈足则心神之静定程度愈深,而心神愈静定则先天真一之炁愈旺,《周易参同契》于此以一月变化之数喻之,如上半月十五天为阳长,喻先天真一之炁旺盛;下半月十五天阴长,喻神随炁旺而愈澄静,此即为"金计有十五,水数亦如之"。神与炁阴阳相配的关系,亦可以金、水五行成数喻之,金五行成数为九、水五行成数为六,金九、水六合计为十五;十五分中,水得六分,故说其五分有余;虽金九、水六数目不对等,但于此表达的却是金、水之平衡,喻神与炁相应而长。内丹以神与炁、精二者为真药,故说"二者以为真";真药乃炼凡药而成,好比炁乃由精生,但炁虽蕴藏在精中,其真性并未因形态有异而改变,此则为"金重如本初"。内丹强调性命双修,由精可以炼炁,此通常谓之"修命";炁又可以制伏神,神逐渐趋于虚无,此则谓之"炼性";炁与神、命与性相合,又不能离开真意;三者之间作用、变化成神丹;五行中,木五行生数为三,火五行生数为二,内丹以"木"喻性,以"金"喻炁,以"火"喻神,神与炁初交,性尚隐而不显,故"其三遂不入";神与炁相抱后,真性方能逐渐明朗,呈现出来,神不离炁,此则为"火二与之俱"。夜半子时,太阳在北方,虽隐而不见,然阳气开始节节增添;"太阳气"于内丹喻静定之后所产生的一阳来复现象,丹经亦谓之为"活子时";此时人身之炁运行到下部尾闾之关,亦开始节节上升。一阳来复之时,阳炁在下,水火交媾,神、炁在真意的作用下氤氲相交,化而成液,蒸蒸而上,则金光满室,腾腾若车舆行于黄道之上,故号之"黄舆";又因真意配脾土、其色为黄,真意摄载神、炁而升,亦可称"黄舆";神、炁凝则结而成丹。真炁在体内周转，涤荡群阴之邪，内丹则用大小周天之说、河车运转之法以喻之，以此与天运相配。人身自有一周天，与天地无异，天运有始有终，人身真炁之运亦如此；至于息停脉住，则炼神还虚、炼虚合道，形下之寿年等事岂能萦于心怀、入于胸襟！内丹药物有清浊之分，真炁为清，化而为生殖之精则浊；丹法强调要取清弃浊，清者浮而在上，其状若明窗之尘；浊者沉而在下，其形体乃为灰土。

以金为堤防，水入乃优游①。金计有十五，水数亦如之②。临炉定铢两，五分水有余③。二者以为真，金重如本初④。其三遂不入，火二与之俱⑤。三物相合受，变化状若神⑥。下有太阳气，伏蒸须臾间⑦。先液而后凝，号曰黄舆焉⑧。岁月将欲讫，毁性伤寿年⑨。形体为灰土，状若明窗尘⑩。

【注释】

①以金为堤防，水入乃优游：先下铅金入鼎炉中煅炼，筑成金胎神室，后再投入流汞，流汞于铅金所界定的范围内优游；铅金的功能犹如堤坝，能防止流汞渗漏、飞走、散失。或谓"金"指九炼铅精所得之金花牙，以此为堤防能制汞；因金花芽能勾留汞，故称其为"堤防"；汞得金花相伴入，则相谐而无流失，故称"优游"，"优游"有舒缓不迫之意。或谓"水"本为"木"字，丹药以曾青有木之性。自内丹言之，炼丹必须先立堤防、牢镇六门，使精、炁、神不外泄，从而凝结成丹。"金"喻指人所具先天真一之精炁，以《周易》坎卦中之阳爻象之；坎乃乾之中爻入坤中而成，此阳爻来于乾金，坎为水、坎之中爻即"水中金"。"水"则喻指人心神的静定状态，以《周易》离卦中之阴爻象之，离乃坤之中爻入乾中而

成,此阴爻来自于坤,坤有安静之意,因离汞虽喻心神之火,然心神之火亦有静定之性,此亦可喻为心所产之阴液,也即是"水"。坎之阳升则离之阴降,以先天真一之炁为堤防,则心神不外驰而得定;人之心神得先天真一之炁相拘,就不能飞扬跋扈而流逸,从而神与炁相抱不离。以丹经术语明之,则是"以金为堤防,水入乃优游"。入,他本或作"火"。

② 金计有十五,水数亦如之:炼丹所用药物,其属性、质量应该阴阳平衡。如果用铅金之花十五两,则流汞、水银亦当用十五两之数,因流汞之性燥而难制,当以铅金止之,以阴制阳。十五,即指药物之重量为十五两;旧制一斤为十六两,十五两虽不足一斤之数,然两个十五两,合而为三十,却可以象一月三十日阴阳平衡之数。或谓"十五",指十分中取其五的意思,喻药物当阴阳相配而平衡;又有谓水之成数六,金之成数九,六、九相加共成十五,亦明其阴阳相配之意,并非斤两之数。自内丹言之,先天真一之炁与心神静定之程度乃一一对应的关系。首先,炁愈足则心神之定愈深,而心神愈静定则先天真一之炁愈长;一月三十日中,十五日阳长阴消、十五日阴长阳消,神与炁亦如此,先天真一之炁愈旺,则心神愈静,心神愈静而炁愈壮。

③ 临炉定铢两,五分水有余:临炉炼丹之时,要确定药物的铢两、轻重。一般情况下,铅金、流汞各用一半,如果药物用铅金五分,其余则要配以流汞五分,此即经文所说"五分水有余"。或谓金九、水六,共十五数,十五数中,水得六数,为五分有余。铢,古代的重量单位,一两的二十四分之一为一铢。两,为古代的质量或重量单位,旧制十六两等于一斤,古代度量衡以三两为一分,五分即是十五两;如果用一斤十六两流汞与一斤铅相配,则也可以说其"五分有余"。神与炁阴阳相配的关系,亦可以金、水五行成数喻之,金五行成数为九、水五行成数为六,金九、水六合计为十

五；十五分中，水得六分，故说其"五分有余"；虽金九、水六数目不对等，但于此表达的却是金、水之平衡，喻神与炁相应而长。

④二者以为真，金重如本初：铅金、流汞二者为炼丹之真药，二者结合而产金砂；铅金与流汞乃金砂之母，金砂产后，其与初时所用铅金、流汞药物之质量正相当，并无所损，所以说"金重如本初"。金、水二者为真药，故说"二者以为真"。内丹以神、炁二者为真药，故说"二者以为真"；真药乃炼凡药而成，好比炁乃由精生、识神中乃蕴有元神，但真药虽蕴藏在凡药中，其真性并未有所改变，此则为"金重如本初"。

⑤其三遂不入，火二与之俱：炼丹除用铅、汞两味药物之外，尚要有炉灶生火以烹炼之；炉灶以土垒成，鼎器内壁亦要涂上土，土所垒成之炉灶虽周回于鼎器之间，但鼎器内只存铅金、流汞，而土则不入于丹药的成分之中，此为"其三遂不入"；然炉灶之土虽不入鼎器，炉灶所生之火却时时煅烧鼎器，以促使药物发生变化而结成丹宝；五行生成之数，火之生数为二，故说"火二与之俱"。或谓"其三"，指五行生成之数中木的生数，其数为三，木生火以温鼎器，故木不入鼎；而木所生之火力则透入鼎器中，以烹炼丹药，火的生数为二，故火二与之俱。五行中，木五行生数为三，火五行生数为二，内丹以"木"喻性，以"金"喻炁，以"火"喻神，神与炁初交，性尚隐而不显，故"其三遂不入"；神与炁相抱后，真性方能逐渐明朗，呈现出来，神不离炁，此则为"火二与之俱"。三，他本或作"土"。入，他本或作"离"。

⑥三物相合受，变化状若神：铅金、流汞得火气烹炼、煅造，变化而成丹宝。其中，铅金之金、流汞之水，外加炉火为三物，三物之性合会，则铅、汞二味相拘，发生神妙之变化。内丹强调性命双修，由精可以炼炁，此通常谓之"修命"；炁又可以制伏神，神逐渐趋于虚无，此则谓之"炼性"；炁与神、命与性相合，又不能离开真

意；三者之间作用、变化成神丹。三物相合受，他本或作"三物相含受"、"二物相含受"、"三物既合度"等。

⑦下有太阳气，伏蒸须臾（yú）间：鼎中有铅、汞之药，以鼎盖覆之；鼎下则以炉火炼之，药得火炼，在很短的时间内便熏蒸上腾，发生变化。"太阳气"喻火，此言鼎下有火，火煅药成丹。合丹成败关键在火，火急则药可能走失、逃逸，火微则药亦不能化合而成丹。须臾，极短的时间，片刻。夜半子时，太阳在北方，虽隐而不见，然阳气开始节节增添。"太阳气"于内丹喻静定之后所产生的一阳来复现象，丹经亦谓之为"活子时"；此时人身之炁运行到下部尾闾之关，亦开始节节上升。

⑧先液而后凝，号曰黄舆焉：鼎中铅、汞药物得火煅烧，先化为液体，逼出金华，名为真铅；伏火之后，其液渐渐凝结，其色微带青黄，如黄金紫色；又炼丹起火之后，炉火于鼎器之下燃烧，鼎中铅、汞相熔化而成液，再由液体化而成蒸气，其气腾腾上升，发出的声音犹如大车行于黄道之上，故名之为"黄舆"。舆，大车。一阳来复之时，阳炁在下，水火交媾，神、炁在真意的作用下氤氲相交，化而成液，蒸蒸而上，则金光满室，腾腾若车舆行于黄道之上，故号之"黄舆"；又因真意配脾土、其色为黄，真意载神、炁而升，亦可称"黄舆"；神、炁凝则结而成丹。

⑨岁月将欲讫，毁性伤寿年：炼丹有其时序，到了一定的时候，便要伏火收丹；还丹既成，铅金、流汞原来之形态发生改变，亦即铅、汞之形态、寿年伤毁；或谓人服食丹宝后，岁月将讫，则消毁凡胎气性及有限寿年之阴质，体变纯阳，寿同天永，故说"岁月将欲讫，毁性伤寿年"。讫，事情完结，截止。真炁在体内周转、涤荡群阴之邪，内丹则用大小周天之说、河车运转之法以喻之，以此与天运相配。人身自有一周天，与天地无异，天运有始有终，人身真炁之运亦如此，此则为"岁月将欲讫"；至于息停脉住，则炼

神还虚、炼虚合道，形下之寿年等事岂能萦于心怀、入于胸襟！
此则为"毁性伤寿年"。或谓"下有太阳气，伏蒸须臾间"为丹道
之进阳火，真炁于下丹田炁海发动，沿身后之督脉由尾闾、夹脊、
玉枕节节升入于泥丸脑海；"先液而后凝，号曰黄舆焉"，为丹道
之退阴符，真炁沿身前之任脉下降，经十二玉楼即喉管、膻中，入
于下腹；《周易》中，坤卦可取象腹，大舆，也即大车，又取象黄色，
故为"黄舆"。

⑩形体为灰土，状若明窗尘：在某一个阶段，鼎中之汞在铅的作用
下，失其流汞之体，化而成粉，黑如死炭灰，轻如尘土，故药状如
明窗上之尘灰；此时不能见黑便休，因其火气未足，当收取其药
之粉末，更入鼎中以火炼之，以年、月长久之火养之，其药色渐变
而为黄褐色，后又变为红紫之色，即变而成丹宝。内丹药物有清
浊之分，真炁为清，化而为生殖之精则浊；丹法强调要取清弃浊，
清者浮而在上，其状若明窗之尘；浊者沉而在下，其形体乃为灰
土。或谓真炁在体内生成，感觉恍恍惚惚、窈窈冥冥，犹如《庄
子》中的"野马"、"尘埃"之喻，故形容其貌为灰土，状若附于明窗
上之尘埃。

【译文】

　　先下铅金入鼎炉中煅炼，后再投入流汞；铅金的功能犹如堤坝，流
汞则于铅金所界定的范围内游走。如果用铅金之花十五两，则流汞、水
银亦当用十五两；临炉炼丹之时，要确定药物的铢两、轻重，一般情况
下，铅金、流汞各用一半，如果药物用铅金五分，其余则要配以流汞五
分。铅金、流汞二者为炼丹之真药，二者结合而产金砂；金砂产后，与初
时所用铅金、流汞药物之质量正相当，并无所损。五行中，木五行生数
为三，火五行生数为二；炼丹时，以木生火、烹炼丹药，但以三为喻的木
之质不能混入丹内，以二为喻的火之气则可以透入丹中。铅金、流汞得
火气烹炼、煅造，变化而成丹宝；其中，铅金之金、流汞之液，外加炉火为

三物,三物之性合会,则铅、汞二味相拘,发生神妙之变化。合丹成败关键在火,鼎下炉火适宜,药得火炼,在很短的时间内便相熔化而成液体,再熏蒸成蒸气,蒸气腾腾上升,发出的声音犹如大车行于黄道之上,故名之为"黄舆"。炼丹有其时序,到了一定的时候,便要伏火收丹;还丹既成,铅金、流汞原来之状貌、形态发生颠覆性改变,其原有体状受到毁伤。具体说来,鼎中之汞在铅的作用下,失其流汞之体,化而成粉,黑如死炭灰,轻如明窗上所附之尘土。此时,不能见黑即止,当收取其药之粉末,更入鼎中以火炼之,其药色则渐变而为黄褐色,后又变为红紫之色,即化而成丹宝。

捣治并合之章第三十八

【题解】

本章承上章坎离相交之意,接着阐述乾坤交媾大还丹之法象。

自外丹言之,众药经初次煅造后,将之合聚于一处,细捣为末,按比例适度调配,再投入鼎中,以炉火煅炼之,鼎之色亦为之变而为赤红。金砂入鼎,当固济谨密,闭塞完坚,勿令有漏;炉下之火要常炎而不息,鼎中之药得炉火煅炼,历历作声,犹如婴儿之啼。运火以烹丹,需要视丹之老、嫩,调停火力,审察紧缓,谨慎调节鼎炉之寒温,不可有所轻慢。丹道进火,开始试用文火;作丹终竟之时,则须用武火收关;进退火候,应与天道十二辰阴阳升降之理同。火候经一周天之期,铅、汞之气索然消失,铅飞汞干,炉火伏灭,此时,大丹经过炉火煅造后,颜色变化成为紫金之色。还丹既成,服之一丸,量不须多,只要刀头、圭角一些子,其功效神妙不可思议!

自内丹言之,神与炁扭结在一团,相吞相咽,此为"捣治并合之";金丹大药产在下丹田之坤腹,煅炼精纯则须升而至于乾首,乾首居上为鼎,坤腹居下为炉,通过猛烹极煅,则大药出于坤炉,倒行逆旋而升于乾鼎;药自坤升乾《周易·说卦》以乾卦象大赤之色,故说"持入赤色门"。内丹修炼,亦应塞兑闭门,固闭密护,真炁方不泄漏。炼药之初,凝神聚炁,调匀鼻息,惟使其绵绵续续,勿令间断,其息当深之又深,其意当静之又静,神久自凝,息久自定,虚极静笃,则神炁归元,此则为文火;至于一阳来复、运转河车,吸、舐、撮、闭,乾坤颠倒、龙虎交争,则当用武火烹之。运火以烹丹,需要视丹之老、嫩,调停火力,审察紧缓,谨慎调节鼎炉之寒温,不可有所轻慢,故文、武火候,于不同阶段当有所甄别。修至百脉归源,脉住气停,则大丹始结,此时,神、炁归根复命,神凝精结,八脉俱住,口鼻呼吸亦止,其气索然如绝。大丹既成,体化紫金之光,时时呈露,处处现前,其化为玉浆流入口中,则香甜清爽遍于舌端;吞之、服之入于五内,则脏腑通畅、身体康安,变化不测,神妙不可思议!

　　捣治并合之,持入赤色门①。固塞其际会,务令致完坚②。炎火张于下,昼夜声正勤③。始文使可修,终竟武乃陈④。候视加谨慎,审察调寒温⑤。周旋十二节,节尽更须亲⑥。气索命将绝,休死亡魄魂⑦。色转更为紫,赫然成还丹⑧。粉提以一丸,刀圭最为神⑨!

【注释】

①捣治并合之,持入赤色门:众药皆合聚于一处,经捣为末,调配之后,投入鼎中,以炉火煅炼之,鼎之色变而为赤红。"赤色门"指鼎;或谓此鼎以铅金之花涂之,则变而为赤;或将黄土捣为泥涂于鼎,或用赤盐覆鼎,鼎色变赤,故称之为"赤色门"。自内丹言之,神与炁扭结在一团,相吞相咽,捣治相合;金丹大药产在下丹田之坤腹,煅炼精纯则须升而至于乾首;乾首居上为鼎,坤腹居下为炉,通过猛烹极煅,则大药出于坤炉,倒行逆旋而升于乾鼎;药自坤升乾,《周易·说卦》以乾卦象大赤之色,故说"持入赤色门"。

②固塞其际会,务令致完坚:金砂入鼎,当固济谨密,闭塞完坚,勿

令有漏。因鼎器有上下两釜,其上、下交接之处,皆当密闭之。自内丹言之,塞兑闭门、无思无为,方可以固济药物,使真炁不泄。固,封固。塞,窒塞。际会,鼎器上下之间。致,达至。

③炎火张于下,昼夜声正勤:炉下之火常炎,鼎中之药得炉火煅炼,历历作声,犹如婴儿之啼,啼声若停则火熄,火熄则丹药不成,故其火昼夜不得停熄。自内丹言之,神、炁相吞相咽,喻为龙虎相斗、龙虎交争;身体内发生种种变化,喻为龙吟虎啸之声;真意时时关照神、炁而不离,以昼夜不息之功喻之。昼夜,他本或作"龙虎"。

④始文使可修,终竟武乃陈:丹道中,文火乃发生之火,武火乃结实之火;丹道进火,开始试用文火,终竟之时,则须用武火收关。或谓修丹火候不能冒进,大药初生,先用文火调适之、含育之,使其刚柔不相抗,升腾而出炉;大药既生,则进武火以烹炼之,其火候共分三节,始则发武火以煅之,称之为"野战";中则文火以养之,名之为"灌溉";终则以烈火以成之,名之为"烹煎"。自内丹言之,炼药之初,凝神聚炁,调匀鼻息,使神炁归元,此时惟使其绵绵续续,勿令间断,然后神久自凝,息久自定,此则为文火;至于一阳来复,运转河车,吸、舐、撮、闭等采取之功,则当用武火。文、武火候,于不同阶段当有所甄别。

⑤候视加谨慎,审察调寒温:运火以烹丹,需要视丹之老、嫩,调停火力,审察紧缓,谨慎调节鼎炉之寒温,不可有所轻慢。寒温,指文、武火候。

⑥周旋十二节,节尽更须亲:十二节乃周天十二辰,天道阴阳进退,自子时而阳升,至午时而阴降,至于十二节尽,则天罡复指于子;丹道进退火候与之相应,犹如天道历十二辰而升降阴阳,故说"周旋十二节,节尽更须亲"。或谓十二节,即前文所说十二卦节,汉易卦气说以十二辟卦表征一年十二月阴阳二气升降之理,

即自复卦一阳生，历临、泰、大壮、夬、乾为阳长阴消，阳至于极；自姤卦一阴生，历遁、否、观、剥、坤为阴长阳消，阴至于极；炼丹火候亦同此理，自复而乾、自姤而坤，阴极阳生、阳极阴生，六阴六阳，循环往复，终而复始。自内丹言之，十二节喻人身火候之方位。如火之发动，喻为一阳来复，或谓此为"冬至子之半"之时、发生方位则谓之"天根"，邵雍有"地逢雷处看天根"之诗；自尾闾、夹脊、玉枕，升而上之，或者自泥丸乾顶经十二重楼降而下之，于其间亦有停顿、积聚力量之时，喻之为卯、酉沐浴，或谓"春分之卯阳之中""秋分之酉阴之中"；升入乾鼎，喻为"夏至之午""阳之极"；阳极则阴生，以《周易》的姤卦象之，邵雍将之喻为"乾遇巽时观月窟"；至于降下黄庭、入于坤腹，则喻为"冬至之子""阴之极"。须亲，他本或作"始元"、"亲观"。

⑦气索命将绝，休死亡魄魂：火候经一周天之期，铅、汞之气索然消失，炉火伏灭；铅、汞可分阴阳，阴为魄，阳为魂，魂日是汞，魄月为铅，铅飞汞干则阴阳俱废，魂消魄散，化而为大丹。气，此处指火。索，尽、灭之意。自内丹言之，修至百脉归源，脉住气停，则丹始结。此时，神、亦归根复命，神凝精结，八脉俱住，口鼻呼吸亦止，其气索然如绝。

⑧色转更为紫，赫然成还丹：经炉火煅造，丹药之颜色发生改变，变化成为紫金之色，此时，丹药赫然化成金丹。自内丹言之，丹要成熟，当通过运转河车、涤除杂质，九转火候数足，则还丹赫然光明，变化紫金之色。赫然，明盛之貌。还，还其本性之意。人禀道亦而生，服金丹则可复归于道，故名之为"还丹"。或谓"丹"乃赤色之意，"还"为返归之意。《道藏》容字号无名氏注本此句之后，"粉提以一丸，刀圭最为神"句前，尚有"阴阳相饮食，交感道自然"句。

⑨粉提以一丸，刀圭最为神：还丹既成，其色转而为紫赤；服之一

丸，量不须多，只要刀头、圭角一些子，其功效神妙不可思议！粉，粉红之色；因还丹之正色为紫赤色，丹之色若不转紫赤，则不能称为大还丹；丹之色为黄赤，还不能称为还丹，只是小伏火之汞药，当要以火再炼，使丹之色转为紫赤。或谓"粉"乃细而微之物，"丸"乃圆而小之物；此处"粉"指金丹药粉，"提"是以指甲撮物，即从药粉中提取一些，和成药丸，故说"粉提以一丸"。刀圭，为刀头、圭角一些子之意，大约为十分之一方寸匕，喻丹药量不须多，只一些子而已。自内丹言之，金丹既成，色身之金光转紫，丹之状如紫粉，一刀圭许，时时呈露，处处现前，变化不测，神妙不可思议！其化为玉浆流入口中，则香甜清爽遍于舌端；吞之、服之入于五内，则脏腑通畅、身体康安。其解"刀圭"，亦颇有特色，坎、离药物皆因戊、己二土，方得和合而成纯乾之体，戊、己二土喻真意，坎、离药物喻神、炁，神、炁得真意调节方能和合成丹，故"圭"字从二土；"刀"则喻为金，"刀圭"则喻金、土两物，以真意炼药方能使之化为金丹。粉提以一丸，他本或作"粉提一刀圭"、"提粉以一元"、"服之以一丸"。刀圭，他本或作"九鼎"。

【译文】

将众药合聚于一处，细搗为末，按比例适度调配，投入鼎中，以炉火煅炼之，鼎之色亦为之变而为赤红。药物入鼎，当固济谨密，闭塞完坚，勿令有漏。炉下之火要常炎而不熄，鼎中之药得炉火煅炼，发生化合反应，历历作声，犹如婴儿之啼。丹道进火，开始试用文火；作丹终竟之时，则须用武火收关。烹炼时，需要视丹之老、嫩，调停火力，审察紧缓，谨慎调节鼎炉之寒温，不可有所轻慢。丹道进退火候，应与天道十二辰阴阳升降之理同，一个周期结束后，下一个周期再循环用之。丹道火候之功完毕，则铅飞汞干，铅魄、汞魂之气索然消失，炉火伏灭。此时，大丹经过炉火煅造，变化成紫金光明之色。还丹既成，从其粉末中撮取少量，和成一丸，量不须多，只要刀头、圭角一些子，其功效神妙不可思议！

推演五行数章第三十九

【题解】

本章言丹道药物相交感,虽变而不失其自然之理。

自外丹言之,丹药之性质可用五行的属性区分之,如果能推导、演绎五行之理,就可以知道炼丹之道其实简约而不复杂、繁难。外丹以"水"喻铅金之花,以"火"喻真汞,以金入汞,是以水激火;汞得铅制,伏而不动,其光明流转之性灭,故灭其光明。外丹又以"月"喻铅,以"日"喻汞,自然界中,日、月相互掩冒、蚀食,常于晦朔之间、阴阳交会之时;外丹铅、汞相交结,其理亦同于此,汞魂常起于月朔之晨,铅魄常终于月晦之暮,故铅汞相融、阴阳相禅、互相摄取之理,与天地阴阳交感之道相同。

自内丹言之,道自虚无生一气,此一气分而为阴阳,化而为三才、五行乃至于万物。人身之心、肝、脾、肺、肾五脏,可以对应精、神、魂、魄、意五炁;通过修炼,人身中五炁归于一炁、一炁归于道之本体,五炁朝元之理与五行相生、相克之理正同。如内丹常用"举水激火""灭光明"喻人之识神得先天真一精、炁相制,不再心猿意马、纷扰杂乱而归于宁静;日、月食阴阳相掩,则喻神与炁、精相合;日、月交食常在晦朔之间,内丹所谓晦朔之间,乃意静神寂之时;故内丹神、炁相交,彼此相为制伏,其理与天地阴阳交感之道正同。

　　推演五行数，较约而不繁①。举水以激火，奄然灭光明②。日月相激薄，常在晦朔间③。水盛坎侵阳，火衰离昼昏④。阴阳相饮食，交感道自然⑤。

【注释】

①推演五行数，较约而不繁：如果能推导、演绎五行之理，就可以知道炼丹之道其实简约而不复杂、繁难。外丹认为，炼丹药物之性质可用五行的属性分之，如汞属水，朱砂属火，铅银属金，曾青属木，雄黄属土。但是，炼大丹唯用二物即铅金和汞，此二味丹药又自可以分五行，如铅之黑属水，银之白属金，如此等等。内丹常以"五行"为虚无之气，并以《周易·系辞》天地之数变化法则准之。《系辞》说："天一、地二，天三、地四，天五、地六，天七、地八，天九、地十。"后世易学将其演为五行生成之数，即以"五"为土数，位居中央，合北方水一则成六，合南方火二则成七，合东方木三则成八，合西方金四则成九，以"九"为数之极，五居一、二、三、四、六、七、八、九之中，实为中数。至于土之成数十，乃北方之一、南方之二、东方之三、西方之四聚于中央而成。故中央之五散于四方则成水之六数、火之七数、木之八数、金之九数，所以水、火、木、金皆赖土而成；若以四方之一、二、三、四归于中央而成十，则水、火、木、金皆返本还元而会于土中。道教易学对此有颇多运用，如北宋张伯端《悟真篇》所说："二物总因儿产母，五行全要入中央。"即发明此义。

②举水以激火，奄然灭光明：水喻铅金之花，火喻真汞，以金入汞，是以水激火；汞得铅制，伏而不动，其光明流转之性灭，故灭其光明。鼎内药物五行相克、相生，火兴则水退，水激则火衰。激，灌之意。灭光明，因水阴而火阳，以水灌火，阴盛灭阳，故说"灭光明"，内丹常用"举水激火""灭光明"喻人之识神得先天真一精、

炁相制,不再心猿意马、纷扰杂乱而归于宁静。五行数,他本或作"诠五行"。灭光明,他本或作"灭光荣"。

③日月相激薄,常在晦朔间:日掩月则月食,月掩日则日食,日、月食常发生在月末或月初。晦,月之尽。朔,月之初。外丹以"月"喻铅,以"日"喻汞,日月相互掩冒、蚀食,常于晦朔之间、阴阳交会之时。外丹铅、汞相交结,其理亦同于此。汞魂常起于月朔之晨,铅魄常终于月晦之暮。内丹药物只坎、离二味,精、炁与神而已;坎月而离日,日望月则月食,月掩日则日食,日、月食阴阳相掩,喻神与炁、精相合;日、月交食常在晦朔之间,此时,光明为黑暗所遮蔽,内丹所谓晦朔之间,乃意静神寂之时,此时坎阳已孕于其中。激薄,他本或作"薄蚀"。

④水盛坎侵阳,火衰离昼昏:坎为水、为月,离为火、为日。水盛则月掩日光,水能克火;火受水克,则火衰而当昼昏暗。此于外丹言之,当为铅、汞相融、阴阳相禅、互相摄取之意;于内丹言之,则为神、炁相交,彼此相为制伏之意。

⑤阴阳相饮食,交感道自然:阴阳相交感,乃天地自然之理;丹道铅、汞相感,其理亦如之。饮食,他本或作"吞食"、"啖食"。

【译文】

如果能推导、演绎五行之理,则知炼丹之道其实简约而不复杂、繁难。铅金之花为水,真汞为火,以铅金入汞,是以水激火;汞得铅制,伏而不动,其光明流转之火性灭,故失其光明。自然界中,日、月常于晦朔之间、阴阳交会之时相互掩冒、蚀食,发生日、月食现象。坎为水、为月,离为火、为日;水盛则月掩日光,水能克火;火受水克,则太阳之光衰而当昼昏暗;铅、汞相交结,其理与之相通。故铅汞相融、阴阳相禅、互相摄取之理,与天地阴阳交感之道相同。

名者以定情章第四十

【题解】

本章言《周易参同契》全书之要旨在于阐明"还丹"之义；认为此书非凿空浪说，所述乃古圣、先贤之意；嘱咐毋轻传非人，学人对之深思精审，则其理可昭然自得。

名者以定情，字者缘性言①。金来归性初，乃得称还丹②。吾不敢虚说，仿效圣人文③。古记题龙虎，黄帝美金华；淮南炼秋石，王阳加黄芽；贤者能持行，不肖毋与俱④。古今道犹一，对谈吐所谋⑤。学者加勉力，留连深思惟⑥。至要言甚露，昭昭不我欺⑦。

【注释】

①名者以定情，字者缘性言：名辞可以用来描述、确定事物之情状，字句可以用来仿效、表述事物之性质。《周易参同契》的概念、字词主要用来表述丹道铅、汞化合反应之情状、原理。于外丹言，"情"喻铅金，"性"喻流汞。内丹认为，人禀先天自然之道性、冲和之元炁而生，天赋予其性，化而为情，天赋予其炁，化而为精，

内丹修炼要令之返还,通过炼精以化炁、灭情以复性,使情性合、神炁混而归元。内丹之上药,共有三品,即神与炁、精,性为元神之至静,情为元炁之至阳,《周易参同契》之字词、名言,不过就是阐明神与炁合一之旨,以丹道术语明之,就是明金情、木性之义以及如何合情、性为一;情复于性,则坎、离交媾,结成大丹。或谓寂然不动为性,感而遂通为情,名属情而字属性,名者定情为离求于坎,字者缘性为坎求于离;一说则谓古人缔结婚约有纳彩问名之礼,女子许嫁,则笄而加字,名者以定情,男求婚于女,丹道以之喻性摄情;字者缘性,女作配于男,丹道以之喻情来合性。《周易参同契》借男女婚姻之事,以喻丹道阴阳交感之义。

②金来归性初,乃得称还丹:铅金、流汞得火烹炼,伏火成丹,返还其原本所具之不灭金性,这样才可以称得上是"还丹"之义。或谓以铅伏汞,丹成,色转为朱,故名"还丹";"丹"乃赤色之名,"还"有返归之义。亦有谓此乃为外还丹,尚有内还丹与之配合,即道教中所谓的还精补脑之术,后归到内丹术中。内丹以"情"喻金,即元炁,又称"金精",或谓其为有、为魄、为坎中元炁,其本则为太阳真火,乃乾之阳爻降入坤阴之中而成;以"性"喻木,即元神,又称"木液",或谓其为无、为魂、为离中元精,其本则为太阴真水,乃坤之阴爻融入乾阳之中而成,故内丹之道以坎水、离火为体,以金情、木性为用。张伯端《悟真篇》所谓:"金公本是东家子,送在西邻寄体生;认得唤来归舍养,配将姹女结亲情。"即是对《周易参同契》此说的发挥,陈抟、邵雍图书易学先天卦离东而坎西,亦与此相关。

③吾不敢虚说,仿效圣人文:《周易参同契》之理,非作者凿空驾虚以肆其臆说,乃是仿效圣人之著述,则其文而为之。

④"古记"六句:此"还丹"之名,古今名称皆有所不同。古书有称还丹为"龙虎"的说法,黄帝又美称其为"金花",淮南王则以炼"秋

石"为说，王阳则又名之为"黄芽"。但古记之龙虎、黄帝之金花、淮南之秋石、王阳之黄芽，无非托号以寓"还丹"之微意而已，其实无论古今，还丹之道皆共此一门径，只不过这些先真、圣人皆能持守其法而践行之，不肖者则不可以使之及于此道。古记，泛指古丹经。龙虎，一些丹经以其为铅金、流汞；或谓"虎"指铅金之花，"龙"是汞；或谓水银、朱砂有龙、虎之号，朱砂称"赤龙"，水银为"白虎"，如此名目甚多；也有注家以"龙虎"为古之丹经《龙虎上经》。金华，炼铅为汁、入汞所成之金花，其花五色，丹经或名之为"天地之符"，亦名"流珠"，因其能吸住流汞，勾制、相留，变化为丹，故黄帝唯重视此金花在炼丹中的作用。或谓其为矾石粉。淮南，指汉代的刘安，其为厉王之子，封于淮南，因以"淮南"为号。据说，刘安好道，感八公授其道法。秋石，将金花加入铅砂，一百日后，名为"秋石"；或谓金花属性为金，五行金配西方，西方为秋，故号为"秋石"。王阳，据说为汉代益州某刺史之名，生性好道，常炼金丹，并以黄白之法救人；其以金花、秋石难作，故烧黄丹，其效与金花同，王阳贵此黄丹，立其号为"黄芽"。黄芽，有注家认为即用错铅及黄丹、亦名"京丹"一斤，汞四两，入寿州瓷中，以猛火烧之，不久，化成液体，其平如镜，待其冷凝后，其色如黄金，将之打破后，其状如马牙，因号"黄芽"。古记，他本或作"先圣"。题，他本或作"提"、"显"。金华，他本或作"金花"。王阳，他本或作"玉阳"。黄芽，他本或作"黄牙"。

⑤古今道犹一，对谈吐所谋：年代虽殊，道并无二，自古及今，千经万论之源、千变万化之述，皆出于一道。《周易参同契》将炼丹之道和盘托出，后人读之，犹如与作者现场对话、谈论一般，可尽得其妙理。古今道犹一，他本或作"古今道由一"。吐所，他本或作"咄耳"、"咄所"。

⑥学者加勉力，留连深思惟：有志于学习炼丹之道者，要勤勉努力，

　　留心于《周易参同契》之说，深思其理，反复玩味此书，一旦心领神会，则自能明白其中的炼丹要旨。

⑦至要言甚露，昭昭不我欺：《周易参同契》所述，皆炼丹的至要之言，其理昭然显露，无一毫之欺隐。昭，明白。不我欺，"不欺我"之倒装句。

【译文】

　　名辞、概念可以用来描述、确定事物之情状，字句可以用来仿效、表述事物之性质；《周易参同契》一书，其概念、字词主要用来表述还丹之情状、阐明其原理。铅金、流汞得火烹炼，伏火成丹，返还其原本所具之不灭金性，这样才可以称得上是"还丹"之义。我于《周易参同契》中所述还丹之理，非凿空驾虚以肆其臆说，乃是仿效圣人之著述，则其文意而为之。此"还丹"之道，古往今来，其称呼皆有所不同：古丹经有以"还丹"为"龙虎"的说法，黄帝又美称其为"金花"，淮南王以炼"秋石"为说，王阳则名之为"黄芽"，这些先真、贤达皆能持守其法而践行之，至于不肖者则不能使其及于此道。自古及今，千经万论之源、千变万化之述皆出于一道，《周易参同契》将此道和盘托出，后人读之，犹如与作者现场对话、谈论一般，可尽得其妙理。有志于学习炼丹之道者，要勤勉努力，留心于《周易参同契》之说，反复玩味此书，深思其理。当知此书所述，皆是涉于丹理的至要之言，其道昭然显露，并无一毫之欺隐。

卷　中

乾坤刚柔章第四十一

【题解】

本章再次阐发《周易参同契》卷上首章之义。其中，"乾坤刚柔"言炼丹之鼎器，"坎离冠首"至"参序无(玄)基"言炼丹之药物，"四者混沌，径入虚无"言交媾，"六十卦周"以下言火候。

自外丹言之，乾、坤为鼎器，一刚一柔，递相包含，固闭铅、汞药物于其中。铅、汞药物于鼎器中，得火烹炼，阴阳相配，然又须要与造化、阴阳消长之理相符，火候恰当，方能使鼎中药物精、气舒畅。丹道以"坎、离"喻炼丹之药物，坎取象于月而离取象于日，鼎器中药物得火烹炼，相吞相咽，犹如日、月之合明，其光映于鼎炉之中，垂下、敷布于其内；其气则蒸而上升，游于鼎器上部、虚空之处，各种变化难以测度，不可画以图象。圣人于是探赜索隐，揆量天地日月运行之度数，著为《易》书，而《周易参同契》乃准《易》而作，通过广譬曲喻以揭示、探寻金丹玄理之根本，其基本理论构架则是以乾、坤为鼎器，以坎、离为药物，其余六十卦，自屯、蒙至于既济、未济，取象阴阳气候、历法卦数之循环，将其周回、布列于鼎器之外，以为周天火候。炼丹时，阴阳火候之转换，如人驾驭车舆，其阴阳运转、循环更迭之理皆同。炼丹用火当如明君治理天下，火气调通，则铅金、流汞等药物循于常道而不飞走；若火气不和，则铅金、流汞淫溢而流荡，则乾、坤鼎器败坏。故按六十卦行周天阴阳火候，稳路平驱,自始至终,周循诸卦,则不失其时,和平而无险阻;如果火候参差有失,取时无准,妄行邪径,则路生险阻,丹道有颠覆之忧、倾危之咎。

自内丹言之,乾为首、坤为腹,首为鼎、腹为炉,炼内丹首当安炉立鼎。坎、离为炼丹之药物,内丹以坎、离喻神、炁;作丹之时,修炼者呼吸相含、心息相依,则阴阳内感、神炁交结,从而归根复命、性命合一,以丹经术语明之,则是坎、离刚柔相当、雌雄相配,结为夫妇。内丹强调天人合发之机,认为人身中造化与天地造化可以相应,修炼者内日月即神炁交媾,外日月即先天地之元始祖炁由虚空下注,其光耀垂下,敷入于修炼者身内,内、外之炁相互辅助、攒簇,天机与人机相互配合,则精炁舒布而成丹。内丹以神炁合、阴阳交为四者之义,神炁氤氲、妙合而凝是为混沌,"虚无"乃无心、自然之喻,炼丹时阴阳火候之转换如人驾驭车舆,其阴阳运转、循环更迭之理皆同,并以"心"喻君、以"身"喻国,心定则神凝炁和,自然神、炁在上、中、下三田升降,从而百脉流通,身安体健。故修炼之人合于自然、无为则神凝,神凝则和炁相随,和炁相随则深根固柢,深根固柢则长生久视之道成。如果火候参差有失,取时无准,妄行邪径,则路生险阻,有颠覆之忧、倾危之咎。

　　乾坤刚柔,配合相包①。阳禀阴受,雄雌相须②。须以造化,精气乃舒③。坎离冠首,光耀垂敷④。玄冥难测⑤,不可画图。圣人揆度,参序无基⑥。四者混沌,径入虚无⑦。六十卦周,张布为舆⑧。龙马就驾,明君御时⑨。和则随从,路平不邪⑩。邪道险阻,倾危国家⑪。

【注释】

①乾坤刚柔,配合相包:乾、坤二卦,一刚一柔;二卦配合,递相包含。凡修金液还丹,先立乾、坤为鼎器,然后使坎、离药物阴阳相

配合于其中;或谓乾、坤乃指炼丹之雌雄药物。源出于《周易·系辞》:"乾,阳物也;坤,阴物也。阴阳合德而刚柔有体。"另《周易·杂卦》亦有"乾刚坤柔"之语。自外丹言之,"柔顺"可以喻流汞,"刚直"可以喻铅金。《周易》中,乾为阳,故刚直;坤为阴,故柔顺;乾坤刚柔、配合相包,喻铅、汞阴阳相配,结成大丹。自内丹言之,作丹之时,使呼吸相含、心息相依,则阴阳内感、神炁交结,从而归根复命,性命合一;以丹经术语明之,即是乾为首、坤为腹,首为鼎、腹为炉,炼内丹当安炉立鼎,以乾阳与坤阴相交则成坎、离,坎、离刚柔相当,配为夫妇,打成一片,而丹药孕于其中,此过程或名之为"龙虎交媾"、"龟蛇蟠虬"、"乌兔同穴"、"夫妇欢合"、"牛女相逢"、"牝牡相从"、"魂魄相拘"、"天地交泰"、"日月同宫"、"玄黄相杂"、"金汞同鼎"、"金火同炉"等,其意皆同。此句他本或作"乾刚坤柔,配合相包"。

②阳禀阴受,雄雌相须:坎阳主禀与,施其阳于离;离阴主翕受,须其阳于坎;取坎中之阳填离中之阴,返先天乾、坤得位之体,故说"阳禀阴受,雄雌相须"。禀受、相须,即阴阳"交媾"之意;天地以阴阳交媾而生物,丹法以阴阳交媾而产药。

③须以造化,精气乃舒:炼丹当立乾、坤之鼎器,行坎、离交媾之道,然又须要与造化、阴阳消长之理相配,使火候恰当,方能使鼎中药物精、气舒畅。内丹强调天人合发之机,认为人身中造化与天地造化可以相应,天机与人机可以对举,人虚心凝神,则可以与天地之机相合,精气舒布以成丹。

④坎离冠首,光耀垂敷:乾、坤为父母卦,乾得坤之一阴、变而成离,坤得乾之一阳、变而为坎,坎、离继乾、坤而居阴阳之首位。坎、离喻炼丹之药物,坎取象于月而离取象于日,日月交光,合明于天地之间;药物得火烹炼,其光映于鼎炉之内,垂下,敷布于其中。自外丹言之,坎、离药物以喻铅金、流汞,金水在上,炉火在

下,为炼丹之首要因素;炼丹时,其火常炎,赫赫于炉内,故说"光耀垂敷"。内丹以坎、离药物喻为日、月,其丹法有内日月、外日月之说。作丹之时,修炼人内日月即神炁交媾,外日月即先天地之元始祖炁由虚空下注,其光耀垂下,敷入于修炼人身内,内、外之炁相互辅助、攒簇,则恍恍惚惚,其中有物;窈窈冥冥,其中有精,故说"坎离冠首,光耀垂敷"。

⑤玄冥:此喻道之幽微。

⑥圣人揆度,参序无基:圣人于是探赜索隐,揆量天地日月运行之度数,著为《易》书;而《周易参同契》乃准《易》而作,通过广譬曲喻以揭示、探寻金丹玄理之根本。圣人,似指伏牺。无基,道之根本、根基。无基,他本或作"玄基",《四库全书》彭晓本作"元基"。

⑦四者混沌,径入虚无:"乾、坤"喻鼎器,"坎、离"喻药物,四者为丹道之根基;坎、离药物于乾坤鼎器中,得火烹炼,混混沌沌而相合,其气蒸而上升,游于鼎器上部、虚空之处。四者,即乾、坤、坎、离。混沌,混而不分,或谓合而为一。虚无,鼎器中空虚之处。内丹则以神炁合、阴阳交为四者之义,也即为四象;窈窈冥冥、恍恍惚惚,则神炁氤氲、妙合而凝,是为混沌;"虚无"为无心、自然之喻,当然其非无心无念、槁木死灰之义,应该是冥冥之中独有晓、寂寞之中独有照,必须洞晓阴阳、深达造化,方能有得于此。

⑧六十卦周,张布为舆:丹法以乾、坤为鼎器,以坎、离为药物,其余六十卦,自屯、蒙始生至于既济、未济成终,取象阴阳气候、历法卦数之循环,将其周回、布列于鼎器之外,以为周天火候。炼丹时,阴阳火候之转换,如人驾驭车舆,其阴阳运转、循环更迭之理皆同。周,他本或作"用"。

⑨龙马就驾,明君御时:乾取象于龙,坤取象于马,炼丹当如明君治

理天下,泰然无为以驾驭国家之大舆,则可晏然而顺步,徐徐而进,从而合于大道。炼丹时,火气调通,则铅金、流汞等药物循于常道而不飞走;若火气不和,则铅金、流汞淫溢而流荡,则乾、坤鼎器败坏。《释文》:"荀爽《九家集解》,乾后更有四:'为龙,为直,为衣,为言。'"且乾卦之爻辞以"龙"为喻,故可以说"乾为龙",此与《周易·说卦》"震为龙"之说并非相排斥;坤之卦辞说"利牝马之贞",《坤·象》说"牝马地类,行地无疆,柔顺利贞",则坤可取象为"马",此与《周易·说卦》"乾为马、坤为牛"之说亦不相排斥。内丹以"身"喻国,以"心"喻君。心定则神凝炁和,神炁在上、中、下三田自然升降,从而百脉流通。

⑩和则随从,路平不邪:按六十卦行周天阴阳火候,稳路平驱,自始至终,周循诸卦,不失其时则和平而无险阻。内丹则认为,修炼之人自然、无为则神凝,神凝则和炁相随,和炁相随则深根固柢,深根固柢则长生久视之道成。

⑪邪道险阻,倾危国家:如果火候参差有失,取时无准,妄行邪径,则路生险阻,有颠覆之忧、倾危之咎。

【译文】

乾鼎、坤炉一刚一柔,递相包含,固闭铅、汞药物于其中。铅、汞药物得火烹炼,彼此阴阳相配。然又须要与造化、阴阳消长之理相符,火候恰当,方能使鼎中药物精、气舒畅。丹道以坎、离喻药物,乃炼丹之首要因素,其中,坎取象于月而离取象于日,鼎器中药物得火烹炼,相吞相咽,犹如日、月之合明,其光耀明于鼎炉之中,垂下、敷布于其内,所产生的各种变化实在难以测度,不可画以图象。圣人于是探赜索隐,揆量天地日月运行之度数,著为《易》书,而《周易参同契》乃准《易》而作,通过广譬曲喻以揭示、探寻金丹玄理,明其与天地生人、生物之理正同。《周易参同契》的基本理论构架是以乾、坤为鼎器,以坎、离为药物,四者配合恰当,则药物混而为一,化而为气,蒸而上升,游于鼎器上部、虚空之处,结成丹宝。其余六十卦,自屯、蒙至于既济、未济,则取象阴阳气候、历法卦数之循环,并将其周回、布列于鼎器之外,以为周天火候之数。炼丹时,阴阳火候之转换,如人驾驭车舆,其阴阳运转、循环更迭之理皆同;炼丹用火当如明君治理天下,火气调通,则铅金、流汞等药物循于常道而不飞走,若火气不和,则铅金、流汞淫溢而流荡,如此则乾、坤鼎器败坏。故按六十卦行周天阴阳火候,稳路平驱,自始至终,周循诸卦,则不失其时,和平而无险阻;如果火候参差有失,取时无准,妄行邪径,则路生险阻,丹道有颠覆之忧、倾危之咎。

君子居其室章第四十二

【题解】

本章阐明丹药采取、火候抽添当法则天地阴阳消长之理,尤其是冬至、夏至、春分、秋分二至、二分阳火、阴符之妙。此章与上篇论屯、蒙朝暮、内体外用之说相表里。

自外丹言之,炼丹首先要将铅金、流汞置丹鼎神室之中,神室喻为九重之室;发号施令,喻丹道烹炼中水、火之用;顺阴阳节令,指火候要顺应寒暑,方能变化丹药成宝。

自内丹言之,修真之士含光默默、返照于内,虚极静笃,则天地之气自来归之;修丹之士得药入室之后,尤其当小心谨慎,此有感则彼有应,其动止语默直接关乎天和。炼丹首先要珍视丹药,要如怀至宝、如护目睛、如养胎儿,此则为"藏器";其次要知时、待时,即采取丹药时其火候应该遵循阴阳消长之法则。时未至则虚以待之而已,不能先时而动;时辰若至则不劳费心,丹药自会相交、凝结。丹道以屯卦初爻庚子喻为冬至一阳生,六四爻纳戊申喻为春分沐浴;蒙卦初爻戊寅喻为夏至一阴生,六四纳丙戌喻为秋分沐浴,丹道以此两卦为例,定二分、二至阳火阴符之候,观屯、蒙两卦之象,又自可默会其余诸卦于丹道中所表达之义。

君子居其室,出其言善,则千里之外应之[①]。谓万乘之主,处九重之室,发号施令,顺阴阳节②。藏器待时,勿违卦月③。屯以子申,蒙用寅戌④。余六十卦,各自有日⑤。

【注释】

①君子居其室,出其言善,则千里之外应之:君子虽处于其居室之内,然于斗室之中,发一善言,则远在千里之外,都会有响应者。《周易参同契》以此喻丹药虽处鼎炉之中,如火候得宜,则自能与远在千里之外的天地阴阳消长之法则相顺应,结成丹宝;故鼎内、鼎外众气可以相互感应,鼎内之气所动虽微,而其所感则甚远、甚速。《周易·中孚》九二爻辞说:"鸣鹤在阴,其子和之。我有好爵,吾与尔靡之。"对此,《周易·系辞》解释说:"子曰:'君子居其室,出其言善,则千里之外应之,况其迩者乎? 居其室,出其言不善,则千里之外违之,况其迩者乎? 言出乎身,加乎民。行发乎迩,见乎远。言行,君子之枢机。枢机之发,荣辱之主也。言行,君子之所以动天地也,可不慎乎!'"内丹则认为,修真之士含光默默,返照于内,虚极静笃,则天地之气自来归之;修丹之士得药入室之后,尤其当小心谨慎,此有感则彼有应,其动止语默直接关乎天和。《系辞》所谓"君子居室"而"应在千里",正可为比。

②谓万乘之主,处九重之室,发号施令,顺阴阳节:人君虽居万乘之尊,处九重之邃,其发号施令亦要依时应节,顺天地阴阳消长之法则。治政之道尚如此,丹道亦当如此。此句言采取丹药,其火候应该遵循阴阳消长之法则。

③藏器待时,勿违卦月:炼丹当循火候节度,顺阴阳卦气升降、变化之理,安静无为,犹如君子之藏器俟时。此言炼丹首先要珍视丹药,要如怀至宝、如护目睛、如养胎儿,此则为"藏器";其次要知时、待时;一月三十日中,每日两卦,朝屯而暮蒙,乃至于既济、未济,此乃对"卦月"的一种理解;一年十二月,自十一月子至次年

四月巳六个月属阳长阴消，分别以《周易》之复、临、泰、大壮、夬、乾六阳长卦统之；自五月午至十月亥属阴长阳消，分别以姤、遯、否、观、剥、坤六阴长卦统之，此亦是对"卦月"的一种理解；另外，一月中，以初三之震、初八之兑、十五之乾、十六之巽、二十三之艮、三十之坤喻一月火候阴阳之消长，也可以看作是对"卦月"的理解。勿违卦月，指炼丹时，时未至则虚以待之而已，不能先时而动；时辰若至则不劳费心，丹药自会相交、凝结；于此，《周易参同契》以"藏器待时，勿违卦月"喻之。此说源出于《周易·系辞》"君子藏器于身，待时而动，何不利之有？"待时，他本或作"俟时"、"伺时"。卦月，他本或作"卦日"。

④屯以子申，蒙用寅戌：屯卦下震而上坎，屯以子申，指屯下震之初九爻纳庚子、六二爻纳庚寅、六三爻纳庚辰；上坎之六四爻纳戊申、九五爻纳戊戌、上六爻纳戊子；蒙卦下坎而上艮，蒙用寅戌，指蒙下坎之初六爻纳戊寅、九二爻纳戊辰、六三爻纳戊午；上艮之六四爻纳丙戌、六五爻纳丙子、上九爻纳丙寅。汉易纳甲之法，乾纳甲、壬，坤纳乙、癸，震纳庚，巽纳辛，坎纳戊，离纳己，艮纳丙，兑纳丁，其与月相、月出没之方位直接相关，例如震卦二阴爻居上、一阳爻居下，震卦之象与初三之娥眉月相像，而初三之娥眉月于太阳下山后出现于天空西方之庚位，故震纳庚，余卦皆仿此。重卦之后，乾下三爻纳纳甲子、甲寅、甲辰，上三爻纳壬午、壬申、壬戌，坤下三爻纳乙未、乙巳、乙卯，上三爻纳癸丑、癸亥、癸酉；震下三爻纳庚子、庚寅、庚辰，上三爻纳庚午、庚申、庚戌；巽下三爻纳辛丑、辛亥、辛酉，上三爻纳辛未、辛巳、辛卯；坎下三爻纳戊寅、戊辰、戊午，上三爻纳戊申、戊戌、戊子；离下三爻己卯、己丑、己亥，上三爻纳己酉、己未、己巳；艮下三爻纳丙辰、丙午、丙申，上三爻纳丙戌、丙子、丙寅；兑下三爻纳丁巳、丁卯、丁丑，上三爻纳丁亥、丁酉、丁未。从子至辰、巳为阳长，从午讫

戌、亥为阴长。丹道以屯卦初爻庚子喻为冬至一阳生,六四爻纳戌申喻为春分沐浴。蒙卦初爻戊寅喻为夏至一阴生,六四纳丙戌喻为秋分沐浴。以此两卦为例,定丹道二分、二至之火候。或谓寅、午、戌为火,申、子、辰为水;寅、午、戌属阳,申、子、辰属阴。平明至日中为阳长,日中至黄昏为阴长,阴阳相济,则朔旦以屯卦执行其职责,至暮则以蒙卦执行其职责。

⑤余六十卦,各自有日:《周易》除乾、坤、坎、离四卦之外,余六十卦始于屯、蒙,终于既济、未济。丹道以六十卦应一月火候之数,昼夜各受一卦,周而复始。因为每卦有六爻,两卦计十二爻,应一日十二辰之数;六十卦计三百六十爻,应一月三百六十辰之数。《周易参同契》不过借此以论丹道火候之分、至与启、闭而已,如以需、讼两卦言之,则说需以子、申,讼用寅、午;师、比两卦言之,则说师以寅、丑,比用未、申,如此等等。其卦与卦之间虽则各自不同,然阴爻、阳爻互相交错而反体、对体各自有合,卦卦一般,其意与屯、蒙实同。观屯、蒙两卦之象,自可默会其余诸卦于丹道中所表达之义。余六十卦,他本或作"六十卦用"。

【译文】

君子虽处于其居室之内,然于斗室之中,发一善言,则远在千里之外,都会有响应者。人君虽居万乘之尊,处九重之遒,其发号施令亦要依时应节,顺天地阴阳消长之法则,治政之道尚如此,丹道亦当如此。炼丹首先要珍视丹药,不能使之泄漏,此则为"藏器";其次要知时、待时,进火、退符要合于《周易》卦气所表征的阴阳消长之理。丹道以屯卦初爻庚子喻为冬至一阳生,六四爻所纳戌申喻为春分沐浴;蒙卦初爻戊寅喻为夏至一阴生,六四所纳丙戌喻为秋分沐浴。以此两卦为例,定丹道二分、二至阳火、阴符之候。《周易》除乾、坤、坎、离四卦之外,余六十卦始于屯、蒙,终于既济、未济;丹道以六十卦应一月火候之数,昼夜各受一卦,周而复始,观屯、蒙两卦之象,自可默会其余诸卦于丹道中所表达之义。

聊陈两象章第四十三

【题解】

本章论述炼丹之火候天机的重要性。

炼丹有文、武火候,顺之则金水调和,逆之则金水逃逸。故要审察消息,凡火候之抽添运用,沐浴交结,一一皆取法天地造化而为之,通过考阴阳之废兴,循以卦爻,顺之寒暑,则金液还丹可就。

聊陈两象,未能究悉①。立义设刑,当仁施德②。逆之者凶,顺之者吉③。按历法令,至诚专密④,谨候日辰,审察消息⑤。纤芥不正,悔吝为贼⑥。

【注释】

①聊陈两象,未能究悉:于此,仅仅简单给大家陈说一下屯、蒙两卦所表示的火候之象,因不敢尽泄天机,故不能详尽解说其余诸卦的象征意义。两象,指屯、蒙;或谓两象指水火、阴阳,水有仁而好惠,火有义而多刑,顺之则铅金、流汞调和,逆之则铅金、流汞逃逸。

②立义设刑,当仁施德:汉易卦气说认为,政教之发,当合于时令卦

气之序,有德有刑。丹道火候刑德之功,亦寓于其中。从子至巳,为阳长阴消,丹道火候遇阳则进,如春、夏之季当仁而施德;自午至亥,为阴长阳消,丹道火候遇阴而退,如秋、冬立义而设刑。春、夏阳火发生之候,当温养神、精,取象施仁德;秋、冬阴符发生,当运肃杀之候,降大药于胎中,妙合而凝,取象立刑仪。五行西方属金配义,东方属木配仁;在义设刑,指煅西方之铅;当仁施德,指煅东方之汞。因铅性属金,其性至刚,藏于坎中,非猛烹极煅则不能飞上,故用武火逼之而不可施以文火;汞性属木,其性至柔,隐于离中,一见真铅,则自然不动,故用文火炼之,而不可施以武火。刑,主杀伏。德,主生起。立义设刑,他本或作"在义设刑"。

③逆之者凶,顺之者吉:炼丹时,顺阴阳火候之理则吉,逆其理则凶。他本或夺此两句。

④按历法令,至诚专密:炼丹时,入炉、烹药、采药、结丹等程序,皆有其时,故必须按历法之令谨密而行之,又须心地清静、专心致志、诚心而为,不能朝行暮辍。

⑤谨候日辰,审察消息:晦朔弦望,一月之盈虚消息;昼夜晨昏,一日之盈虚消息;一日十二时,从子至辰、巳为阳生,从午至戌、亥为阴长;一年十二月,从十一月复卦一阳生,历十二月临卦、正月泰卦、二月大壮卦、三月夬卦,至四月乾卦,卦气为阳息阴消;自五月姤卦一阴生,历六月遁卦、七月否卦、八月观卦、九月剥卦,至十月坤卦,卦气为阴息阳消。丹道法天象地,其理与岁时、日辰阴阳消息之理皆同,故说修丹与天地造化同途。

⑥纤芥不正,悔吝为贼:炼丹犹恐火候有所差误,如果与岁时、日辰阴阳消息之理不合,虽然只是细微过差,都可能丹药不凝,悔吝存乎其间而生灾害,金液大丹难成。纤芥,细微之意。悔,懊悔。吝,羞愧,或艰难之意。贼,残害。《周易·系辞》谓:"吉凶悔吝

者,生乎动者也。"

【译文】

以上只是简单陈说一下屯、蒙两卦所表示的火候之象,因不敢尽泄天机,故不能详尽解释其余诸卦的象征意义。丹道火候遇阳则进,遇阴而退,故从子至巳,为阳长阴消,如春、夏之季当仁而施德;自午至亥,为阴长阳消,如秋、冬立义而设刑。炼丹时,药物入炉,乃至烹药、采药、结丹等程序,皆有其时,故必须按历法之令谨密而行之,顺阴阳火候之理则吉,逆其理则凶。修丹当法天象地,其火候之理与岁时、日辰阴阳消息之理皆同,故要谨候、审察岁时与日辰的阴阳消息之机,唯恐火候有所差误。如果与岁时、日辰阴阳消息之理不合,虽然只是细微过差,都可能导致丹药不凝,悔吝存乎其间而生灾害。如此则金液大丹难成。

二至改度章第四十四

【题解】

本章主要阐明丹道进火、退符和沐浴之火候,认为修丹时火候运用恰当,则丹宝可成;若有差误,则丹飞鼎倾。

丹道火候可以象一年的节气之数,它可以春、夏、秋、冬四季的二至、二分等为喻:冬至象子时,夏至象午时,春分象卯时,秋分象酉时;冬至一阳生,夏至一阴生,二至乃阴阳之始从出;"春分、秋分,昼夜平分",二分乃阴阳之所交分。二至、二分如果乖错其用,则天变随之,或阳火过刻,则水旱不调,隆冬变为大暑;或阴符失节,则寒暖相侵,盛夏返作浓霜。丹道之理亦如之。

自外丹言之,"孝子"可以喻水,"皇极"可以喻金,水感于金,流转不停。如果二至、二分阴阳火候调停得当,则"孝子"可以用心而感动"皇极",如此则鼎炉正位之药物阴阳相感、相应,结成大丹;如果火候不合于常度,出现悖乱,则鼎炉中玄珠迸散、药物飞走,不住于鼎中而出至于鼎口,甚或迸出鼎外,药物散失,逃亡于殊域。

自内丹言之,内丹全凭心意用功夫来调停文、武火候。丹道有时用兴太平之文火,有时用造兵革之武火;火候阴阳不调则祸起,阴阳协调则福来,故丹道火候之用,当由炼丹者根据不同情况来调控,皆出于其胸臆之中。

二至改度，乖错委曲；隆冬大暑，盛夏霜雪①。二分纵横，不应漏刻；风雨不节，水旱相伐②。蝗虫涌沸，群异旁出；天见其怪，山崩地裂③。孝子用心，感动皇极；近出己口，远流殊域④。或以招祸，或以致福，或兴太平，或造兵革⑤。四者之来，由乎胸臆⑥。

【注释】

①二至改度，乖错委曲；隆冬大暑，盛夏霜雪：冬至一阳生，夏至一阴生，二至为二十四节气中的阴阳始生之节。汉易卦气说认为，如果二至错其时用，或者阳生超过常度，不当炎而过炎，则隆冬变为大暑；或者阴生失节，不当寒而过寒，则盛夏返作浓霜，发生惨烈之灾异。炼丹之进阳火、退阴符，亦与天道阴阳始生之理相应。冬至一阳初生，法当进火，然须以《周易·乾》之初九"潜龙勿用"为戒，养潜龙之萌，火不可过炎；夏至一阴生，法当退火，然须以《周易·坤》之初六"履霜，坚冰至"为戒，火不可过冷。要言之，阳火、阴符不能失节，否则丹鼎将倾覆。二至，指夏至、冬至。改度，指反其常度，如应进火而反退符，或者应退符而反进火。霜雪，他本或作"霰雪"。

②二分纵横，不应漏刻；风雨不节，水旱相伐：二分，指春分、秋分。俗话说："春分、秋分，昼夜平分"，二分乃一年二十四节气阴阳各半、彼此交分之时。如果错乱其时，有纤毫参差，则会导致昼夜不等，雨暴风飘，旱涝相侵。二至、二分可与子、午、卯、酉相应，子时象冬至，阴极阳生；午时象夏至，阳极阴生；卯时象春分，阳中含阴；酉时象秋分，阴中含阳。炼丹之时，至于阴阳各半、水火均平之候，则当沐浴，调燮水火，使之中和。如果鼎中之水过盛，则为水灾；火若过盛，则为旱灾；各种失节之风雨将会骤然而至。

二分纵横,二十四节气与一年四季相配,则春分配春季、位东,秋分配秋季、位西,东西为纬、为横,南北为经、为纵,"二分纵横"指二分错乱其时位。漏刻,古代计时之器,也称"沙漏",上有时间刻度。

③蝗虫涌沸,群异旁出;天见其怪,山崩地裂:不能调匀阴阳水火,火盛则伤于旱,如蝗虫涌沸;水盛则伤于滥,如山崩地裂;水火失调,阴阳失应,则灾害交作,天地间怪异群出。蝗虫,一本作"虫蝗"。见,当读作"现"。裂,一本作"圯"。此句他本或作"蝗虫涌沸,山崩地裂;天见其怪,群异旁出",文句先后次序略有不同,然文意不殊。

④孝子用心,感动皇极;近出己口,远流殊域:《周易·说卦》有"乾坤父母六子"之说,即以乾、坤为父、母,生震、坎、艮三男与巽、离、兑三女,称为"六子"。丹道中,常以乾、坤父母卦喻鼎炉,而以六子卦中的震、艮、巽、兑等喻火候;乾父坤母之鼎、炉,定上下之位,而六子卦所喻之火候运用于其间,往来上下,合于常规,惟父母之命是从,故名之为"孝子"。"皇极"为鼎炉中央之正位,周回八方,乃药物会归之所。如果火候能合于常度,则鼎炉正位之药物阴阳相感、相应,结成大丹;如果火候不合于常度,出现悖乱,则鼎炉中玄珠迸散,药物飞走,不住于鼎中而出至于鼎口,甚或迸出鼎外,药物散失,逃亡于殊域。故"孝子"能用心而感动"皇极",则阴阳交而丹药成;六子非"孝子",则火候差而丹道倾。或谓丹道运火有差误,则丹胎损害;其中,"孝子"喻丹胎,"皇极"喻祸福。外丹则以"孝子"喻水,"皇极"喻金;炼丹时,金、水相感,流转不停,或近或远。《周易·系辞》说:"言行,君子之枢机。枢机之发,荣辱之主也;言行,君子之所以动天地也。可不慎乎!"又说:"寂然不动,感而遂通!"对天地阴阳相感应之道皆有所阐明,丹道之理准此。

⑤或以招祸，或以致福，或兴太平，或造兵革：炼丹时，有药而行火候，则铅金被火逼，化而为水，反以克火，故火无炎上之患；若无药而行火候，则炎火上攻，适所以自摧其鼎炉，此乃招祸之由。又真铅性静而不动，欲其起而擒制真汞，当用武火猛烹极煅，此为造兵革之时；真铅与真汞交结之后，则不可加以火，宜守城沐浴，此又是兴太平之时。丹道之所以有招祸、致福、兴太平、造兵革之种种不同，皆由火候之运用是否恰当、是否有差误来决定。内丹全凭心意用功夫来调停文、武火候，或以招祸，此心之存邪所致；或以致福，此心之存正所致；或兴太平，此心之存仁所致；或造兵革，此心之存暴所致。或以丧宝倾丹为祸，得宝成丹为福；为而不为，为兴太平；轻敌强战，为造兵革，此四者皆出于修丹者心之诚与不诚、正与不正而已。

⑥四者之来，由乎胸臆：丹道有时用兴太平之文火，有时用造兵革之武火；火候阴阳不调则祸起，阴阳协调则福来，故丹道火候之用，当由炼丹者根据不同情况来调控，皆出于其胸臆之中。四者，指上文所说倾丹之致祸、得宝之招福、兴太平之文火、造兵革之武火；或指丹道二至、二分之火候；也有以四者为丹道之乾、坤鼎器，坎、离药物。来，他本或作"中"。

【译文】

冬至一阳生，夏至一阴生，二至为二十四节气中的阴阳始生之节；如果二至错其时用，或者阳生超过常度，不当炎而过炎，则隆冬变为大暑；或者阴生失节，不当寒而过寒，则盛夏返作霜雪。二分指春分、秋分，乃一年二十四节气中阴阳各半、彼此交分之季；如果二分错乱其时，有纤毫参差，则会出现雨暴风飘，旱涝相侵。旱则阳盛，导致蝗虫涌沸，怪异群出；涝则阴盛，导致山崩地裂，天地间灾害交作。炼丹时，如果火候能合于常度，则鼎、炉中的药物处于其当处之正位，阴阳相感、相应，结成大丹；此时，火候犹如"孝子"，可以感动居于鼎炉"皇极"正位之药物发生反应。如果火候不合于常度，出现悖乱，则鼎炉中玄珠迸散、药物飞走，不住于鼎炉"皇极"之中而出至于鼎口，此为近者；甚或有迸出鼎外、药物散失、逃亡于殊域的情况，此为远者。丹道有时用兴太平之文火，有时用造兵革之武火；火候阴阳不调则祸起，阴阳协调则福来，种种情况之不同，皆由火候运用是否恰当、是否有差误来决定。而丹道火候之用，皆由炼丹者根据不同情况来适时调控，或福、或祸，或文、或武，皆出于其胸臆之中。

动静有常章第四十五

【题解】

本章承上章之意,主要说明炼丹火候动静有时,不可失其准则。

自外丹言之,鼎炉之下有火,鼎炉之中有金水。炼丹时,或火动、或水静,皆与大自然四时、五行之气的阴阳变化、消长之准则相符。例如,刚为阳,代表白昼,丹道以武火与之相配;柔为阴,代表黑夜,丹道以文火与之相配;大自然的昼夜之分不相凌乱,丹道火候亦如此。鼎炉之外,布五方之神环列之,使其各守本界,以护卫鼎炉之中的金水,使之不亏盈过度。自然变易之道或阴屈阳伸,或阳屈阴伸,周流而行,循环无穷;丹药在烹炼中生成种种变化,其理亦与之相合。

自内丹言之,火候动静有常,如循绳墨不可差忒。如果人们能凝然端守自身五行之炁,使之聚在丹田、守于其界中,不妄盈缩,则精、炁、神相与混融,合为一体。然其满则必溢,欲使身中之精、炁、神无所走失、漏泄,当运转河车。人身首乾而腹坤,俨如天地,天地间,日月行于黄道,昼夜往来,周流不息,上半月阳伸阴屈,魂长魄消,下半月阴伸阳屈,魂消魄长,循环往复,无有穷已;要炼化人身中之精、炁、神,亦要效日月之运行,使之沿任、督二脉在乾首、坤腹之间上下周流、反复;任、督二脉既通,则人身百脉皆通,自然周身气血流转,无有停壅之患。

　　动静有常,奉其绳墨①。四时顺宜,与气相得②。刚柔断矣,不相涉入③。五行守界,不妄盈缩④。易行周流,屈伸反复⑤。

【注释】

①动静有常,奉其绳墨:炼丹时火候之运,其动静当依时而行,不移如绳墨之准的,如此则能使鼎器中铅、汞二气相须、相恋。动静,指丹道的文、武火候。绳墨,见上篇第二章之注,喻指火候之细则。如果以《易》理论丹道之火候,则坤卦可以象征寂然不动、反本复静之时,修丹者于此时静以待之;复卦象征静极而动、阳气萌发之时,修丹者于此时则动以应之,故说"动静有常,奉其绳墨"。当动则动,当静则静,自有常法。如果当动而或杂之以静,当静而或间之以动,或助长于其先,或忘失于其后,则非奉其绳墨之意。此句与下句"刚柔断矣"等经文皆源出于《周易·系辞》:"动静有常,刚柔断矣。"其中,"断"有"分"之意。因天体常动,故为刚;地体常静,故为柔;天动地静各有其常,则天刚地柔因之而分。

②四时顺宜,与气相得:炼丹下功之时,要善于调停火候,使之能顺四时之宜,然后春温、夏暑、秋凉、冬寒,各得其所。四时指春、夏、秋、冬四季,其代表者为上文所说之二至、二分;二至、二分,截然不相侵越,动静不失其时。或者有以四时为子、午、卯、酉者,子应冬至一阳生,当进火;午应夏至一阴生,当退符,卯应春分、酉应秋分,卯、酉当沐浴。例如,子时一阳生,即可行此数之火候,如果于此时欲遽行丑时、寅时之火,适所以为害,因此时尚未有二阳、三阳与之相应,故丹道行火候,贵在与阴阳之气相得。气,指阴阳二气。

③刚柔断矣,不相涉入:炼丹时,文、武火候,各有其用,不可混淆。

刚,指阳刚,丹道以之喻武火。柔,指阴柔,丹道以之喻文火。《周易·系辞》说:"刚柔者,昼夜之象也。"又说:"刚柔相推,变在其中矣。""刚柔者,立本者也。"内丹之文、武火候,其动静与造化同。动极而静,入于杳冥,则当虚己以待时;静极而动,出于恍惚,则当用意以采取。如果当静而杂之以动,当动而杂之以静,则属矫揉造作,与常道不合。此与《艮·象》所云:"艮,止也。时止则止,时行则行,动静不失其时,其道光明。艮其止,止其所也。上下敌应,不相与也。"其意正同。

④五行守界,不妄盈缩:金、木、水、火、土五行,各守其界,彼此之间不妄行侵逾。此与上篇第九章"土旺四季,罗络始终。青赤白黑,各居一方。皆禀中宫,戊己之功"之意正同。或谓炼外丹之时,在鼎炉之外,列布五方之神灵,使之各守本界,以护卫鼎中铅金、流汞,使之不妄自亏盈;或谓五行守界,指四时、五行之节候勿使之过与不及,如春季属木,夏季属火,季夏属土,秋季属金,冬季属水,此四时、五行之气候宜各守其界限,无所侵逾,不妄盈缩,方保炼丹无虞。内丹则认为,欲将精、神、魂、魄、意五行之炁纳留于身内,不意守丹田则不可得;只有绵绵若存,以意守之,守之既久,则时至炁化,神明自来。五行之炁散于周身则为炁,聚在丹田则成宝,聚之、凝之于丹田,而不妄盈缩,则五行之炁相与混融,化为丹头、至宝,而凝成金液还丹。盈,满、太过之谓。缩,短、不及之谓。太过则伤物,不及则又不能生物。

⑤易行周流,屈伸反复:《周易参同契》以"日月为易",故"易"喻指日月,日月运行于天地之间,昼夜往来,周流不息,如此则阴阳和调,自无差忒之变异。丹道以日、月之运,喻坎离交媾、铅汞相融之理。屈伸反复,指阴阳二气之消长、循环。内丹认为,人身首乾而腹坤,俨如天地,其二气上升下降亦如天地。上半月阳伸阴屈,魂长魄消;下半月阴伸阳屈,魂消魄长,循环反复,无有穷已。

人身效日月之运用，与天地同功，其要在任、督二脉，任、督二脉
为一身阴阳之海；人能通此二脉，则百脉皆通，自然周身流转，无
有停壅之患。屈伸反复，他本或作"诎信反覆"。

【译文】

炼丹时，火候之运其动静当依时而行，如匠者之奉绳墨而动，如此
则能使鼎器中铅、汞二气相融、相恋。炼丹要善于调停火候，使之俨然
有序，犹如春温、夏暑、秋凉、冬寒四时之气相宜，各得其所。刚，指阳
刚，丹道以之喻武火；柔，指阴柔，丹道以之喻文火，丹道之文、武火候，
各有其用，不可混淆。如果丹道之文、武火候无差，就好比天地间四时、
五行之节候无过与不及，各守其界限，无所侵逾，不妄盈缩，如此方可保
炼丹无虞。"易"喻指日、月，日、月运行于天地之间，昼夜往来，周流不
息，如此则阴阳和调，自无差忒之变异；丹道则以日、月之运，阴阳二气
之消长、循环，喻坎离交媾、铅汞相融的火候之机，火候动静不失其时，
则丹宝可成。

晦朔之间章第四十六

【题解】

本章主要阐明丹道药物交媾、火候再次造端的情景以及丹之功效等内容。

自外丹言之，晦朔之间、日月合符可以比喻鼎炉中铅金、流汞相媾相融、游行于鼎中之时；其中，流汞为牝，铅金为牡，铅金、流汞合会，混而相拘、相从不违。其得猛火烹炼、混融一体之后，此时，熄去武火，则铅、汞之液不再沸腾、翻滚，铅、汞二者自相交结、利用，形成铅、汞的混凝物，混凝物逐渐冷却下来，隐形藏在鼎器之中。得火重炼之后，铅、汞混凝物旋而右转，在鼎炉的东北方开始融动，铅金融而吐其液，流汞滑而呕其光。在这个过程中，先是铅汞混凝物潜在鼎中底部，隐形而藏；后得火融化，渐复为液，其象为潜潭之状；于此潜潭之中，铅金、流汞之精光重明复耀，历历可观。

自内丹言之，晦朔之间为人之神、炁混融相合，神入炁中，万化归根之时。此时，修丹者万虑俱遗，忘形罔象，与道冥一，如此则神凝炁聚，冥冥如烟岚之罩山，濛濛如雾气之笼水，四达并流，无所不至，人身内在的五脏六腑、外在的四肢肌肤皆被其滋润而更加丰美。天地之阴阳、人身之龙虎相交，皆难以窥测，不可以智虑相谋，唯忘形罔象，静以密俟，然后可得而感通。故修丹者端坐如山石之不动，口缄舌气如冬蛇之蛰伏,含光默默,返照于其内,一呼一吸,悠悠绵绵,迤逦归于命蒂。久之,则时至炁化,体内之元阳真火愕然神涌,发散其用,舒化其精光。

　　晦朔之间,合符行中①。混沌鸿濛,牝牡相从②。滋液润泽,施化流通③。天地神明,不可度量④。利用安身,隐形而藏⑤。始于东北,箕斗之乡⑥。旋而右转,呕轮吐萌⑦。潜潭见象,发散精光⑧。

【注释】

①晦朔之间,合符行中:"晦"为月底,即每月的三十日;"朔"为月初,即每月的初一,"晦朔之间"乃每月三十日至下月初一半夜以前,即前月之终、后月之始那段时间,因此时月亮处于太阳与地球之间的近日点,月虽受日之光,然其光朝向太阳一面,地球上的人观察不到月亮之光,月为日掩,故古人认为"晦朔之间"乃日月交会、合符,行于中道即黄道之时。丹法则以"晦朔之间"、"日月合符"来比喻鼎炉中铅金、流汞相媾将毕,还游于鼎器之中的情形。此句与上篇第十章"晦至朔旦,震来受符。当斯之际,天地媾其精,日月相撢持。雄阳播玄施,雌阴化黄包"之句其意相承。丹经中,常以"晦朔之间"喻阴阳之交会。如在外丹而言,其意则为铅金、流汞相融,游行于鼎中之时;在内丹而言,其意则为人之神、炁混融相合,神入炁中,万化归根之时,这还可以亥子之交、贞下起元、坤复之际等为喻。故丹经认为,晦朔之间,天地开辟于此时,日月合璧于此时,人身之阴阳交会于此时;修真者于此时而作丹,不先不后,正当其中,则可以内真外应,与天地的阴阳造化若合符节。合符,即合璧。中,乃中道、黄道,为日行之道,晦朔之间,日月交会于此。

②混沌鸿濛,牝牡相从:混沌鸿濛,乃一气未分之时;牝牡相从,阴阳混于其中而未相离。混沌濛鸿乃混沌之貌;流汞为牝,铅金为牡,铅金、流汞合会,相从不违,此为"牝牡相从"。此与上篇第十章"混沌相交接,权舆树根基。经营养鄞鄂,凝神以成躯"之经意相承。就内丹而言,"混沌鸿濛,牝牡相从"指修丹者神凝炁聚,混融为一,神炁未相离之时;此时,修丹者内不觉其一身,外不知有宇宙,与道冥一,万虑俱遗,忘形罔象,寂然不动,致虚极、守静笃,深入于窈冥之中,无一毫思虑加乎其间,自然神与炁、精扭结、混融为一体。"混沌鸿濛,牝牡相从"二句,他本或作"涸冈濛鸿,牝牡相从"。又"混沌",他本或作"浑沌"。

③滋液润泽,施化流通:铅金、流汞相融、合会,如汁如液,在鼎中四化流通。内丹则以"滋液润泽,施化流通"为人身内精、炁、神阴阳交感之真景象的写照。此时,精、炁、神混融相合,化为金丹大药,它能调整人的炁血、润泽人的肌肤,其在人体内流通、施化,冥冥如烟岚之罩山,濛濛如雾气之笼水,四达并流,无所不至,人身内在的五脏六腑、外在的四肢肌肤皆被其滋润而更加丰美,功效神妙难测! 其中,滋液乃精、炁之谓,为润泽之物。

④天地神明,不可度量:其变化之神效,天地神明亦不能度量、谋虑。此句承上篇第十六章"元精眇难睹,推度效符征"而论,源出于《周易·系辞》"阴阳不测之谓神"句。内丹认为,天地阴阳、人身龙虎相交,皆难以窥测,不可以智虑相谋,唯忘形罔象,静以密俟,然后可得而感。

⑤利用安身,隐形而藏:晦朔之间,日月合璧于北方,光耀隐而不见。丹法以之喻铅金、流汞得猛火烹炼、混融一体之后,此时,熄去武火,则铅、汞之液不再沸腾、翻滚,铅、汞二者自相交结、利用,形成铅、汞的混凝物,混凝物逐渐冷却下来,隐形藏在鼎器之中。此句源出于《周易·系辞》"精义入神,以致用也;利用安身,

以崇德也”。内丹认为，晦朔之间、混沌鸿濛之时，修丹者端坐如山石之不动，口缄舌气如冬蛇之蛰伏，含光默默，返照于其内，一呼一吸，悠悠绵绵，迤逦归于命蒂，久之则神炁归根、身心复命、金液凝结，此即“利用安身，隐形而藏”之功。

⑥始于东北，箕斗之乡：修丹火候与月之消长无异，如果以月相之出没、圆缺喻阳气之肇端、消长，则月晦之时，可喻阳火退后的阴之极，此时月相隐藏不见；然阴极之后则阳生，经过亥、子的晦朔之后，阳气于丑、寅又重新肇端、萌发，生成一轮新月。如果以地支十二辰配方位，则亥、子之交的晦朔配北方，而阳气重新肇端、萌发的丑、寅配东北方，东北方正好为二十八宿中的箕、斗之位。或谓月于晦日灭明于东北方，尽丧其明；至于朔日，亦于此方开始复明，故说“始于东北，箕斗之乡”。箕，二十八宿中东方苍龙七宿中的最后一位。斗，二十八宿中北方玄武七宿的第一位。因苍龙七宿位居天空的东方而逆时针排列，故其最后一位的箕星位处东北方；而玄武七宿位居天空北方逆时针排列，故其第一位的斗星也位处东北方。所谓“箕斗之乡”，即指天空的东北方位，丹道以之喻阳火发端之初的丑、寅之时。又《周易·说卦》说：“帝出乎震，齐乎巽，相见于离，致役乎坤，说言乎兑，战乎乾，劳乎坎，成言乎艮。”“艮，东北之卦也，万物之所成终，而所成始也。”因艮卦于后天八卦方位中位居东北，即所谓的“箕斗之乡”；而艮卦配四时则代表冬末春初的四十五天，正好是万物成其终又成其始的时候，故可以之喻丹道前一轮炉火烹毕之后，下一轮阳火再次发端之时。或谓此句意指铅、汞混凝物得火重新烹炼，在鼎炉的东北方开始融动。

⑦旋而右转，呕轮吐萌：按汉易纳甲之法，十二地支分阴与阳，其中子、寅、辰、午、申、戌为阳支顺行，代表天道左旋；丑、亥、酉、未、巳、卯为阴支逆行，代表地道右旋。月为太阴，灭明于东北方，恰

值丑位；其逆行右转，历北方子、亥行至西方未、申之庚位，开始新一轮的生明、复圆旧形，故经文说"旋而右转，呕轮吐萌"，丹道以之喻鼎炉之阳火重新肇端、萌发。呕，吐出殆尽。轮，全月或月之轮廓。吐，微出。萌，月轮之微明或月之光芽，其状如草之萌芽。或谓"呕轮"指月华，"吐萌"指日华。亦有谓此句意指鼎炉中的铅汞混凝物融动后，旋而右转，在这个过程中，铅金融而吐其液，流汞滑而呕其光。

⑧潜潭见（xiàn）象，发散精光：先是铅汞混凝物潜在鼎中底部，隐形而藏；后得火融化，渐复为液，其象为潜潭之状；于此潜潭之中，铅金、流汞之精光重明复耀，历历可观。潜，伏之意。潭，水深之地。见，出现之意。象，铅汞混凝物色泽暗淡，此时则重现其光泽而形貌得见。内丹则认为，修丹者含光默默，返照于丹田之内，一呼一吸，悠悠绵绵，迤逦归于命蒂；时至炁化，则丹田火炽，其中潜伏的元阳神涌出现，发散其用，舒化其精光。

【译文】

每月三十日至下月初一日前后，日月交会、合符，行于黄道之中；丹法以之喻铅金、流汞相媾，游于鼎器之中的情形。铅金、流汞于鼎中混融、相合，呈现混沌不分之貌，其中，流汞为阴、为牝，铅金为阳、为牡，铅、汞不违，如阴阳、牝牡之相从。铅金、流汞相融、合会，如汁如液，在鼎中四化流通，滋润而有光泽。其变化之神效，天地神明亦不能度量、谋虑。当然，铅金、流汞得猛火烹炼、混融一体之后，尚须加工、再烹，此时熄去武火，则铅、汞之液不再沸腾、翻滚，铅、汞二者自相交结、利用，形成铅、汞的混凝物，混凝物逐渐冷却下来，隐形藏在鼎器之底。此后，铅、汞混凝物得火重新烹炼，在鼎炉的东北方开始融动。并旋而右转，渐复为液，其象为潜潭之状。于此潜潭之中，铅金吐其液，流汞呕其光，铅金、流汞之精光重明复耀，历历可观。

鼎毕之上章第四十七

【题解】

　　本章承上卷"复卦建始萌章第十三"、"十六转受统章第十四"等章之意，以《周易》不同卦象和一月之间月相圆缺，以明丹道之进阳火与退阴符的法则。

　　修丹火候与月之消长无异。自外丹言，炉中起火三日，其火气方达于鼎器之中；鼎中铅、汞等药物融化为液，得此火气烹炼而震动、翻滚，故以始生之月和《周易》经卦震及别卦乾之初九为其证验。炉火煅至八日，鼎中铅金、流汞相融，其气相通，各得其半；而每月初八，月相为上弦，其光亦半明，其状如《周易》经卦兑，故以上弦之月和《周易》兑卦及乾之九二喻丹道阳火用功至半。每月的十五日，月与日相望，月光盈满，如经卦乾的全阳之象，丹道以此喻阳火圆满之时；丹道阳火既满，满则慎溢，盛则恐衰，故亦当防危虑险，昼夜勤勉、警惕，防其亏折，与别卦乾九三爻之意相合。阳之终即阴之始，月于十六日后，一阴潜生，月之光始亏，如《周易》经卦之巽象，喻鼎中铅金、流汞之液沸涌至极，在此升而上的过程中，也有降而下，此与别卦乾九四爻其意正合。月至二十三日下弦，其光半亏、半明半暗，如《周易》经卦艮之象，丹道则以之喻鼎中铅金、流汞各半、复均，丹道阴符用功至于其半之时，此时鼎中铅、汞之气俱足各半，丹药近于圆成，故有"加喜"之庆，此与别卦乾九五爻其意正合,当此之时,须当沐浴,时不可逾。月至三十日,其光尽泯,其象如《周易》经卦之坤象,坤为纯阴,阴极而阳生,丹道以之喻阴符将尽、阳火重生,太阴之月与太阳之日合璧而晦的情景,此时铅、汞俱化,金丹已成,正当止火,此与别卦乾上九爻其意正合。总之,以火销金乃外丹烹炼之法则、规矩;外丹以九为阳火,用九为用火,火焰熊熊则有翩翩之象;阳火用之有其限度,火烹到一定程度,需要撤火;撤火之后,根据情况,又要生火,故炼丹过程中,火有生有灭,与乾用九之意正同。得火之烹,鼎中铅、汞等药物方能情性相合,辗转相融、相合,成其真宝。

　　自内丹言之,初三之娥眉月与《周易》经卦之震象和别卦乾之初九爻"潜龙",皆可喻修丹者身中静极生动,虚室生白,一点真灵之阳于混沌中生发,阳火起绪之初的情景。初八日上弦月与《周易》三画之兑象和乾之九二"见龙",可喻修丹火候中阳火用功至半、阴阳相和、火候相平的情况。十五日月光盈满与《周易》经卦乾卦全阳之象和别卦乾之九三"终日乾乾、夕惕若厉",可喻阳火圆满之意;然满则慎溢,盛则恐衰,故当防危虑险,昼夜勤勉、警惕,防其亏折。十六日之后,月之光盛极而衰,其明渐亏渐减,丹道则以此明阴阳火符之转换,至于极则渐向自己的对立面转化的过程;此时阳火进添至极,须当以阴符接之,通过徐运阴符,以包裹阳气,以达固济操持、保养其阳的目的,此乃丹道阴符继统之始。月至二十三日下弦,其光半亏、半明半暗,如《周易》三画艮卦之象,丹道则以之喻阴符用功至于其半之时,此时鼎中阴阳均平,阳火得阴符相济,居于中正,刚柔相合,不偏不倚。月至三十日,其光尽泯,其象如《周易》三画之坤卦,喻修丹者神炁归根,寂然不动,致虚极、守静笃;久之则晦去朔来,静极而动,药苗又新,复生庚月。内丹以神、炁为阴阳、为性情,其所谓金情、木性,实则喻指神、炁;神、炁本为一物,后天分而为二,其中,木性为魂,藏于肝居东,金情为魄,藏于肺居西,东西间隔,魂魄不能相拘。若能以炁合神,或以神驭炁,此则为推情合性,则木性爱金,金情恋木,金木不间隔,魂与魄转而相与,神与炁混而为一;在这个过程中，阳生则阴消，阴生则阳消，自然而然，有阳火、阴符之用；其中，阴极阳生或谓坤复之际，此为"天根"，阳极阴生或谓乾姤之际，此为"月窟"。此章所表达者即是阳火、阴符转换之法则。

　　昴毕之上，☳震出为征。阳气造端，初九潜龙①。阳以三立，阴以八通；故三日震动，八日☱兑行；九二见龙，和平有明②。三五德就，☰乾体乃成；九三夕惕，亏折神符③。盛衰渐革，终还其初；☴巽继其统，固济操持；九四或跃，进退道危④。☶艮主止进，不得逾时；二十三日，典守弦期；九五飞龙，天位加喜⑤。六五☷坤承，结括终始；韫养众子，世为类母；上九亢龙，战德于野⑥。用九翻翻，为道规矩；阳数已讫，讫则复起；推情合性，转而相与⑦。

【注释】

①昴（mǎo）毕之上，震出为征；阳气造端，初九潜龙：修丹火候与月之消长无异。月之行，其初则始于二十八宿中的东北箕、斗之乡；旋而右转，至每月初三日前后，日将落之时，月初生明于西南方，于二十八宿所值方位而言，乃为昴、毕之位；月之始生明，其状如《周易》三画卦之震象，故丹道以始生之月和震卦喻阳火发生之端，以其为鼎炉中阳气渐生之证验。此阳气发生之端倪，又可以重卦乾之初九"潜龙"为比；初九虽有龙德，但尚潜伏，以喻鼎炉中阳气虽生，但其力尚微。昴、毕，乃周天二十八宿中的西方之宿。征，证验。潜，隐而未见，行而未成。龙，中国古代传说中的一种神异动物，善飞腾、变化，故以之喻丹道阳火之变。自外丹言，月亮于初三日前后生明，出现于二十八宿的昴、毕之位，这表明炉中起火三日，其火气方达于鼎器之中；鼎中铅、汞等药

物融化为液,得此火气烹炼而震动、翻滚,故以始生之月和震卦为其证验。自内丹言,初三之娥眉月与《周易》三画之震象和别卦乾之初九"潜龙",皆可喻修丹者身中静极生动,虚室生白,一点真灵之阳于混沌中生发,阳火起绪之初的情景。

②"阳以"六句:初三日昏,月出西南庚方,庚为阳干,故说"阳以三立";初八日昏,月出南方丁位,丁为阴干,故说"阴以八通"。炉中之火经三日之炎,鼎内方得阳气初布,故说"三日震动";炉火煅至八日,鼎中铅金、流汞相融,其气相通,各得其半;而每月初八,月相为上弦,其光亦半明,其状如《周易》三画之兑,故以上弦之月和兑卦喻丹道阳火用功至半,而有"八日兑行"之说。若以别卦乾之理言之,则阳火用功之半可与乾九二爻相应,《乾·文言》谓九二"龙,德而正中者也",因九二爻居下卦之中位,正可喻修丹火候中阳火用功至半、阴阳相和、火候相平的情况。又《乾·文言》说:"'见龙在田',天下文明。"乾之九二爻象征阳气出于地面之上,此时约当周历的三月、四月,夏历的正月、二月,草木生长,大地呈文明之象;而丹鼎中药物相融、相结,亦有文明之象。

③三五德就,乾体乃成;九三夕惕,亏折神符:每月的十五日,月与日相望,月光盈满,如经卦乾的全阳之象,丹道以此喻阳火圆满之时。如以别卦乾象言则应在九三爻,九三阳爻处阳位,又居下卦之上,与月至十五全阳而圆,其意正同。乾九三爻谓:"君子终日乾乾,夕惕若厉,无咎。"认为昼则勤勉,夜则警惕,虽处危境,可无灾咎;丹道阳火既满,满则慎溢,盛则恐衰,故亦当防危虑险,昼夜勤勉、警惕,防其亏折,与九三爻之意相合,故有"九三夕惕,亏折神符"之说。三五,指每月的十五日,即月圆之时。德就,功德圆满。乾体,纯阳之意,月望之圆满象,犹如乾体之纯阳。神符,丹道火候变化神妙,有其符信。

④"盛衰"六句:阳之终即阴之始,十六日之后,月之光盛极而衰,其

明渐亏渐减,终当成晦而还于初,故说"盛衰渐革,终还其初";丹道则以此明阴阳火符之转换,至于极则渐向自己的对立面转化,这个过程周而复始。又月于十六日后,一阴潜生,月之光始亏,如《周易》三画之巽象,于丹道言,则以之喻阳火进添至极,须当以阴符接之,通过徐运阴符,以包裹阳气,以达固济操持、保养其阳的目的,此乃丹道阴符继统之始。如果以别卦乾象言则应在九四爻,九四以阳爻而居于阴位,其爻辞言:"或跃在渊,无咎。"喻鼎中铅金、流汞之液沸涌,或升而上,或降而下,皆有其法则,不离于其所居鼎器之中;故炼丹时,顺其火候进退之宜则吉,反之则危。固济,封固之意。

⑤"艮主"六句:月至二十三日下弦,其光半亏、半明半暗,如《周易》三画艮卦之象;艮一阳止于二阴之上,阴符进而止于一阳之下,《艮·象》说:"艮,止也。时止则止,时行则行,动静不失其时,其道光明。"艮卦主要的意思是讲"止"的道理,其所谓"止",指的是行与止、动与静皆各有其时,而不能错失其机,故说"艮主止进,不得逾时"。丹道则以之喻鼎中铅金、流汞各半、复均,丹道阴符用功至于其半之时,此时鼎中阴阳均平,阳火得阴符相济,居于中正,刚柔相合,不偏不倚;当此之时,须当沐浴,时不可逾。此如以别卦乾象言则应在九五爻,其爻辞说:"飞龙在天,利见大人。"《文言》对之解释道:"'飞龙在天',乃位乎天德。"认为此爻象征阳气升至甚高之位,犹如飞龙升在天空之上;此于周历言则为九月、十月,夏历言则为七月、八月,此时草木已长成,天德之功已备,故为喜庆之事。又汉易纳甲之法有世应之说,以六位配卦之六爻,即初爻为元士,二爻为大夫,三爻为三公,四爻为诸侯,五爻为天子,上爻为宗庙,九五爻所处正好是天子之位。乾之九五居上卦之中而得正,意味着其刚而不至于躁,柔而不至于懦,既刚健中正,又通权达变,丹道则以之喻鼎中铅、汞之气俱足

各半,丹药近于圆成,故有"加喜"之庆。逾,越过。典,主管。他本"止进"或作"进止"。

⑥"六五"六句:"六五"即每月的三十日,月至三十日,其光尽泯,其象如《周易》三画之坤卦,坤为纯阴,阴极而阳生;故月终始出没,皆于晦朔之间的三十日前后,其以坤代表之,故坤可以"结括终始",阴为终而阳为始;又坤卦取象大地,大地长养万物,为万物之母,故其能韫养众子,世世为万类之母。一说"六五"即坤卦的六五爻,六五以阴爻居于阳位,又居中位,阴阳相承变化,丹道以之喻阴符将尽、阳火重生之时,因丹道火候从坤而始,阳火用事;至坤而终,阴符完结,坤可结括还丹火候之终始,故其能为道之规矩。一说"众子"即众卦火符,皆自坤出,如坤始变初爻为阳成震,二阳成兑,三爻俱变为纯阳成乾;复由乾体变初爻为阴成巽,二爻成艮,最终又归于坤,故坤为众卦火符之母。如以别卦乾象言则应乾之上九,乾上九言"亢龙有悔",其与坤上六所言"龙战于野,其血玄黄"相配,以明孤阴不生、孤阳不长,乾上九之"亢龙",必与坤之上六"战德于野",方可论阴阳相敌、均和。丹道则以之喻阴符结括之时,太阴之月与太阳之日合璧而晦的情景。自外丹言,此时铅汞俱化,金丹已成,故当止火;自内丹言,药物生于坤腹,得火而升于乾鼎,复又降于坤腹之中,此时神炁归根,寂然不动;稍后则晦去朔来,静极而动,药苗又新,虚室生白,复生庚月,故坤为药、火之母。六五,一说为月晦之三十日;一说为坤之六五爻。韫(yùn)养,孕育、抚养之意。类,万类,也即万物;"类母"即万物之母。承,他本或作"极"。又他本以"上九亢龙,战德于野;用九翩翩,为道规矩"为一句,将之放在下文"转而相与"之后。

⑦"用九"六句:外丹以九为阳火,用九为用火,火焰熊熊则有翩翩之象;以火销金乃外丹烹炼之法则、规矩,阳火用之有其限度,火

烹到一定程度,需要撤火;撤火之后,根据情况,又要生火,故炼丹过程中,火有生有灭;得火之烹,鼎中铅、汞等药物情性相合,辗转相融、相合,能成其真宝。内丹则以神、炁为阴阳、为性情,其所谓金情、木性,实则喻指神、炁;神、炁本为一物,后天分而为二,其中,木性为魂,藏于肝居东,金情为魄,藏于肺居西,东西间隔,魂魄不能相拘。若能以炁合神,或以神驭炁,此则为推情合性,则木性爱金,金情恋木,金木不间隔,魂与魄转而相与,神与炁混而为一。在这个过程中,阳生则阴消,阴生则阳消,自然而然,有阳火、阴符之用;其中,阴极阳生或谓坤复之际,此为“天根”,阳极阴生或谓乾姤之际,此为“月窟”,邵雍在其《观物吟》中说:“乾遇巽时观月窟,地逢雷处看天根;天根月窟闲来往,三十六宫都是春。”所表达者即是阳火、阴符之转换有如禅位之意。用九,《周易·说卦》说:“参天两地而倚数。”五行生数中,天一、天三、天五为阳,参天相倚而成九;地二、地四为阴,两地相倚而成六,这是对坤之所以用六、乾之所以用九的一种解释。又,在《周易》筮法中,如果筮遇乾卦,六爻皆七之少阳,则以卦辞断之;六爻皆九之老阳,则以用九断之。乾之用九说:“见群龙无首,吉。”因乾居《周易》众卦之首,如以阳刚再居首位,亢极则有悔,故《乾》之群龙不以首位自居,方可达刚柔兼济之妙。用九意味着老阳已极,则须禅让、退位于阴,阴阳相禅,往来屈伸,如鸟之飞翔,翩翩然上下翻舞,此乃天地阴阳变化之法则。翩翩(piān),鸟类飞行之貌,喻从容不迫,优游闲暇,进退自如,从心所欲。阳数,指九,喻丹道之火。已讫,完成之意。推情合性,或谓丹道阳火发动为情,其静存为性,由情归性,即由动归静;静中又孕育动,动静辗转相与,如循环璇玑之运转。转而相与,阳终则阴复起,阴极则阳复进。

【译文】

每月初三日前后,日将落之时,月初生明于西南方,于二十八宿所值方位而言,乃为昴、毕之位;月之始生明,其状如《周易》经卦之震象。此阳气发生之端倪,又可以别卦乾之初九"潜龙"为比,喻鼎炉中阳气虽生,但其力尚微。每月初三日昏,月出西南庚方,庚为阳干,故说"阳以三立";初八日昏,月出南方丁位,丁为阴干,故说"阴以八通"。炉中之火经三日之炎,鼎内方得阳气初布,故说"三日震动";炉火煅至八日,鼎中铅金、流汞相融,阴阳之气相通,各得其半;其状如每月初八之上弦月相,其光亦半明,以《周易》经卦兑象之,故有"八日兑行"之说。阳火用功之半可与别卦乾之九二爻相应,因九二爻居下卦之中位,正可喻修丹火候中阳火用功至半、阴阳相和、火候相平的情况。又乾之九二爻象征阳气出于地面之上,此时约当周历的三月、四月,夏历的正月、二月,草木生长,大地呈文明之象;而丹鼎中药物相融、相结、相和,亦有文明之象。每月的十五日,月与日相望,月光盈满,其状如《周易》经卦之乾象,丹道以此喻阳火圆满之时。如以别卦乾象言之,则应在九三爻,九三阳爻处阳位,又居下卦之上,与月至十五全阳而圆,其意正同。乾九三爻谓:"君子终日乾乾,夕惕若厉,无咎。"认为昼则勤勉,夜则警惕,虽处危境,可无灾咎;丹道阳火既满,满则慎溢,盛则恐衰,故亦当防危虑险,昼夜勤勉、警惕,防其亏折,其与九三爻之意相合,故有"九三夕惕,亏折神符"之说。十六之后,月之光盛极而衰,其明渐亏渐减,终当成晦而还于初,故说"盛衰渐革,终还其初";丹道则以此明阴阳火符之转换,阳至于极则渐向自己的对立面转化,这个过程周而复始。又月于十六日后,一阴潜生,月之光始亏,如《周易》经卦之巽象,于丹道言,则以之喻阳火进添至极,须当以阴符接之,通过徐运阴符,以包裹阳气,以达固济操持、保养真阳的目的,此乃丹道阴符继统之始。如果以别卦乾象言之,则应在九四爻,九四以阳爻而居于阴位,其爻辞言:"或跃在渊,无咎。"此可喻鼎中铅金、流汞之液沸涌,或升而上、或降而下,皆有其法则,不离于其所居鼎器之中;故炼丹时,顺其火候进退之宜则吉,反之则危。月至二十三日下弦,其光半亏、半明半暗,如《周易》经卦之艮象;艮卦主要的意思是讲"止"的道理,其所谓"止",指的是行与止、动与静皆各有其时,而不能错失其机,故说"艮主止进,不得逾时";丹道则以之喻鼎中铅金、流汞各半、复均,丹道阴符用功至于其半之时,此时鼎中阴阳均平,阳火得阴符相济,居于中正,刚柔相合,不偏不倚;当此之时,须当沐浴,时不可逾。此如以别卦乾象言之,则应在九五爻,象征阳气升至甚高之位,犹如飞龙升在天空之上;此于周历言则为九月、十月,夏历言则为七月、八月,此时草木已长成,天德之功已备,故为喜庆之事;丹道则以之喻丹药近于圆成,故有"加喜"之庆。月至三十日,其光尽泯,其象如《周易》经卦之坤象,坤为纯阴,阴极而阳生;故月终始出没,皆于晦朔之间的三十日前后,其以坤代表之,故坤可以"结括终始",阴为终而阳为始;众卦火符,皆自坤出,如坤始变初爻为阳成震,二阳成兑,三爻俱变为纯阳成乾;复由乾体变初爻为阴成巽,二爻成艮,最终又归于坤,故坤为众卦火符之母。坤可结括还丹火候之终始,故其能为道之规矩。如以别卦乾象言之,则应乾之上九,乾上九言"亢龙有悔",其与坤上六所言"龙战于野,其血玄黄"相配,以明孤阴不生、孤阳不长,乾上九之"亢龙",必与坤之上六"战德于野",方可论阴阳相敌、均和;丹道则以之喻阴符结括之时,太阴之月与太阳之日合璧而晦的情景。自外丹言,此时铅汞俱化,金丹已成,故当止火;自内丹言,药物生于坤腹得火而升于乾鼎,复又降于坤腹之中,此时神炁归根,寂然不动;稍后则晦去朔来,静极而动,药苗又新,虚室生白,复生庚月,故坤为药、火之母。外丹以九为阳火,用九为用火,火焰熊熊则有翩翩之象;以火销金乃外丹烹炼之法则、规矩,阳火用之有其限度,火烹到一定程度,需要撤火;撤火之后,根据情况,又要生火,故炼丹过程中,火有生有灭;得火之烹,鼎中铅、汞等药物情性相合,辗转相融、相合,而能成其真宝。

循据璇玑章第四十八

【题解】

本章主要阐明丹道进火、退符火候运行法则的重要性，认为阴阳火候运用得当，乃丹药成就之宗祖。

自外丹言之，铅金、流汞在鼎炉之中得火烹炼，升腾、翻滚，上下升降，周流于鼎器的东西南北上下六虚之中，无有常位，莫可窥睹，然其行犹如璇玑之运，有其轨则；合于此轨则，则丹之玄妙就能逐渐生成。故丹道之阳火、阴符运用恰当，实为丹药成就之宗祖。犹如《周易》阴阳爻在卦之六位周流，变化而无常位，然六十四卦却因此而得以形成。

自内丹言之，"坎、离"为身中精炁与神的喻称，也称"阴阳药物"。阴阳药物虽变化无常，然烹炼火候有其所循之则，其中，阳气生则自下而上，谓之"升"；阴气降则自上而下，谓之"降"。修丹者默运造化、会之于心，其间抽添进退之妙、沐浴交结之奥，莫非坎、离之妙用，此两者之变化实乃由凡变易成仙的根本。

循据璇玑，升降上下①。周流六爻，难可察睹②。故无常位，为《易》宗祖③。

【注释】

①循据璇玑(xuán jī)，升降上下：铅金、流汞在鼎炉之中，得火烹炼，上下升降，运转不息，其行当如璇玑之运，循其轨则。循，因循。据，依凭。璇玑，一说为古代测天文的仪器，或谓即浑天仪，其中，美珠谓之"璇"，以象天之众星，"玑"为"机"，乃测天之器具，古人以璇布于机上，谓之"璇玑"，以象宇宙天体之转运；另一说"璇玑"为北斗星，《史记·天官书》云："北斗七星，所谓'旋、玑、玉衡以齐七政'。"司马贞《史记索隐》："案：《春秋运斗枢》云：斗，第一天枢，第二璇，第三玑，第四权，第五衡，第六开阳，第七瑶（摇）光。第一至第四为魁，第五至第七为标（杓），合而为斗。"在天文学上，北斗七星，第一星名天枢，第二星名璇，第三星名玑，第四星名权，第五星名衡，第六星名开阳，第七星名瑶（摇）光，其中，第一至第四星组合为"魁"，第五至第七星组合为"标"（杓），合魁、杓而为北斗，"魁"为"斗"之首，"杓"为"斗"之尾。北斗七星围绕北极紫微之星运转，每月顺十二辰依次向前移动一位，一年十二月据此得以区分。因日月之运，皆须循北斗而行，丹法则以之喻阴阳药物虽变化无常，然进火、退符有其所循之则。升，阳气生则自下而上，故谓之"升"。降，阴气降则自上而下，故谓之"降"。

②周流六爻，难可察睹：铅金、流汞在鼎炉中上下升降、翻腾，无有常位，难以察睹其运转之机；犹如《周易》阴阳爻在卦之六位周流，变化而无常位。六爻，在《周易》指别卦之六位，《系辞》与《说卦》皆提出"三才"（或"三材"）之说，以明《周易》别卦为何只有六爻，《系辞》说："《易》之为书也，广大悉备，有天道焉，有人道焉，有地道焉。兼三才而两之，故六。六者非它也，三才之道也。"《说卦》谓："昔者圣人之作《易》也，将以顺性命之理，是以立天之道曰阴与阳，立地之道曰柔与刚，立人之道曰仁与义。兼三才而

两之,故《易》六画而成卦。"《周易参同契》认为,"乾、坤"喻天地,
定上下之位,"坎、离"喻日月,列东西之门,乾、坤之天地立,则
坎、离之日月运行于其间,变易生成。自内丹言之,乾、坤为鼎
炉,坎、离为药物,丹道火候有抽添、进退之妙,沐浴、交结之奥。
人身之元阳生发之后,循其息长、升而向上,历经身后督脉之尾
间、夹脊、玉枕之后三关,上于头顶昆仑、泥丸之宫,这个过程可
配以《周易》经卦之震、兑、乾,或以上半月初三、初八、十五这三
候为征兆,以明修炼者体内阳炁生、自下而上升之象。元阳之炁
自头顶昆仑而降,循其消而向下,历经身前任脉之泥丸、膻中,归
于下丹田之土釜,此为前三关,这个过程可配以《周易》经卦之
巽、艮、坤,或以下半月之十六、二十三、三十这三候为征兆,以明
修炼者阴气生、降而向下之象。人体内阴阳之气一升一降、一上
一下,周流于六位之间,无声无臭,难以察睹;其与《周易》阴阳两
爻升降于别卦六位之间,上下无常,其意正同。难可,他本或作
"难得"、"难以"。

③ 故无常位,为《易》宗祖:《周易》的阴阳两爻升降、变化,周流于六
位之间,循环而无常位,不可为典要,此阴阳两爻为《易》道之宗
祖。或谓乾、坤两卦为《周易》之门,因乾、坤之六阳、六阴为《易》
之根本,余六十二卦,皆自乾、坤两卦阴阳变化所得,识得乾坤阴
阳变化之道,是谓识得《易》道之宗祖。外丹以铅、汞为药之宗
祖,铅、汞之气上下运转于鼎中,周流于鼎器内的东西南北上下
六虚之中,莫可窥睹,但丹之玄妙由此而逐渐生成,故铅、汞实为
药之宗祖。自内丹言之,丹道火候周旋如璇玑之运,自子升上,
历震、兑至于乾;至午降下,历巽、艮至于坤,期间三阳三阴进退
消息,周历六爻,不见坎、离爻位,然莫非坎、离之妙用,故说其
"无常位"而难以察睹。内丹以"坎、离"为身中精炁与神的喻称,
其虽无形迹可观,然修丹者默运造化、会之于心,其间抽添进退

之妙、沐浴交结之奥皆由此出,乃由凡变易成仙的根本。

【译文】

铅金、流汞在鼎炉之中,得火烹炼,上下升降,其行犹如璇玑之运,有其轨则。又因其不断周流于鼎器的东、西、南、北、上、下六虚之位,故人们对之难以窥睹。然其变化虽无常位,但只要丹道之阳火、阴符运用恰当,丹之玄妙就能逐渐显现,故铅、汞得火生成变化,实为丹药成就之宗祖;犹如《周易》乾坤阴阳爻象变化,虽周流六虚而无常位,却为《易》道之宗祖一样。

朔旦为复章第四十九

【题解】

自本章起,《周易参同契》以《易》之十二辟卦、天之十二辰、乐之十二律吕,以配丹道一年之火候。

自外丹言之,朔旦为复、黄钟建子,皆比喻炼丹起火之初,微阳之火在下,鼎受微阳之气,其温渐升,鼎中铅、汞得阳火之烹,熏蒸而化。炼丹时,为确保鼎中阴阳药物融和有序,则进火、退符皆要"立表"对之进行衡量,方能得丹药的冲融之常。

自内丹言之,人身中静极而动为一阳来复之象。因阳炁尚微,故修丹者于此时只可轻轻默举,未堪用力;一呼一吸,深细、悠长,如此方可得一阳之"微刚"来复。身中阳火发动后,要在使其温温柔暖,播施于鼎器之间,身体自然冲融。修丹者当养此一点生机以为返本还元之根基,而不可须臾有所离。

朔旦为复☷☵,阳气始通①。出入无疾,立表微刚②。黄钟建子,兆乃兹彰③。播施柔暖,黎烝得常④。

【注释】

①朔旦为复,阳气始通:"朔"为每月的初一日至初三日之半;"旦"

为每日夜半子时之半；如以一岁言之，则"朔旦"指北斗之杓建子之月的十一月一日，此三时皆阳气初生、始复之时。《周易》的复卦自坤卦变化而来，坤卦六爻皆阴，阴气已极、阳气复生，其下体初爻变而成阳，坤变成复，复五阴一阳，乃一阳发生之始，此时阳气始通。丹道以此喻鼎中铅金、汞银得火初融之意；内丹则以之喻修丹者静极生阳、身中阳火发动之初，如邵雍所说："一阳初动处，万物未生时。"与此意正同。

②出入无疾，立表微刚：丹鼎之内，铅、汞受炉火炎上的微阳之气熏蒸，开始奠定丹药之基；铅、汞流布于鼎中，彼此出入往来，开始相融、相合，从容而合于自然，是谓"出入无疾"。或谓复卦一阳始通，阳之势渐长，阴之势渐消，"出"谓阳之进，"入"谓阴之退，炼丹时，应确保鼎中阴阳药物消长、出入俱无疾伤，如此则进火、退符皆要有标准对之进行衡量，是谓"出入无疾，立表微刚"。其中，"表"乃测影推候之物，"立表"所以验晷影之长短，"刚"指阳气，"微刚"即"微阳"，指初生之阳气，通过立表测日影之长短，能知地中阳气消长之机；同理，于鼎炉进火的"微刚"之时，即要通过"立表"以测之，方能知丹道进火、退符之要领。此句源自《周易·复》："亨。出入无疾。朋来无咎。反复其道，七日来复，利有攸往。"《复·象》："雷在地中，复。先王以至日闭关，商旅不行，后不省方。"微刚，汉易卦气说中，《复》卦一阳处五阴之下，表明积阴之下、阳气始通。内丹以其喻人身中静极而动、一阳来复之象，因阳炁尚微，故修丹者于此时只可轻轻默举，未堪用力，此之谓"出入无疾"；然又不可太柔，要当以意微微照之，如此则能得"立表微刚"，所谓"立表"有立即出现之意。或谓一阳初复，其气尚微，此时当温养此微阳，不可遽然进火，所谓"先王以至日闭关"，内不放出，外不放入，皆所以炼此表卫、护此微阳，故说"出入无疾，立表微刚"。又，内丹学有时以"出入"譬呼吸之义，如

《黄庭经》所云："出日入月呼吸存。"一呼一吸，深细、悠长，此为"出入无疾"，"疾"为快之义，如此方可得一阳之"微刚"来复。微刚，他本或作"为刚"。

③黄钟建子，兆乃兹彰：农历十一月，北斗斗杓建子，律应黄钟。此时，阳气始生，阳动之朕兆渐渐滋生彰著。黄钟，十一月之律管，用以候气。彰，他本或作"亨"。

④播施柔暖，黎烝得常：微阳之火在下，鼎内受微阳之气，其温渐升，铅、汞得阳火之烹，熏蒸而化，将得冲融之常。大而化之，天之气播施而始物，地之气柔暖而生物，众庶得天地之气滋养，资始资生而得其常道。就内丹而言，"国"可喻身，"民"可喻一身之精炁。身中阳火发动之初，火气至微，要在不纵不拘、不疾不缓，使温温柔暖，播施于鼎器之间，身体自然冲融柔暖。故身中众阴全赖此一点阳精为之主宰，修丹者当养此一点生机以为返本还元之根基，而不可须臾有所离。播，播布。施，给予。柔暖，微阳。黎烝，众庶，黎民。

【译文】

每月初一日至初三日之半、每日夜半子时之半，此二时皆阳气初生、始复之季，可以《周易》五阴一阳的复卦象之，丹道则以之喻鼎中铅金、汞银得火初融之时。铅、汞受炉火炎上的微阳之气熏蒸，开始流布于鼎中，彼此相融、相合，出入往来，从容而合自然。炼丹者于鼎炉进火的"微刚"之时，即要通过"立表"以测之，方能知丹道进火、退符之要领。又农历十一月，北斗斗杓建子，律应黄钟，此时阳气始生，阳动之朕兆渐渐滋生彰著。此亦可喻丹道微阳之火发动，鼎内受微阳之气，其温渐升，铅、汞得阳火之烹，熏蒸而化，得冲融之常道的情景。

临炉施条章第五十

【题解】

本章明丹道进二阳火候之状。

临卦为二阳之卦，自外丹言之，此喻炼丹之炉火当进二阳火候。炉火渐养渐旺之后，为避免火力逸出，提高炉温，要封住炉门，并在炉门外施之以铁条予以加固，如此则炉火不会四散逸出，从而炉火的炎上之道得以开通而生发光明。进二阳火候时，炉中火气日渐条畅，如日晷之增益其长。因阳火渐进，铅金、流汞得火相烹，在鼎内上下翻腾、高低无恒，相互感通，渐结丹头。

自内丹言之，"临卦二阳"喻修行人身中元阳之炁渐渐条畅，此时，其当调理自己之身心，抑阴以开路，扶阳以正光。如此，则阳炁所行之黄道渐渐开明，阳炁渐进、浸布，神与炁、精得以益长。因元阳自下丹田生起，当就下而结丹头；此后，元阳过尾闾升而向上，先低后昂，此即丹道进阳火之象。

临☷炉施条，开路正光①。光耀渐进，日以益长②。丑之大吕，结正低昂③。

【注释】

①临炉施条，开路正光：临，四阴二阳，乃二阳生之卦，丹道以之喻炼丹之炉火当进二阳火候。进二阳火候时，炉中火气渐渐条畅，此即"临炉施条"；炉火炎上之道开通之后，炉火之力能进着于鼎器内，从而光耀于鼎中，此谓"开路正光"。通常情况下，炉灶中皆插有铁条，燃料被置于铁条之上燃烧，灶坑下的空气能穿过铁条、源源不断补充到炉中来，而燃烧后所形成的炉渣也能够穿过铁条掉于炉灶下的坑中，故"临炉施条"似有欲使火力增强，当先清理炉灶中所插铁条上的炉渣之义。又"临炉施条，开路正光"亦有俗话所说之"封炉"的意思，炉火开启之后，火力尚微，当养之；炉火渐养渐旺之后，为避免火力逸出，提高炉温，要封住炉门，并在炉门外施之以铁条予以加固，如此则炉火不会四散逸出，从而火力能够集中，炉火的炎上之道得以开通而生发光明。炉，即火炉，乃蓄火化物之处，也可喻阳炁。或谓"条"即长之意。开路，炉火上进、阳炁通畅之义。正光，端正炉火炎上之道，使其生发光明。内丹以"临卦二阳"喻身中元阳之炁渐渐条畅，修行人于此时调理自己的身心，抑阴以开路，扶阳以正光，于是，阳炁所行黄道渐渐开明。开路，他本或作"云路"。

②光耀渐进，日以益长：炉中之火力趋盛，其光耀渐进，每日皆在增长。或谓炉火光耀渐进，如日晷之增益其长。以内丹言之，"临卦"喻阳气渐进、浸布，神与炁、精得以益长。渐，他本或作"浸"。

③丑之大吕，结正低昂：临为二阳之卦，依汉易卦气说，其律应大吕，所值之时"丑"；"丑"如果以一日言之，则为鸡鸣之丑时（凌晨1点至3点）；以一月言之，为初三半至初五；以一岁言之，则为斗杓建丑之十二月，三者皆可喻丹道进二阳火候之时。因阳火渐进，铅金、流汞得火相烹，在鼎内上下翻腾、高低无恒，相互感通，渐结流珠，此谓"结正低昂"。大吕，乃十二律吕之一。低昂，一

上一下、高低无恒之貌。自内丹言之,临应十二月丑,乃进二阳
火候之时。元阳自下丹田生起,当就下而结丹头;此后,元阳过
尾闾升而向上。先低后昂,亦进火之象。

【译文】

临卦喻炼丹之炉火当进二阳火候,此时为避免火力逸出,提高炉
温,要封住炉门,并在炉门外施以铁条将其加固,如此则炉火不会四散
逸出,从而炉火向上炎鼎之正道得以开辟,整个鼎炉通体生发光明。丹
道进二阳火候之时,炉中火气日渐条畅,每日皆在增长。依汉易卦气
说,临为十二辟卦中的二阳之卦,其律应大吕;此可喻炉内阳火之力透
进鼎中,铅金、流汞得火相烹,在鼎内上下翻腾、高低无恒,相互感通,渐
渐结成丹头。

仰以成泰章第五十一

【题解】

本章明丹道进三阳火候之状。

自外丹言之:丹炉至于泰卦三阳火候,阳火大伸而炎于上。当此之时,鼎内铅、汞阴阳各半,呈现刚柔交分、并为隆盛之象;阳倡而阴随,阳者刚而不躁、阴者柔而不懦,阴阳相交接,运转以顺时。

自内丹言之,进三阳火候,可以正月建寅的泰卦象之。此时,阳长而阴消,身中元阳之炁渐起、渐仰。阳居中而正、群阴伏首,如辐之辏于毂。神与炁、精相交结,阴阳和顺,则大药可得;药既得则要即刻运之,故当急驾河车,运转周天,将之搬运归于鼎内。

仰以成泰☷,刚柔并隆①。阴阳交接,小往大来②。辐辏于寅,运而趋时③。

【注释】

①仰以成泰,刚柔并隆:十二月临卦,仰上加一阳爻则成泰卦;泰卦三阴三阳,丹道以之喻三阳火候。一年二十四节气,十一月冬至复卦一阳生,为北斗斗杓建子之月;十二月小寒临卦二阳生,为北斗斗杓建丑之月;至正月立春泰卦三阳生,为北斗斗杓建寅之

月,俗语称之为"三阳开泰",此时,阳气由地下仰而向上升,阴气由地面沉而往下降,内阳而外阴,阳健而阴顺,故以泰卦象之。丹道则以之喻丹炉至于三阳火候,鼎内铅、汞阴阳各半,阳者刚而不躁,阴者柔而不懦,刚柔交分,并为隆盛之象。内丹则以泰卦喻神与炁交融、相抱,结成丹头。此时,身中元阳之炁渐起、渐仰,当急驾河车、运转周天,将之搬运归于鼎内。成,他本或作"承"。

②阴阳交接,小往大来:在三阳火候作用下,鼎中铅金、流汞混融成团,阳渐长而阴渐消,阴阳相交接,阳性、阴情和顺通达。此句源出于《周易·泰》,泰为阴阳相交之卦,又为阴退阳长之象,其卦辞说:"小往大来,吉,亨。""小"谓阴,指坤,"大"谓阳,指乾;泰之为卦,坤地居于乾天之上,坤往居外、乾来居内,此谓"小往大来";坤地之阴气降而乾天之阳气升,天地阴阳之气相交接、通达为泰,故能得吉而亨。正如《泰·象》所说:"天地交而万物通,上下交而其志同。"内丹以之喻修丹者神与炁、精相交结,体内之阳刚浸长而阴渐消渐退之意。

③辐辏于寅,运而趋时:泰为三阳之卦,律应太蔟。此以一日言之,为平旦寅时,即凌晨3点至5点;以一月言之,为初六至初八日之半;以一年言之,则斗杓建寅之正月。此时阳气奋迅发越而出于地,群阴如辐之辏毂,翕然归之;阳统而阴顺,顺其时而万物生成。丹道以建寅之月的泰卦表示进三阳火候,因阳火大伸而炎于上,当此之时,鼎中铅、汞阴阳相融,阳倡而阴随,运转以顺时。辐辏,车轮中连接车毂和轮辋的一条条直棍叫"辐"或"辐条",像车辐集中于车毂一样聚集就是"辐辏"。正月之寅律应太蔟,"蔟"有"凑"之意,喻万物当此阳长之时,群集而生。就内丹而言,进三阳火候,可以正月建寅的泰卦象之。此时,神与炁、精相交结,阳居中而正,群阴伏首,如辐之辏于毂;阴阳既和顺,则大

药可得，药一得则要即刻运之而归于鼎。辏，他本或作"凑"。
而，他本或作"移"。

【译文】

正月建寅之月，阳气由地下仰而向上升，阴气由地面沉而往下降，内阳而外阴，阳健而阴顺，故以泰卦象之，丹道以泰卦喻炉火当进三阳火候，此时鼎内铅、汞阴阳各半，阳者刚而不躁，阴者柔而不懦，刚柔交分，并为隆盛。鼎中铅金、流汞混融成团，阳渐长而阴渐消，阴阳相交接，阳性、阴情和顺通达。阳倡而阴随，阳居中而正，群阴伏首，翕然归之，如辐之辏于毂；鼎内铅、汞阴阳相交接，其运转当顺火候之时。

渐历大壮章第五十二

【题解】

本章明丹道进四阳沐浴火候之状。

丹道以大壮之卯时喻炉火进四阳沐浴火候。自外丹言之,铅、汞得火融化为液,在鼎中翻腾、滚动;此后,当适时不再进火,鼎中铅、汞便会随着炉温的持平、降低,由动转静,沉于鼎底,此为"沐浴"火候。值此阴阳气平之时,加火则有偏重之虞,故宜止火、罢功,沐浴温养丹宝。

自内丹言之,当阳刚之炁趋于壮盛之时,须当适时沐浴温养,洗心濯虑,则丹头自落于黄庭,归于本根。此时要谨慎养护,宜慎宜专,以戒不虞,待其阴气自退,阳气自长,所谓勿忘勿助,即是此意。反之,则可能德返为刑,生者死之根,导致鼎倾药泄。

渐历大壮☱,侠列卯门①。榆荚堕落,还归本根②。刑德相负,昼夜始分③。

【注释】

①渐历大壮,侠列卯门:大壮卦二阴四阳,乃四阳生之卦,律应夹钟;以一日言之,为日出之卯时,即早晨5点至7点;以一月言之,为初八半至初十;以一岁言之,则斗杓建卯之二月,此时正处仲

春,阳气趋盛,万物亦由幼而趋于壮,故谓"大壮"。丹道以大壮之卯时喻炉火进四阳,值沐浴之候,犹如《大壮·象》所说:"'大壮',大者壮也;刚以动,故壮。""大"于《易》指阳,"大壮"即"阳壮"之意;"刚"于丹道喻铅金、汞银,"刚以动"即金得火而融化为液,在鼎中翻腾、滚动。渐历,循其前之复、临、泰,渐次而来。侠列卯门,二月建卯,律应夹钟,故有此说;或谓"侠"通"夹",乃肃杀之意,卯于四时为春,生机一片,然此生门之中,亦含有杀气,此谓"侠列卯门"。侠,他本或作"使"。

②榆荚堕落,还归本根:万物莫不当春而发生,而榆荚至是堕落,原因何在? 因二月仲春,阳气虽盛,然阳中犹含阴气,故以大壮卦象之。阴道将离,故榆荚随阴而堕落。榆荚,榆树的果实,俗称"榆钱",形状圆而小,像小铜钱。二月阳盛之时,亦有阴气犯物,故于仲春而榆荚堕落。丹道以此象大火炎上之后,停火沐浴,鼎中金砂随着炉温的持平、降低,由动转静,落于鼎底。就内丹言之,阳刚之炁壮盛,须当沐浴温养,洗心濯虑,则丹头落于黄庭,归于本根。此时要谨慎养护,宜慎宜专,以戒不虞,俟其阴气自退,阳气自长,所谓勿忘勿助,即是此意;反之,则可能德返为刑,生者死之根,导致鼎倾药泄。

③刑德相负,昼夜始分:天地之道,阴为刑,阳为德;德则万物生,刑则万物死。二月春分,昼夜开始行平分之候,阳中含阴,生杀相半,刑德相为乘负。于丹道言,昼夜平分的春分,可喻火候中阴阳气平之时,气平加火则有偏重之虞,故宜止火、罢功,沐浴温养。

【译文】

仲春二月,斗杓建卯,律应夹钟,以大壮卦象之。循前此十一月复卦一阳火候、十二月临卦二阳火候、正月泰卦三阳火候,至于二月大壮,丹道将进四阳沐浴火候。二月阳盛,此时亦有阴气犯物,故于仲春而榆英堕落,归于其根。丹道以此象大火炎上之后,当适时停火沐浴,则鼎中金砂随着炉温的持平、降低,由动转静,落于鼎底;此时要谨慎养护,宜慎宜专,以戒不虞。阴为刑、为杀,阳为德、为生;二月春分,昼夜始行平分之候,阳中含阴,生杀相半,刑德相为乘负。于丹道言,此可喻火候中阴阳气平之时;气平加火则有偏重之虞,故宜止火、罢功,沐浴温养鼎中丹宝,俟其阴气自退、阳气自长。

夬阴以退章第五十三

【题解】

本章明丹道进五阳火候之状。

五阳一阴,于卦成夬。夬五阳盛长,决去阴柔,阴退而阳升。自外丹言之,鼎中丹砂经四阳沐浴火候之后,更宜加火,以大火炎上,除去鼎内尚余之些许阴气;鼎中丹砂被炉火烹炼,得以去其杂质而复其纯,如禽鸟之洗涤,整理其羽翅,抖落身上之宿尘。

自内丹言之,进五阳火候,当使阳气升而前进,荡尽周身微弱之阴气。因夬为斗杓建辰之三月,律应姑洗,丹道以之喻尽洗一身积习之旧染,抖去人心平生之宿尘,振发道心之刚。在这个过程中,当如禽鸟"洗濯羽翮,振索宿尘"那样索求人心之秽污,不容有一毫邪僻之念留置于方寸之内;如此振索净尽,则可以复为纯阳。

夬☱阴以退,阳升而前①。洗濯羽翮,振索宿尘②。

【注释】

①夬(guài)阴以退,阳升而前:夬卦一阴五阳,为五阳之卦,律应姑洗。以一日言之,为辰时,即上午7点至9点;以一月言之,为十一日至十三日半;以一岁言之,则为斗杓建辰之三月。此时阳气

盛而升,五阳决一阴,决而无难。丹道则以之喻炉火当进五阳之候。此时,要以大火炎上,除去鼎内尚余之些些阴气;鼎中之阴将要退尽,阳乃升举而前。"夬"有"决"之意,如《夬·象》所说:"夬,决也,刚决柔也。"以,他本或作"已"。前,他本或作"先"。

②洗濯(zhuó)羽翮(hé),振索宿尘:禽鸟洗涤、整理其翅膀上的羽毛,摆落其一身之埃尘,将欲奋飞,为冲天之举。夬为三月卦,于律应姑洗,于历为建辰之月。洗濯,涤、浣之意。羽,即羽毛。翮,鸟羽的茎状部分,中空透明;也指鸟的翅膀。振索,摆落之意。或谓"振"与"辰"通,"振"有"整"之意,"索"有"搜"之意,即禽鸟洗涤、整理其羽毛,搜索身上所余旧染之污垢、灰尘而去之。宿尘,旧有之污尘,以夬卦中仅存的一阴爻喻之。丹道则以之喻进五阳火候时,鼎中丹砂被炉火烹炼,得以去其杂质而复其纯;如禽鸟之洗涤、整理其羽翅,抖落身上之宿尘。

【译文】

夬卦五阳决一阴,决而无难;故鼎中之阴将要退尽,阳乃升举而前。夬为三月卦,于律应姑洗,于历为建辰之月;丹道则以之喻进五阳火候,鼎中丹砂被大火烹炼,得以去其杂质而复其纯;犹如禽鸟之洗涤、整理其羽翅,搜索、抖落身上所余旧染之污垢、灰尘。

乾健盛明章第五十四

【题解】

本章明丹道进六阳火候之状。

乾为六阳之卦,此时六阳全盛。自外丹言之,此喻鼎中金胎得正阳之火煅炼而成器,其金精之光四射,光明充盈于整个鼎室;又阳生于子、终于巳,阳极盛于巳,此时一阴旋即生起,阴开始犯于阳,丹道则以之明阳火数终、阴符开始用事。

自内丹言之,进六阳火候,喻身中阳火圆满而丹光发现;此时,阳升于头顶之昆仑峰顶,山头神澍而金液滂流,注于山下,遍历泥丸九宫,无不周遍。阳刚至于纯粹至精,则可复见乾元面目;此时之境界,犹如一轮红日照于天中,万般阴邪尽皆消灭。然阳至巳而极,阳极则阴生,阴符开始用事。

乾☰健盛明,广被四邻①。阳终于巳,中而相干②。

【注释】

① 乾健盛明,广被四邻:乾为六阳之卦,律应仲吕。以一日言之,为日将中之巳时,即上午9点至11点;以一月言之,为十三日半至十五日;以一岁言之,为斗杓建巳之月。乾,有"健"之意,如《周易·

文言》说:"大哉乾乎!刚健中正,纯粹精也。"《乾·象》亦说:"天行健,君子以自强不息。"因"乾"可代表一天中的巳时、一年中的巳月,此时太阳升而至于极,阳光盛满,周遍宇内;又"乾"亦可代表一月中的十五,此时月亮现纯乾之体,月圆光盛,正而不偏,圆而不缺,光被四表,明于十方,故谓"乾健盛明,广被四邻"。丹道则以之喻进六阳火候。自外丹言之,此时鼎中金胎遇正阳之火煅炼,得火而成器,其金精之光四射,光明充盈于整个鼎室。就内丹而言,自冬至复卦一阳生,至于乾之纯阳,喻身中阳火圆满而丹光发现;此时,阳升于头顶之昆仑峰顶,山头神灌而金液滂流,注于山下,遍历泥丸九宫,无不周遍。盛明,他本或作"明威"。

②阳终于巳(sì),中而相干:阳则从子至于辰、巳,阴则从午至于戌、亥;故阳生于子,终于巳;阴生于午,终于亥。无论是一日,还是一月、一年,皆是阴阳各半,就一日十二时辰而论,则以"巳"为阳终;若以一月论,则十五月圆之乾相为阳之终;若以一年十二月论,十二辟卦终坤始复,乾为四月卦,于律应仲吕,于历为建巳之月,此时阳升而盛至于极,阳盛极则终,故阴开始生起而犯阳,则乾为阳终。《丰·象》说:"日中则昃,月盈则食;天地盈虚,与时消息,而况于人乎!况于鬼神乎!"又,"中"可以借四月仲吕之律名,而"吕"亦通"侣","侣"即"伴侣",故前文说"广被四邻"。干,侵犯之意,阳极则阴生,阳极于巳,一阴旋即生起,阴开始犯于阳。丹道则以之明阳火数终、阴符开始用事。中而,他本作"仲吕"。

【译文】

乾为六阳全盛之卦,阳盛则健健不息,其热力与光明遍及四方;丹道以之喻鼎中金胎得正阳之火煅炼而成器,其金精四射,光明充盈于整个鼎室。阳生于子,至于巳则达到极盛,故阳终于巳;无论是一日,还是一月、一年,皆是阴阳各半,故阳至于中则达至极盛;阳至于极,一阴旋即生起,阴开始犯于阳,丹道则以之明阳火数终、阴符开始用事。

姤始纪序章第五十五

【题解】

本章明丹道退一阴火候之状。

盛阳之下，一阴始生，于卦为姤。姤卦五阳一阴，阴始生而阳刚退，自外丹言之，此喻鼎中纯阳之丹结，欲其成熟，须得逐渐撤火，待其慢慢冷却，如此则丹居于其所而无所逃逸，自然能得丹之坚固。丹结之后，火候以退阴符的撤火为主，而以进火为客。如果不识火候中的主与宾，则差之毫厘，失之千里，为害不浅。

自内丹言之，纯阳之丹结，表明阳刚进于极盛。此时，要想将此阳刚保任持久，煅炼成个永久不坏之物，还有功夫要做。丹经将丹的保任持久之功，称之为"运阴符"之功。所谓"阴符"，即阴阳相符合之谓；因为阳极则当以阴养之，以阴养阳，阳气不至于亢。当然，"阴符"之"阴"，非凡夫一身浊阴之阴，乃阳气进一步收敛、坚固、退出之真阴，因此出现的情况是：这边真阳收、那边真阴生，真阴生则浊阴自消自化。如果阳极而不敛、不退，阳极必阴，则可能得而复失，故阳刚进至于纯，阴符之所必用。但用阴必须识得真假，一真一假，天地悬隔。

姤䷫始纪序，履霜最先①。井底寒泉，午为蕤宾②。宾服于阴，阴为主人③。

【注释】

①姤(gòu)始纪序,履霜最先:盛阳之下,一阴始生,于卦为姤。姤
卦五阳一阴,阴始生而阳刚退,此谓"姤始纪序";一阴首倡,此乃
"履霜最先";既有微霜,必至坚冰,姤经五变,至于坤之纯阴,如
《坤·象》所说:"履霜,坚冰,阴始凝也;驯致其道,至坚冰也。"丹
道则以之喻退阴符之候。何以要退阴符?因鼎中纯阳之丹成,
欲其熟,须得逐渐撤火,待其慢慢冷却,自然能得丹之坚固。或
谓履霜、坚冰,指鼎中铅汞烧炼后的变化之貌,其中,"履霜"指丹
砂在某个阶段呈现出如秋冬季所降之霜那般白而细的砂末状模
样;"坚冰"则指丹砂凝结而固化,犹如坚冰之状。内丹则以此喻
灵丹既入口中,当驯致其道,沿身前阴脉之海——"任脉"送归丹
田,则纯阳之丹无所走逸;此过程犹如踏上寒霜遍步之路,不可
荒忙、急速,否则就可能滑倒,故言"履霜最先"。纪,记之意,指
从姤卦开始,记作退阴符火候中一阴生之序。先,先兆。姤始纪
序,他本或作"遘始端绪"。

②井底寒泉,午为蕤(ruí)宾:姤为一阴之卦,律应蕤宾,以一日言
之,为中午之时,即中午11点至下午1点;以一月言之,为十六日
至十八日半;以一岁言之,则为斗杓建午之月。姤五阳下有一
阴,五阳虽多,阴方受事,然初阴在下,阴气未得敷舒,故谓之"井
底寒泉";犹如盛夏午月,地面之上骄阳极盛,然井底反而寒气逼
人。《姤·象》说:"姤,遇也,柔遇刚也。"又说:"天地相遇,品物
咸章也。""姤"有"遇"之意,阳极阴生,阴阳相遇,此既可喻丹道
铅汞交媾、龙虎相遇而成丹;也可喻纯阳丹成之后,须要撤火、退
阴符,以便丹能定居于其所而无所逃逸,也即让丹处鼎器中,不
离其所处之位。为,他本或作"主"。

③宾服于阴,阴为主人:凡卦之六爻,五阴一阳,以阳为主;五阳一
阴,以阴为主;多以少为主,故姤卦一阴用事而五阳为宾,此一阴

为卦之主。炼丹本以进阳火为主,今阳退而"宾服于阴",则"阴为主人"。丹道以之喻鼎内纯阳丹结之后,火候以退阴符的撤火为主而进火为客。通过退阴符火候,方能使丹熟成,如果不识火候中的主与宾,则差之毫厘,失之千里,为害不浅。

【译文】

丹道以姤卦喻退阴符火候之始。姤卦一阴始生而阳刚退,此谓"姤始纪序";一阴首倡,此乃"履霜最先"。因鼎中纯阳之丹成,欲其熟,须得逐渐撤火,待其慢慢冷却,自然能得丹之坚固。姤卦初阴在下、阴气未得敷舒,故谓之"井底寒泉";又姤卦值盛夏午月,律应蕤宾;炼丹本以进阳火为主,今阳退而"宾服于阴",则"阴为主人"。姤卦一阴用事而五阳为宾,丹道以此喻鼎内纯阳丹结之后,火候当以退阴符的撤火为主而进火为客,如此,方能使丹熟成。

遁世去位章第五十六

【题解】

【题解】

《正统道藏》彭晓本《周易参同契分章通真义》本章标题作"遁世去位",而正文中则作"遁去世位";因彭晓本曾经后人窜改,故我们以正文之"遁去世位"为章名作解。

本章明丹道退二阴火候之状。遁卦二阴浸长,阴气渐盛而阳遁其位,阳得以收敛其精。自外丹言之,炼丹本以进阳火为主,此为"世位",退阳火则阳"遁去世位",如此,则纯阳之丹方能"收敛其精",趋于成熟。在这个过程中,阳丹渐渐收敛,犹如贤者之遁世、退隐,潜处山林岩谷,虽内怀阳明之德,然顺其势而自然变化,待其时而望功成。

自内丹言之,修炼之士当于退阴符二候之时,凝神于炁穴,收敛其精神,则阴气渐渐收敛,遁而归于丹田;此时,修炼之士内怀其丹宝,任其自然变化,勿恋世纷,勿贪名位,韬光晦迹,遁世隐修,以待功成。

遁☰去世位,收敛其精①。怀德俟时,栖迟昧冥②。

【注释】

①遁(dùn)去世位,收敛其精:遁卦二阴浸长,阴气渐盛,阳气渐衰,阳遁其位,收敛真精。丹道以此喻鼎内纯阳之丹结后,欲要丹固,须

要退阳火,如此,则金丹渐渐收敛,真精聚拢。汉易纳甲法有世、应之说,恃之以推吉凶;其中,世为我、为主,应为彼、为客,犹如卦之贞与悔;遁去世位,即指在退阴符的过程中,阳由主而转为客。又炼丹以进阳火为主,此为"世位";退阳火,则阳"遁去世位",如此,纯阳之丹方能"收敛其精",趋于成熟。以内丹言之,则是修炼之士当于退阴符二候之时,勿恋世纷,勿贪名位,遁世隐修,凝神于炁穴,收敛其精神。又"遁去世位",彭晓本标题作"遁世去位",其他《周易参同契》注本此句亦有作"遁世去位"者。

②怀德俟(sì)时,栖迟昧冥:遁乃二阴之卦,律应林钟。以一日言之,为未时,即下午1点至3点;以一月言之,为十八日半至二十日;以一岁言之,则为斗杓建未之六月。此时阴长阳消,阴为主人,阳附于阴,丹道以此喻阳丹渐渐收敛其精,内怀阳明之德,任其自然变化,俟其时而复用。犹如贤者之遁世、退隐,潜处山林岩谷。内丹则以之喻阳气渐渐收敛,遁而归于丹田;此时,修炼之士内怀其丹宝,任其自然变化,韬光晦迹,大智若愚,大巧若拙,昏昏默默,勿为皎皎、昭昭,与《道德经》所云:"众人昭昭,我独昏昏。众人察察,我独闷闷。""众人皆有以,而我独顽似鄙。我独异于人,而贵食母。"(二十章)其意正同。怀德,怀藏美好的品质。俟时,等待时机。栖迟,"栖"本指鸟停在树上,"栖迟"或即"栖止",泛指居住或停留;又"栖"字木旁,寓林钟之律。昧冥,幽暗之地,"昧"字右体寓未字,寓指六月斗杓建未。冥,他本或作"明"。

【译文】

丹道以遁卦喻退二阴火候之理。汉易纳甲法有世、应之说;"遁去世位"喻指鼎内纯阳之丹结后,须要退火,阳火由主位之"世"变而为客,此即"遁去世位";如此则金丹渐渐收敛其真精。此时,鼎中阳丹内怀阳明之德,待其时而熟固;犹如贤者之遁世、退隐,潜处山林岩谷,以俟明时。

否塞不通章第五十七

【题解】

本章明丹道退三阴火候之状。

否卦上乾下坤，天气上升、地气下降，天地之气阴阳不交、闭塞不通，故万物不萌。丹道则以否三阴肃杀之时草木黄落、不萌，喻鼎中金丹随退阴符之火至半。随着鼎温降低，鼎中之丹活跃的化学反应趋于停止，新的化学反应没有发生；丹之温亦降低，失却其温阳之名与实。

自内丹言之，退阴符三候，修炼之士收敛其精神，则阳气渐渐收敛、降下至半；此时，真阳退于中正，真阴亦进于中正，阴阳刚柔相当，以真阴养真阳，阴为主而阳为客，故说"阴伸阳屈，没阳姓名"。

否☷☰塞不通，萌者不生①。阴伸阳屈，没阳姓名②。

【注释】

①否塞不通，萌者不生：否卦上乾下坤，天气上升，地气下降，天地之气阴阳不交，闭塞不通，故万物不萌；犹如《否·象》所云："大往小来，则是天地不交而万物不通。"丹道则以否三阴肃杀之时草木黄落、不萌，喻鼎中金丹随退阴符之火至半，在收敛其精的过程中，铅、汞等之间的相互作用暂时停止的现象。萌，草木之

芽孢。塞,他本或作"闭"。

②阴伸阳屈,没阳姓名:否为三阴之卦,律应夷则。以一日言之,为
晡时之申,即下午3点至5点;以一月言之,为二十一日至二十三
日半;以一岁言之,则为斗杓建申之七月。水生在申,能侵灭阳
火,此时阴气既伸,阳气渐衰,阳受阴夷伤,收敛阳德之性情,于
人事言,则犹如《否·象》所说"天地不交,否;君子以俭德辟难,
不可荣以禄",故说"没阳姓名"。丹道以之喻退三阴之火符,具
体为:随着鼎温降低,鼎中之丹活跃的化学反应也趋于停止,新
的化学反应也没有发生;丹之温亦降低,失却其温阳的名与实。
内丹亦以否七月之申,象征退阴符三候。此时身中阴符愈降愈
下,犹否三阴肃杀之时草木黄落之情景一般,故说"阴伸阳屈,没
阳姓名"。此句他本或作"阴信阳诎,毁伤姓名"。

【译文】

丹道以否卦喻退三阴火候之理。否卦上乾下坤,天气上升,地气下
降,天地之气阴阳不交、闭塞不通,故万物不萌;丹道则以否三阴肃杀之
时草木黄落、不萌,喻退阴符之火至半。鼎中金丹随着鼎温降低,活跃
的化学反应趋于停止;因丹之温有所降低,失却其温阳的名与实。

观其权量章第五十八

【题解】

本章明丹道退四阴沐浴火候之状。

观卦应仲秋建酉之八月，八月秋分，阴阳平衡。丹道以此喻四阴沐浴火候，鼎中阴气为用，而鼎内犹余有阳，阳即胎于阴中；阳得阴畜养，渐渐收敛、凝结而趋于成，日后可以复活而荣。因得阴之肃杀，方能生养、沐浴灵阳之丹于鼎中，故阴能佐阳之功。

自内丹言之，退阴符四候，此时身中阴符过半、灵丹将降而入于丹田，此如木之敛花就实，故说"任畜微稚"，然此"微稚"既畜，将可以使"老枯"复返于繁茂。

观☲其权量，察仲秋情①。任畜微稚，老枯复荣②。荠麦芽蘖，因冒以生③。

【注释】

①观其权量，察仲秋情：观为四阴之卦，律应南吕。以一日言之，为日入酉之时，即傍晚5点至7点；以一月言之，为二十三日半至二十五日；以一岁言之，则为斗杓建酉之八月。观卦上为巽风、下为坤地，《观·象》云："风行地上，观；先王以省方观民设教。"统

治者"省方"、"巡守"以观地方之民风;根据各地民风不同,施设教化,以为百姓生产、生活之法则。而根据《礼》,统治者施教、设治,首先就要均其度量、权衡,故古代的天子巡守及新天子继位等,皆要同度量、平权衡。又观卦值八月秋分,俗话说"春分、秋分,昼夜平分",此时,进入仲秋,阴气已盛,与阳相持、抗衡,丹道以此喻鼎内金丹得阴气滋养,阴佐阳功,相合发生变化,丹渐渐收敛、凝结而趋于成。权,秤锤;常与"衡"并称,"衡"即秤杆;权衡,泛指称重量的器具。量,古代指测量东西多少的器物,如斗、升等,常与"度"并称;度量,指容器能容纳或禁受的限度。丹道则以"权"意喻权衡丹药爻铢之斤两,"察"即察看药物之老嫩。或谓"权"为北斗第四星,"权星"有杀伐之象,而杀伐属阴;仲秋八月,金气肃杀而阴盛,与此"权星"杀伐之气相应。此时,鼎中当退四候阴符,以便丹的凝结、成熟,这与观之八月阴盛、"权"之肃杀,其意亦同。

②任畜微稚,老枯复荣:据汉易五行休王之说,八月金气胜,故金旺;金生水,故水相;土生金,故土老,老则休;火本克金,金旺则火不能克,故火囚;金克木,故木死,草木于秋季叶落枯萎。然五行又可以寄生十二宫,即每一个具体的五行在一年十二个月中有从生到死的过程,"十二宫"指长生、沐浴、冠带、临官、帝旺、衰、病、死、墓、绝、胎、养,周而复始;十二宫其一为"绝",指万物在地中未有其象,如母腹空,未有物,如此方能受气;二为"胎",天地气交,氤氲造物,其物在地中萌芽,始有其气,如人受父母之气;三为"养",万物成形,如人在母腹中成形;四为"长生",万物发生,欣欣向荣,如人始生而长;五为"沐浴",万物始生,形体柔脆,易被损伤,故当沐浴;六为"冠带",万物渐荣,如孩童长成,当着衣冠;七为"临官",由孩童至于成人,当行冠带之礼;八为"帝旺",万物成熟,如人之兴旺;九为"衰",万物形衰,如人之气衰;

十为"病",万物病,如人之老病;十一为"死",万物死,如人之死;十二"墓",或曰"库",万物成功而藏之库,如人之终而归墓。归墓则绝,如此又开始新一轮的循环,生生而无穷。就木而言,甲木长生在亥、沐浴在子,因亥、子属水,水能生木;冠带于丑,丑为湿土,能生长木;临官于寅,帝旺于卯,因寅、卯皆木气盛;衰于辰,病于巳,死于午,墓于未,绝于申,胎于酉,养于戌。《周易参同契》借观卦以象仲秋八月,八月酉金气盛,肃杀万物,然却有甲木胎于酉月,故"任"有妊娠之义,畜有养之义,妊娠、畜养酉金所胎微稚之木气,则老枯之木将可以有机会恢复繁茂。丹道则以此喻鼎中阴气为用,而鼎内犹余有阳,阳即胎于阴中,阴盛而阳微;然阳虽微,因得阴畜养,日后可以复活而荣。以内丹言之,观喻退四阴符沐浴候,此时身中阴符过半,降而入于丹田,如木之敛花就实,故说"任畜微稚",然此"微稚"既畜,将可以使"老枯"复返于繁茂。畜,他本或作"蓄"。

③荠(jì)麦芽蘖(niè),因冒以生:仲秋之令,微稚之麦生,老枯之荠复发新芽;荠、麦皆冒出地面,覆地而生。万物莫不逢秋而枯老,而荠、麦至此而发出新芽,原因何在?因建酉八月,阴阳持平,阴阳刑德相负,肃杀中有生气,荠、麦应此生气,故至八月而发新芽。《淮南子》有云:"麦秋生而夏死,荠冬生而仲夏死。"荠,一年生或二年生草本植物,叶子羽状分裂,裂片有缺刻,花白色,嫩株、嫩叶可做蔬菜,全草入药。或谓此处"荠"当指荸荠(bí qí),荸荠乃浅水性宿根草本,在匍匐根状茎的顶端生块茎,通常于7月底至8月初移植荠苗,冬至(12月下旬)至小寒(元月上旬),球茎内糖分含量最高,至此荸荠成熟。芽蘖,树枝砍去后又长出来的新芽,泛指植物由茎的基部长出来的分枝。冒,覆地以为"冒","因冒以生"即遍地而生之意;或谓"冒"即受之义,谓荠、麦蒙受秋气而发生。丹道以此喻四阴沐浴火候,阴阳持平,杀中带生,刑返

为德，因得阴之肃杀，方能生养、沐浴灵阳之丹于鼎中。此时，刚为柔所养，生机在内，虽外暗而内实明，此与《道德经》"知白守黑"、"知雄守雌"之意正同。蘖，他本或作"孽"。

【译文】

丹道以观卦喻退四阴火候之理。观卦上巽下坤，风行地上，有天子巡守、省方、观民、设教之意，古代天子巡守及新天子继位等，皆要同度量、平权衡，丹道借此喻退四阴火候之时，当权衡鼎中丹药爻铢之斤两，察看药物之老嫩。观卦值仲秋八月，此时酉金气盛，肃杀万物，然却有甲木胎于酉中；妊娠、畜养酉金所胎微稚之木气，则老枯之木将可以有机会恢复繁茂。丹道借此喻鼎中阴气为用，余阳胎于阴中；然阳虽微，因得阴畜养，日后可以复活而荣。万物莫不逢秋而枯老，然于仲秋之令，微稚之麦生、老枯之荠复发新芽，荠、麦皆冒出地面，遍覆于地而生长。丹道借此喻四阴秋分沐浴火候，阴阳持平，杀中带生，刑返为德，因得阴之肃杀，灵阳之丹方能生养，沐浴于鼎中。

剥烂肢体章第五十九

【题解】

本章明丹道退五阴火候之状。

剥为五阴之卦,律应无射;五阴剥一阳,一阳将尽,天地生化之气将竭,神化之功将息。此时,草木之肢体剥烂,枝头之果实亦将溃而坠于地,不再保有其原来之形状;外丹则以此喻退五阴符火候,此时鼎中铅金、汞银等俱化而不再保其原有之形状,鼎中阴符火候退而将尽,冶丹的神火之功无所施设,至此而将毕。

自内丹言之,此为退阴符五候之状。此时身中阴符退而将尽,神炁内守,若存若亡,隐匿似失其所,故说"剥烂肢体,消灭其形";止火而神功无所施设,故说"化气既竭,亡失至神"。然要知灵阳之丹其形非真灭,以隐匿无形而若消灭;其神机非真亡,以归藏之极而若亡失。凡人与物,形毁则神离,修丹者以神驭炁,以炁留神,消灭有形刚燥之气性,心神无识、无知,将可以达到不神而神的境界。

剥☷烂肢体,消灭其形①。化气既竭,亡失至神②。

【注释】

①剥烂肢体,消灭其形:剥为五阴之卦,律应无射(或作"亡射")。

以一日言之，为黄昏戌时，即晚上7点至9点；以一月言之，为二十六日至二十八日半；以一岁言之，则斗杓建戌之九月。此时进入深秋，阴盛而阳衰，柔侵而刚欲尽，草木之肢体剥烂，枝头之果实将溃烂而坠于地，不复其原有之形状。丹道以此喻退五阴符火候，此时鼎中铅金、汞银等俱化而不再保其原有之形状。

②化气既竭，亡失至神：五阴剥一阳，一阳将尽，天地生化之气将竭，神化之功将息；又九月值戌，戌乃闭物之时。按五行寄生十二官之说，火生于寅，旺于午，墓于戌；丹道则以此喻鼎中阴符火候退而将尽，冶丹的神火之功无所施设，至此而将毕。化气，或作"化炁"，指天地造化生物之气，戌为闭物之时，天地造化之气至此而将竭尽。亡失，或说当作"亡佚"，"亡佚"即"无射"。神，喻冶丹之神火。

【译文】

丹道以剥卦喻退五阴火候之理。剥五阴剥一阳，一阳将尽，天地生物之气将竭，神化之功将息，此时，草木之肢体剥烂，枝头之果实亦将溃而坠于地，不再保有其原来之形状。丹道则以此喻鼎中铅金、汞银等俱化而不再保其原有之形状，阴符火候退而将尽，冶丹的神火之功无所施设，至此而将毕。

道穷则反章第六十

【题解】

本章明丹道退六阴火候之状。

坤为六阴之卦,律应应钟。此时,纯阴用事,万物至此皆归根复命。外丹则以之喻退阴符至于极,阳火既伏,鼎中之丹复归于静。丹之所以能成,全凭阴阳进退火符运用之妙,方能合铅、汞等药物之气,交阴阳于神室,媾龙虎于鼎中,此与天地阴阳之气生物、成物之理正同。

自内丹言之,坤卦纯阴建亥,乃造化闭塞之候,为神炁归根复命之时。人以乾元为性、坤元为命,修丹先以坤元为立命之基,一阳来复,积至六阳之乾,则命乃全归于性。既而退一阴之符,从纯乾返至坤元,此性又全归于命,故说:"道穷则返,归乎坤元。"性既归命,元神潜归炁中,寂然不动,内孕大药,犹如穷冬之时,万物蛰藏,天气降入地中,地气顺而承之,一点天机,生生不穷,故说"恒顺地理,承天布宣"。

道穷则反,归乎坤☷元①。恒顺地理,承天布宣②。

【注释】

①道穷则反,归乎坤元:坤为六阴之卦,律应应钟。以一日言之,为亥时,即晚上9点至11点;以一月言之,为二十八日半至三十日;

以一岁言之,则为斗杓建亥之十月。此时,纯阴用事,万物至此皆归根复命。如果以十二辟卦循环往复喻天地间阴阳之气的消长,则自坤卦六阴柔爻始,其下变一刚爻,谓之一阳生,成复卦,经临卦之二阳,泰卦之三阳,大壮卦之四阳,夬卦之五阳,以至六变纯阳,乾体成就。纯阳气足、阳极阴生,复于乾卦六阳刚爻之下,变一柔爻,谓之一阴生,成姤卦,经遁卦之二阴,否卦之三阴,观卦之四阴,剥卦之五阴,以至六变纯阴,复归坤体,阴阳二气消长与此十二辟卦变化之理相通,故说"道穷则反,归乎坤元"。丹道则以之喻退阴符至于极,阳火既伏,鼎中之丹复归于静态;坤为地,静为坤地之常态。内丹则以之喻身中阴符穷极,身心寂然不动、反本复静之时。反,他本或作"返"。

②恒顺地理,承天布宣:阴得阳而生,阳得阴而成。天为阳、地为阴,天气降而至于地,地之所以能生长万物,皆相承于天所宣布之阳气;天虽能宣其阳气以生物,然必借地之阴气相辅助,方能成就万物,故说:"恒顺地理,承天布宣。"此与《乾·象》所谓"大哉乾元,万物资始,乃统天";《坤·象》所谓"至哉坤元,万物资生,乃顺承天";《周易·系辞》所谓"一阴一阳之谓道",其理正同。丹道以此喻退六阴火符,此时阳火已尽,鼎中之丹凝结成形。丹之所以能成,全凭阴阳进退火符运用之妙,方能合铅、汞等药物之气,交阴阳于神室,媾龙虎于鼎中;丹成之后,神变无方,化生纯粹,妙用无穷。内丹认为,人身法天象地,其间阴阳感合,与天地生物无异。人能返观内照,凝神入于炁穴,以神归于炁内,则丹道自然成。顺,他本或作"知"。地,他本或作"至"。

【译文】

丹道以坤卦喻退六阴火候之理。坤为六阴之卦,纯阴用事,万物至此皆归根复命。丹则以之喻退阴符至于极,阳火既伏,鼎中之丹复归于静。丹之所以能成,全凭阴阳进退火符运用之妙,方能合铅、汞等药物之气,交阴阳于神室,媾龙虎于鼎中,此与天地阴阳之气生物、成物之理正同。

玄幽远渺章第六十一

【题解】

本章阐明修丹之道即"一阴一阳"之道；丹道火候之运犹如阴阳消长之循环；丹道之理既可以经国，又可以理身。

自外丹言之，铅金、流汞等药物共处鼎器之中，虽彼此之间属性不同，犹如天地、日月之悬隔，如其能与炉火之候相应，就能相感、相通，结下丹头种子。寥廓之天地可喻炼丹之鼎炉，铅、汞等药物流转、循环于其中，恍惚、变化，虽很难睹知其出没之状、变化之踪迹，然合于火候之法度，则可以取得成功。关于炼丹火候，初则进阳火以烹炼，后则退阴符以凝结，阳火、阴符之运，循环往复，合于天地阴阳消长之理。此理既可以经国，又可以炼丹以治身。

自内丹言之，此章将产药之川原，存无守有之丹法，火候的主客、先后之秘一一阐明。修丹者外绝诸缘，静心、息虑，端坐于密室之中，以神光下照于丹田炁穴，凝神聚炁，久之则神与炁交，神、炁归根，它们之间的隔阂得以相通，丹田内自然无中生有，渐凝渐聚，产成一点金精，即此便是金丹大药之根。从炼丹过程来看，其先则昏昏默默，深入于窈冥、恍惚之中，因混沌未分，玄黄未辨，故说"先迷失轨"；久之，则阴极而阳生，静极而机发，则鸿濛初剖，天机发动，万化自归，此谓"后为主君"。炼丹阳火、阴符之用，亦迭相为主。

玄幽远渺,隔阂相连①。应度育种,阴阳之元②。寥廓恍惚,莫知其端③。先迷失轨,后为主君④。无平不陂,道之自然⑤。变易更盛,消息相因⑥。终坤始复,如循连环⑦。帝王承御,千载常存⑧。

【注释】

①玄幽远渺,隔阂相连:阴阳二气,至玄极幽,不可捉摸,至远极渺,不可思议,然阳与而阴受,阴阳二气虽相间隔,其相感、相通,却可以造化生成天地万物。正如天玄、地黄,相去玄远,云雾隔阂,不可得而亲;但天地虽然玄远,却日月交明,山泽通气,雷风相恒,寒暑更迭,其行度可以相应、相连、相通。又好比阳燧取火,方诸取水,皆阴阳相感、隔碍相通。丹道则以此喻铅金、流汞等药物共处鼎器之中,虽彼此之间属性不同,犹如日、月之悬隔,但却能相感、相通。内丹则认为,修丹者外绝诸缘,静心、息虑,以神光下照于丹田炁穴,开始时,感觉幽幽冥冥,俨如寒潭之浸月;次则得黄婆即真意以媒合之,则氤氤氲氲,神与炁交,它们之间的隔阂得以相通,故说"玄幽远渺,隔阂相连"。阂,通"亥",阴阳转换之际,丹经常以亥、子之交喻之,因为亥前为坤之纯阴,亥后为子,而一阳复生,阴阳虽隔"亥"而可以相通,故说"隔阂相连"。渺,他本或作"眇"。

②应度育种,阴阳之元:天地育养众类,皆应其阴阳消长度数。如亥月纯坤用事,其时万物归根,闭塞成冬。然冬虽主藏,于此纯阴之月,阳气实已胞胎于其中;积而至于冬至,遂满一画之阳、由坤卦变而为复卦,故一岁发育之功,皆胚胎于此,只不过闭藏无迹,人不知、不识而已,此之谓"应度育种,阴阳之元"。人之始生,亦以阴阳交合而成。丹道亦然,铅金、汞银等药物处于封闭

的鼎器之中，与炉火之候相应，便可以结下丹头种子；因药物入鼎时，尚存杂质而不纯，得火炼之，杂质逐渐去除，药物变纯，此方可以做金丹种子，为阴阳之元，故说"应度育种，阴阳之元"。结合《易》以言之，则乾、坤生坎、离，由先天走向后天，阴之元始于离，阳之元存于坎，坎、离即是阴阳之本、还丹之根；取坎填离，即所谓"应度育种"；复返先天，即所谓"阴阳之元"。内丹则认为，修丹者端坐密室，凝神聚炁，久之则神、炁归根，丹田内自然无中生有，渐凝渐聚，产成一点金精，即此便是金丹大药之根，故说"应度育种，阴阳之元"。应，或谓即十月亥所值之律吕应钟。元，他本或作"源"，或作"原"。

③寥廓恍惚，莫知其端：天地寥廓，阴阳潜运、媾精于其中，氤氲、恍惚，莫测其端倪。丹道以寥廓之天地喻炼丹之鼎炉，铅、汞等药物流转、循环于其中，恍惚、变化，很难睹知其出没之状、变化之踪迹。内丹则认为，修丹者身、心复命之时，神入寥廓，与太虚一体；静定久之，则上、中、下三丹田炁满，自我感觉恍恍惚惚，莫知其所以然。故所谓"窈冥"，实乃寂然不动，人身之中天地未判之时；所谓"恍惚"，实乃感而遂通，人身之中天地将判之时，作丹之妙，莫妙乎此！是故状其窈冥则如临深俯幽，论其恍惚则如昼梦初觉，此与《道德经》："惚兮恍兮，其中有象；恍兮惚兮，其中有物；窈兮冥兮，其中有精，其精甚真，其中有信。"（二十一章）其意相同，乃修道之枢机。

④先迷失轨，后为主君：所谓"先迷失轨"，丹道指退火之阴符不能先施，故上弦火候先育阳之元；阴之育则在下弦火候之时，故说"后为主君"。或谓十月纯阴之坤，阳气将近于绝，此谓"先迷失轨"；至十一月之复，一阳初起，则此后起之阳适可起主导作用，而为主君。丹道则以此喻铅金、流汞等药物在鼎器内，初则进阳火烹炼，则药物相互交融、上下翻滚、混然杂处，难分彼此而迷失

其原本之轨辙，故说"先迷失轨"；烈火烹炼之后，还要退火、息符，则鼎中之铅自然制汞，渐成坚刚之状，退阴符成为此时主要的丹火之候，故说"后为主君"。或谓炼丹时，铅、汞混杂，难分彼此，此为"先迷失轨"；然而，铅为丹药之宗，铅金为刚、为主，流汞为柔、为辅，铅渐渐成为汞之主，此之谓"后为主君"。内丹则认为，修丹者其先则昏昏默默，深入于窈冥、恍惚之中，因混沌未分，玄黄未辨，故说"先迷失轨"；久之，则阴极而阳生，静极而机发，则鸿濛初剖，天机发动，万化自归，此谓"后为主君"。此句源出于坤卦卦辞："先迷，后得主。"《坤·象》对此解释道："先迷失道，后顺得常。西南得朋，乃与类行。"《周易·文言》也说："坤至柔而动也刚，至静而得方，后得主而有常。"

⑤无平不陂，道之自然：自然界中，平坦的平原与陂陡的山地相对，地势平坦而至于极，则变而为陂陡之山地，此出于自然而然。丹法于六阳生则进火，六阴降则退符，静极而动，动极而静，一动一静，互为其根，亦出于自然。此句源出于泰卦九三爻辞，其云："无平不陂，无往不复。"九三为泰卦阳爻之极位，阳极则阴，此为自然之理，泰则以平、陂相易喻其理。平，坦荡之貌。陂，陡坡。无，他本或作"不"。

⑥变易更盛，消息相因：阴阳变易，更迭而为盛衰；如阳盛则阴必衰，阴盛则阳必衰，故说"变易更盛"；"消"为消散，"息"为息长，阳息则阴消，阴息则阳消，阴阳消息，常相因为用，故说"消息相因"。更盛，他本或作"盛衰"。

⑦终坤始复，如循连环：阳生万物，故言"始"；阴成万物，故言"终"。以一岁言之，十月坤阴之终即十一月复阳之始，坤、复终始相接，首尾相衔，故说"终坤始复"；阳盛则阴复，阴盛则阳复，阴阳循环往复，无穷无尽，如环之无端，故说"如循连环"。丹道以此喻进阳火与退阴符，理似阴阳消长之循环，互为其根。

⑧帝王承御，千载常存：丹道之理，既可以用来经国，又可以用来理身。统治者禀承此道以治理天下、国家，可得享国长久，民安国富，基业永固；修丹者得此道以治身，可得法身永固，历千秋而常存。常存，不灭之貌。承御，他本或作"乘御"、"永御"。千载，他本或作"千秋"。

【译文】

阴阳二气至玄极幽、至远极渺，虽相间隔，其相感、相通，却可以造化生成天地万物。丹道之理亦如之，铅金、流汞等药物共处鼎器之中，虽彼此之间属性不同，犹如天地、日月之悬隔，却能相感、相通，结下丹头种子。药物入鼎，得火炼之，合于火候法度，其杂质逐渐去除，品质变纯，此可以为阴阳之元、做金丹之种。寥廓之天地亦可喻炼丹之鼎炉，铅、汞等药物流转，循环于其中，犹如阴阳之气恍惚，变化于天地间，虽很难睹知其出没之状、变化之踪，然合于法度，则可以生物、炼成丹宝。而炼丹欲合于法度，就要调节其火候，初则进阳火以烹炼，后则退阴符以凝结，阳火、阴符之运，循环往复，犹如自然界中地势平坦之平原与陂陡之山地相交替；故阳盛则阴必衰，阴盛则阳必衰，阴阳变易、迭相为盛；阳息则阴消，阴息则阳消，阴阳消息，常相因为用。一年之中，十月坤阴之终即十一月复阳之始，坤、复终始相接，首尾相衔，丹道以此喻进阳火与退阴符循环消长，互为其根。总之，丹道之理既可以用来经国，又可以用来理身，统治者禀承此道以治理天下、国家，可得享国长久，民安国富，基业永固；修丹者得此道以治身，可得法身永固、历千秋而常存。

将欲养性章第六十二

【题解】

本章阐明丹道形上哲理之基础。

修丹要识得天地万物和人的性命之源,知晓人之身、心缘何而得,然后方可以论养性延命的丹道之理。自外丹言之,天地间弥漫着具有生机活力的元精、元炁,此元精、元炁生天、生地、生人、生物,是天地万物和人的真父母。修丹即是要将矿物中所存天地之元精、元炁聚合成丹,以接续人的有限之形躯,将人的有限形躯变化为纯阳真精之形,则人就可以达到与天地同寿的境界。

自内丹言之,此章主要阐发性命当双修的丹道理论。天地万物与人各有其性、命之正,其性、命虽正,若迷失真性、戕贼真命则可能沦溺于邪妄。君子知性之不可戕贼,于是存而养之;知命之不可斫丧,于是保而延之。就人而言,虚无之神为性,精、炁为命,性非命不显,命非性不守,故性命双修有其存在的合理性。君子欲休养其性,延长其寿命,推却其死期,修丹以体道,就要识得人性命之源,知晓人之身、心缘何而得,然后方可以论养性延命的丹道之理。

将欲养性,延命却期;审思后末,当虑其先①。人所禀躯,体本一无;元精云布,因气托初②。

【注释】

①将欲养性，延命却期；审思后末，当虑其先：丹道的重要理论基础
是"精炁"论，此论认为天地间弥漫着具有生机活力的元精、元
炁，此元精、元炁生天、生地、生人、生物，是天地万物和人的真父
母，修丹即是要将天地间无涯、无际之元精、元炁聚合成丹，以接
续人的有限之形躯，将人的有限形躯变化为纯阳真精之形，则人
就可以达到与天地同寿的境界。内丹则认为，修行不离性命，性
即一灵廓彻、圆同太虚的资始乾元，命即一炁细蕴、主持万化的资
生坤元，此为先天性命，在父母未生之前，浑成一物，本无染污，
不假修证。一落有生之后，性成命立，两者便当兼修。然性本无
去无来，命却有寿有促，若接命不住，则一灵倏然长往。修道之
士，要做养性功夫，当从命功下手，故说"将欲养性，延命却期"，
命既立住，真性则在其中。人若不识本来真性，则末后将无所
归，故当反复穷究、思考我这点真性未生以前，从何而来；既生之
后，凭何而立，便知性、命修养问题的重要性。天地万物与人各
有其性、命之正，其性、命虽正，若迷失真性、戕贼真命则沦溺于
邪妄。君子知性之不可戕贼，于是存而养之；知命之不可斫丧，
于是保而延之。因此，君子欲休养其性，延长其寿命，推却其死
期，修丹以体道，就要识得人性命之源，知晓人之身、心缘何而
得，然后方可以论养性延命的丹道之理。后末，即长寿、延命之
事。先，此谓天地万物之本原，即元精、元炁；或谓此指人受胎之
始。延命却期，他本或作"延年却期"。后末，他本或作"始末"。

②人所禀躯，体本一无；元精云布，因气托初：人之未生，元精、元炁
而已；元精、元炁视之不见、听之不闻、搏之不得。人之生，变元
精、元炁以成形体，托形体以居精、神、魂、魄。其中，形乃受炁之
本，精、炁乃有形之根，若精、炁不得形则无因而立，形不得精、炁
则无由而成，故说"人所禀躯，体本一无；元精云布，因气托初"。

或谓虚无为性，精、炁为命，性即神，命即精、炁，性非命不显，命非性不守，故说"人所禀躯，体本一无；元精云布，因气托初"。"体本一无"句，他本或脱此四字。因气托初，他本或作"因气托物"。

【译文】

　　君子欲修养其性，延长其寿命，推却其死期，就要识得人性命之源，知晓人之身、心缘何而得，然后方可以论养性延命的丹道之理。推测人之未生，只是元精、元炁而已，它视之不见、听之不闻、搏之不得；至于人之初生，则变无形之元精、元炁以成有形、有质之躯体，借助于此有形、有质之形躯，方可以居留无形之元精、元炁。

阴阳为度章第六十三

【题解】

本章阐明丹道安炉立鼎，配合药物、火候进退、结成丹宝的原理与操作之要。

自外丹言之，安炉立鼎，配合药物，此为"阴阳为度"，如此方能得丹药之精即所谓"魂魄"居其所而不离。铅、汞相结犹如城郭，其处于鼎器中，得火烹炼，铅静而汞动，动则流布，静则安处，二者合则丹基结。在这个过程中，火候之用，阳极自退，阴生自滋，阴阳循环，变化成真。"九还"、"七返"、"八归"、"六居"喻炼丹所用之金、火、木、水等元素皆入于鼎炉之土釜中烹炼，如此则五行全而丹药生。炼丹首先要将鼎中之金熔化成液态，此为"水"；还要根据金的液态形式稳定与否，来确定火之老嫩，此为"则水定火"；此液态之金，若欲用之于还丹，须净无瑕秽，方为"上善"品质。鼎中药物得火相烹，潜运于鼎器之中，其形象发生变化，非图画之可测；然火候既足后，鼎中丹成，其五行分布，则又各自分明而不相凌犯。

自内丹言之，修炼讲究取坎填离，即以炁合神或以神驭炁，此中阴阳调配有度，如此则魂与魄转而相与。内丹以祖窍中一点元神为本来真性；元神为君，安一点于窍内，来去总不出门，故说"性主处内，立置鄞鄂"；祖性一落阴阳，则寄于命，命元更转为情欲，情欲常外逸、流浪生死,当禁而止之,故说"情主营外,筑垣城郭"。命元堤防既固,元神、祖性伏于其中,不动不摇,不惊不怖,故说"城郭完全,人物乃安"。丹道惟施乾功之动而直,故能使精炁流动,布满上、中、下三丹田而无所不至;惟施坤功之静而翕,故能使精炁归于元海,而为道之舍庐。五行之生数代表先天,五行之成数代表后天;"九还七返,八归六居",喻指修行之人由后天返还至先天的状态。内丹圣胎以神、炁交结而成,丹经或谓之"取坎填离",此为"以水定火"。其中,坎之真炁为大丹之根源,坎卦取象为水,天一生水,其位在北,居五行之首。金丹大药孕之于先天,产之于后天,其妙在太极将判、未判之间;修丹当法上善之水,清静、无为,行其所无事;时至而炁化,则变而分布,轻清者腾而在上,重浊者降而在下,而各自独居。

阴阳为度,魂魄所居①。阳神日魂,阴神月魄;魂之与魄,互为室宅②。性主处内,立置鄞鄂;情主营外,筑垣城郭;城郭完全,人物乃安③。爰斯之时,情合乾坤;乾动而直,气布精流;坤静而翕,为道舍庐④。刚施而退,柔化以滋⑤。九还七返,八归六居⑥。男白女赤,金火相拘,则水定火,五行之初⑦。上善若水,清而无瑕⑧。道之形象,真一难图;变而分布,各自独居⑨。

【注释】

①阴阳为度,魂魄所居:丹道以乾天、坤地喻炼丹之鼎炉,定上下之位;坎月、离日喻炼丹之药物,列东、西之门。安炉立鼎、配合坎离,此为"阴阳为度",如此方能得丹药之精即所谓"魂魄"居其所而不离,故说"魂魄所居"。一说则认为,凡修金液还丹,先须观天之道、执天之行,识阴阳之行度;然后立乾、坤鼎炉,安丹药于

其中，使其魂魄相交结。关于阴阳之行度，如地球通过公转与自转，与太阳、月亮之间形成相对运动，从而形成了一日之昼、夜与一年四季寒、暑的不同，此即阴阳度数的变化。太阳与月亮阴阳相配，即可在地球上形成昼夜与寒暑的变化，丹道之理亦如此：铅金、流汞等丹药，其阴阳性情要相须，阳火、阴符进退要有度，方能使丹药之阳魂、阴魄安居于鼎器之中，彼此相求、相拘，变化而成丹宝。自内丹言之，修炼讲究取坎填离，即以炁合神或以神驭炁，此中阴阳调配有度，如此则魂与魄转而相与，得居其所。然天道周旋，本无度数，以日月经历诸辰而为行度；日月往来，本无定居，以朝暮出入之地而为所居。因此，"阴阳为度，魂魄所居"还可喻人身中之黄道，此黄道即阴符、阳火所行之处，也即日魂、月魄所居之方。一说则认为，内丹修炼要调心、调息、调形，其中调息就是调整呼吸，如果以"阴阳"喻呼吸，调整呼吸即阴阳有度，如此则能安魂、守魄，使之不离。

②阳神日魂，阴神月魄；魂之与魄，互为室宅："阳神日魂"指白昼太阳之精，丹道以此喻汞，因汞具流转、变动不居之性，且能发出金属般闪亮之光泽，与太阳之性相近；"阴神月魄"指夜晚月亮之精，丹道以此喻铅，因铅具静止、稳定的化学属性，且其色黑，与月亮夜晚方出之性相近。铅、汞处鼎器中，得火烹炼，去粗得精，其精可以称之为"阳神"、"日魂"与"阴神"、"月魄"，它们之间相融、相结，你中有我，我中有你，此之谓"魂之与魄，互为室宅"。自内丹言之，人之精、神、魂、魄、意于先天本为一体，落于后天则各居一方。其中，木性为魂，藏于肝居东；金情为魄，藏于肺居西；离火为神，藏于心居南；坎水为精，藏于肾居北；戊己之意为土，藏于脾居中。魂载性，性寓于神，故魂与神相通；魄生情，情寓于精，故精与魄相感；离日以喻神，坎月以喻精，则轻清之阳魂与重滞之阴魄即分居于坎离匡郭之内，此之谓"阳神日魂，阴神

月魄"。内丹以神、炁为阴阳、为魂魄、为性情，修炼时以炁合神，或以神驭炁，则木性爱金，金情恋木，金木不间隔，魂与魄转而相与，神与炁混而为一，此之谓"魂之与魄，互为室宅"，此与上篇所说"举东以合西，魂魄自相求"其意正同。或谓丹经中的魂与魄，其意良多。如以修丹火候言之，则"阳神日魂"喻进阳火，"阴神月魄"喻退阴符，阳之进便涵阴之退，阴之进便涵阳之退，阴阳互为室宅；如以修丹药物言之，铅不得汞则不化，汞不得铅则飞走，铅汞互为室宅，如此方能成丹；以服丹之功效言之，则人之百骸、九窍、六腑、五脏属阴魄，不得金丹之阳魂以为之根本，亦不能以长存。因此，魂无魄则无所寓，魄无魂则为弃物。此句他本或脱"魂之与魄"四字，"阳神日魂，阴神月魄"或作"阴神月魄，阳神日魂"。

③性主处内，立置鄞鄂；情主营外，筑垣城郭；城郭完全，人物乃安：
"性主处内，立置鄞鄂"喻铅之性属金，金处鼎器内，外承火符，与灵汞相融、凝形，成坚冰之貌。"情主营外，筑垣城郭"，"情"喻火符，火处鼎外炉中，烹炼鼎中铅汞；铅金、流汞等药物相融结，如城郭一般；城郭完全，如此则人物皆安，丹道以此喻药物不散，则铅、汞相安，不至于逃逸。一说则谓鼎器坚密则铅、汞化生，鼎器不固则铅、汞逃逸，犹如人无城郭，则无所依投一般。自内丹言之，祖窍中一点元神，方是本来真性；元神为君，安一点于窍内，来去总不出门，故说"性主处内，立置鄞鄂"。祖性一落阴阳，则寄于命，命元更转为情欲，情欲常外逸、流浪生死，当禁而止之，故说"情主营外，筑垣城郭"。命元堤防既固，元神、祖性伏于其中，不动不摇，不惊不怖，故说"城郭完全，人物乃安"。或说性之为言静，"性主处内"指修行人端坐虚心向内返观；"立置鄞鄂"，指一阳初动、捉得金精作命基；情之为言动，"情主营外"指以情营外，然后乾坤合而刚柔、动静、阖辟之理得；"筑垣城郭"指阳

火、阴符循环往复,如城郭之完全;"人物乃安"指丹田之内精满、谷神存。或谓性主处内为静,情主营外为动;静则寂然不动,为玄关之体,动则感而遂通,为玄关之用;玄牝之根基既立,则神炁有所居藏,犹如人们居于城郭而安。鄞鄂,"鄞"犹"垠",界限的意思;鄂,犹"蕚",根柢之义。鄞鄂,即根柢、胚胎、界址、边际。城郭,即鼎炉,内丹亦指火候。人物,即铅、汞等药物。筑垣城郭,他本或作"恒为城郭"。城郭完全,他本或作"城郭固全"。人物乃安,他本或作"人民乃生"。此句与上篇"经营养鄞鄂,凝神以成躯",其意正同。

④爱斯之时,情合乾坤;乾动而直,气布精流;坤静而翕,为道舍庐:于此之时,乾阳、坤阴相交,乾为阳,阳能流通,布其精液;坤为阴,阴静而安,能凝聚精液,为道之舍庐。外丹炼汞、铅,铅静而汞动,动则流布,静则安处,铅、汞合则丹基结。自内丹言之,乾动则炁布精流,坤静则炁聚精凝。乾为天,天之运健健不息,丹道惟施乾功之动而直,故能使精炁流动,布满上、中、下三丹田而无所不至;坤为地,静敛万物而藏于土中,丹道惟施坤功之静而翕,故能使精炁归于元海,而为道之舍庐。此句源出于《周易·系辞》:"夫乾,其静也专,其动也直,是以大生焉。""夫坤,其静也翕,其动也辟,是以广生焉。""爱斯之时,情合乾坤"二句,他本或作"当斯之时,由乎乾坤"、"于斯之时,情合乾坤"、"爱斯之时,情合坤乾"等。气布精流,他本或作"精布能流"。

⑤刚施而退,柔化以滋:刚为阳,柔为阴,既经起火烹炼,乾阳下济于坤,坤柔顺而翕受之,遂结丹头。在这个过程中,火候之用,阳极自退,阴生自滋,阴阳循环,变化成真。

⑥九还七返,八归六居:《周易·系辞》谓天地之数五十有五,其中,一、三、五、七、九为天阳之数,二、四、六、八、十为地阴之数。天地之数化而为五行生、成之数,如水生数一,成数六;火生数二,

成数七；木生数三，成数八；金生数四，成数九；土生数五，成数十。外丹以六、七、八、九喻炼丹所用之水、火、木、金等元素还、返、归、居，皆入于鼎炉之土釜中，于土釜中烹炼，则五行全而丹药生。以内丹言之，五行之生数代表先天，五行之成数代表后天；"九还七返，八归六居"，喻指修行之人由后天返还至先天的状态。其中，"九"喻西方白虎金德之正气，也即是"情"，情欲不萌则九还；"七"喻南方朱雀火德之正气，也即是"神"，神不外驰则七返；"八"喻东方青龙木德之正气，也即是"性"，性静而安则八归；"六"喻北方玄武水德之正气，也即是"真炁"，坎乃真炁所居之本乡，真炁藏居于此而不妄泄，则为"六居"。九金、八木、七火、六水四方之正气，得中央土德之正气，也即是真意调配，如辐之辏毂、如水之朝宗，皆聚于丹田之内，结成丹宝，此谓之"五炁朝元"。或谓"九还"指修炼之士三千行满，为九年之数，以象怀胎九月有余；"七返"乃铅、汞、龙、虎、血、炁、神，七者皆欲返于三田；"八归"喻八百功成，或一月之药积得八两，一年九十六两，故九年积而为八百余两，以归丹田；"六居"喻始三年育长男、长女于下田，中三年育中男、中女于中田，末三年育少男、少女于上田。故丹经之中所谓六、七、八、九，其喻意彼多。如以五行言则代表水、火、木、金；以卦言为坎、离、震、兑；以方位言则为东、西、南、北；以星宿言则为虚、房、星、昴；以四象言则为龟、蛇、龙、虎；以四季言则为春、夏、秋、冬；以辰言则为子、午、卯、酉；皆为譬喻。

⑦男白女赤，金火相拘；则水定火，五行之初：以外丹言之，鼎中炼丹所用之金其性坚刚，故以男喻之，而金之正色为白，故说"男白"；《易》以离卦象火，火之色赤，离又可以取象中女，故说"女赤"；发炉火以炼鼎中之金，故说"金火相拘"。金得火气烹炼，化而为液，此为"水"；持续进火加温，则金保持以液态形式存在，在

这个过程中，须根据金的液态形式稳定与否，来确定火之老嫩而烹炼之，此为"则水定火"。又五行生成之数，水之生数为一，为五行之首；变化还丹，首先要将鼎中之金熔化成液态，故说"五行之初"。自内丹言之，"男白"指坎中之金，喻真炁，"女赤"指离中之砂，喻元神。或谓男所施之精其色白，女所胞之血其色赤，故说"男白女赤"。内丹圣胎以神、炁交结而成，神与炁交，犹如外丹金、火之相拘。金、火相拘则神凝炁聚，丹经或谓之"取坎填离"，此为"以水定火"，如此就能结成丹头而产药。其中，坎之真炁为大丹之根源，坎卦取象为水，天一生水，其位在北，居五行之首，乃内丹药物所产之乡。修行之人能回光返照于此，出息微微，入息绵绵，无令间断，则神、炁归根，渐渐入而渐渐柔，渐渐和而渐渐定；定之既久，则呼吸俱无，药物当自结。"则水定火，五行之初"二句，他本或作"拘即水定，水五行初"、"拘则水定，水五行初"。

⑧上善若水，清而无瑕：炼丹之始，首先要将鼎中之金熔化成液态，犹如"水"；此液态之金，若欲用之于还丹，须净无瑕秽，方为"上善"品质。自内丹言之，水之为性，静定而安之则"清"，水清则净，净则无瑕；动乱而汩之则"浊"，浊则污秽不堪。而内丹之妙，亦全由静定中来，故修丹当法上善之水，清静、无为，行其所无事，故无论行、住、坐、卧，心皆在道，行则措足于坦途，住则凝神于太虚，坐则匀鼻端之息，卧则抱脐下之珠，久而调息，无有间断，而终日如愚，不能有丝毫造作、行持。此句源于《道德经》所说："上善若水。"（八章）

⑨道之形象，真一难图；变而分布，各自独居：鼎中药物得火相烹，潜运于鼎器之中，其形象发生变化，非图画之可测。然火候既足后，鼎中丹成，其五行分布，则又各自分明而不相凌犯。自内丹言之，至道之精，窈窈冥冥；至道之极，昏昏默默。修行之人窈冥

昏默之际，一念不生，万虑俱泯，浑浑沦沦，如太极之未分，溟溟窈窈，如两仪之未兆，惟此一物湛然独存，如清渊之印月，寂然不动，如止水之无波，此之谓"真一"。时至而炁化，则变而分布，其沿任、督二脉，乃至十二正经、奇经八脉，游布全身，遍历诸辰，开始时的浑浑沦沦、冥冥窈窈，至此则一步一景，各有其不同之证验、各守其不同之境隅，丹之真景象约略而可指。金丹大药孕之于先天，产之于后天，其妙在太极将判、未判之间，静已极而未至于动，阳将复而未离于阴，于此合天地之机，识结丹之处，知下手之诀，则恍惚之中寻有物，窈冥之内吸真精，方知内丹之道于无中生有，而真一之妙果不可以画图。道之形象，他本或作"道无形象"。真一难图，他本或作"真其难图"。此句源出于《道德经》："有物混成，先天地生，寂兮寥兮，独立而不改，周行而不怠，可以为天地母。吾不知其名，字之曰道，强为之名曰大。"（二十五章）

【译文】

炼丹过程中，安炉立鼎、配合药物、进退火候，皆要"阴阳为度"，如此方能使丹药之精即所谓"魂魄"居于鼎内、结成丹宝而不离。铅、汞处鼎器中，得火烹炼，去粗得精，其中汞具流转、变动不居之性，且能发出金属般闪亮之光泽，与太阳之性相近，故称之为"阳神日魂"；铅具静止、稳定的化学属性，且其色黑，与月亮夜晚方出之性相近，故称之为"阴神月魄"；铅、汞之间相融、相结，你中有我，我中有你，此之谓"魂之与魄，互为室宅"。铅之性安静，居鼎器之中，而立丹之胚胎，此谓"性主处内，立置鄞鄂"；汞之性活跃，游动于铅之外围，犹如城郭，此之谓"情主营外，筑垣城郭"；铅、汞相合则丹基结，此谓"城郭完全，人物乃安"。于此之时，铅、汞得火烹炼，性情相合，其中，铅静而汞动，动则流布，静则安处，如此则能奠定丹基。丹道火候之用，阳极自退，阴生自滋，阴阳循环，合于法度，方能变化成真。九还、七返、八归、六居则喻炼丹所用之金、火、木、水等元素皆要入于鼎炉之土釜中烹炼,如此则五行全而丹药生。鼎中炼丹所用之金其性坚刚,可用男喻之,而金之正色为白,故说"男白";《易》以离卦象火,火之色赤,离又可以取象中女,故说"女赤";发炉火以炼鼎中之金,故说"金火相拘"。金得火气烹炼,化而为液,此为"水",炼丹要根据金的液态形式稳定与否,来确定火之老嫩,此为"则水定火";又五行生成之数,水之生数为一,为五行之首;变化还丹,首先也要将鼎中之金熔化成液态,故称其为"五行之初"。此液态之金,若欲用之于还丹,须清净而无瑕秽,方为"上善"品质;鼎中药物得火相烹,潜运于鼎器之中,其形象发生变化,非图画之可测;然火候既足后,鼎中丹成,其五行分布,则又各自分明而不相凌犯。

类如鸡子章第六十四

【题解】

本章述还丹之象,阐明其由结胎之初至于丹熟所经历之过程,以及其形象、状貌的改变。

自外丹言之,铅金与流汞处鼎器之中,其未化之时,汞白而铅黑,形状如鸡蛋的蛋清与蛋黄,铅居中、汞环绕其外,其形方圆、纵广各一寸,此亦为炼丹的初始之基;历阳火、阴符煅烧后,鼎中丹药渐渐凝结,其内外法象、形仪与人无异,四肢五脏、筋骨俱全。岁功既毕,则还丹可成,丹离于鼎器,如婴儿之出于胞胎;丹成之后,其质柔软,外表细滑,不减于铅,若初生之婴儿。

自内丹言之,圣胎初凝,元神与精炁相交结,浑浑沌沌,类如鸡蛋;其中,黑为阴、白为阳,阳白阴黑,两相符合。丹之结,初如黍米之微,渐觉一寸之广;法身则隐于其间,如赤子初处母腹;丹胎既已凝结,当入室温养,如龙之护珠,如鸡之孵卵,念兹在兹,精勤专一,则法身之真胎自微至著,始而成象,继而有形,四肢五脏并筋络骨节之类,件件完备;十月功满,丹已成形,则脱去其胞,可从坤腹之下丹田跃然而出。金丹、婴儿既成,则身外有身,修行人达至此境界,精炁浸润于五脏六腑,并润泽于肌肤,四肢与全身筋骨皆温软、畅快。

　　类如鸡子，白黑相符^①。纵广一寸，以为始初^②。四肢五脏，筋骨乃俱^③。弥历十月，脱出其胞^④。骨弱可卷，肉滑若铅^⑤。

【注释】

①类如鸡子，白黑相符：铅金与流汞处鼎器之中，其未化之时，汞白而铅黑，形状如鸡蛋的蛋清与蛋黄，故说"类如鸡子，白黑相符"。或谓修金液还丹，先要建坛场，坛上置灶，灶中有鼎，鼎中安神室，神室之中有铅、汞；神室之象重叠相裹，犹如鸡蛋；铅、汞处神室，白黑相包，其形亦如鸡蛋，故说"类如鸡子，白黑相符"。自内丹言之，圣胎初凝，元神与精炁相交结，浑浑沌沌，类如鸡蛋，故说"类如鸡子"；其中，黑为阴、白为阳，阳白阴黑，两相符合，故说"白黑相符"。或谓"类如鸡子"指还丹有形，"白黑相符"指阴阳得匹。鸡子，即鸡蛋，天文学上的浑天说认为：天之形似鸡子，地居其中，犹壳之裹黄，此处指丹胎之法象亦如此。白黑相符，他本或作"白黑相扶"、"黑白相扶"、"黑白相符"。

②纵广一寸，以为始初：人自受胎之始，纵广约一寸左右。外丹以此喻鼎中药物之状貌，其中，铅居中，汞环绕其外，其形方圆、纵广各一寸，此亦为炼丹的初始之基。自内丹言之，丹之结，初如黍米之微，渐觉一寸之广；法身则隐于其间，如赤子初处母腹，故说"纵广一寸，以为始初"。此与上篇"方圆径寸，混而相拘。先天地生，巍巍尊高"其意正同。"纵广一寸，以为始初"二句，他本或作"纵横一寸，以为始初"、"纵横一寸，形为始初"。

③四肢五脏，筋骨乃俱：人自结胎后百日，男女之形始分，然后四肢、五脏、筋骨乃具。外丹以此喻历阳火、阴符煅烧后，鼎中丹药凝结，其内外法象、形仪与人无异，四肢五脏、筋骨俱全。自内丹言之，丹胎既已凝结，当入室温养，如龙之护珠，如鸡之孵卵，念

兹在兹,精勤专一,则法身之真胎自微至著,始而成象,继而有形,四肢五脏并筋络骨节之类,件件完备。当然,四象五行包络法身,便如四肢五脏;法身渐渐坚凝,便如筋骨,乃譬喻之法。

④弥历十月,脱出其胞:至于十月胎完,赤子脱出母胞,哇哇坠地。丹道以此喻岁功既毕,还丹乃成,丹可以离于鼎器,如婴儿之出于胞胎。自内丹言之,十月功满,丹已成形,脱去其胞,即可从坤腹之下丹田跃然而出,升而至于乾鼎之上丹田,从此重安炉鼎,再造乾坤,别历一番造化,才能通天彻地,与太虚同体。

⑤骨弱可卷,肉滑若铅:人受胎之初,父精母血和合,浑浑沌沌,形如鸡子;百日而男女分形,然后四肢、五脏、筋骨具足;育至十月,脱出其胞,名为婴儿,婴儿骨弱筋柔,肌软肉滑。外丹则以此喻还丹既成后,丹之质柔软,外表细滑,不减于铅,若初生之婴儿。自内丹言之,金丹、婴儿既成,则身外有身,修行人达至此境界,精炁浸润于五脏六腑,并润泽于肌肤,四肢与全身筋骨皆温软、畅快,故说"骨弱可卷,肉滑若铅"。肉滑若铅,他本或作"肉滑若饴"。

【译文】

铅金与流汞处鼎器之中,其未化之时,汞白而铅黑,形状如鸡蛋的蛋清与蛋黄;黑喻铅、白喻汞,汞白铅黑,两相符合,故说"白黑相符"。铅居中,汞环绕其外,其形方圆、纵广各一寸,此为炼丹的初始之基。历阳火、阴符煅烧之后,鼎中丹药渐渐凝结,其内外法象、形仪与人无异,四肢五脏、筋骨俱全。历十月之功,则还丹可成,丹出离于鼎器之外,如婴儿之出于胞胎。还丹既成,其质柔软,外表细滑,不减于铅,若初生之婴儿。

阳燧以取火章第六十五

【题解】

本章明丹道以阴阳相感通为其最基本之原理。

自外丹言之，日、月在天，阳燧、方诸在地，它们相距非常遥远，然其阴阳、水火之气却能相互感通；更何况人服食金丹，金丹入于体内，近存于身、切近于心胸，其感化妙应，岂能没有效验。故阴阳相感通，非远近所能隔绝。

自内丹言之，人的精、炁与神存于一身之中、咫尺之间，如果能虚心凝神，泰然内定，无一毫之杂想，则能聚自身之精、炁不散，久之神、炁自相交结，生出奇效。此与阳燧取火、方诸生水之理相似。

阳燧以取火，非日不生光；方诸非星月，安能得水浆①？二气玄且远，感化尚相通；何况近存身，切在于心胸②！阴阳配日月，水火为效征③。

【注释】

①阳燧以取火，非日不生光；方诸非星月，安能得水浆：阳燧可用于取火，方诸可用于生水；但是，如果不与日、月相感，它们本身是

不可能生水、取火的。阳燧，又称"火方诸"、"火珠"，形如铜镜，对着太阳，以艾可以取火。方诸，鉴之名，又称"水方诸"，其以水晶为珠，对着月亮可以生水，又谓之"阴燧"。《周礼·秋官》谓："司烜氏掌以木夫燧取明火于日，以鉴取明水于月。"《淮南子》说："方诸见月，则津而为水。高诱注云：方诸，阴燧，大蛤也，熟摩拭令热，月盛时以向月则水生。"

② 二气玄且远，感化尚相通；何况近存身，切在于心胸：日、月在天，阳燧、方诸在地，它们相距非常遥远，然其阴阳、水火之气却能相互感通；更何况人服食金丹，金丹入于体内，近存于身、切近于心胸，其感化妙应，岂能没有效验。故阴阳相感通，非远近所能隔绝。以内丹言之，人的精、炁与神存于一身之中、咫尺之间，如果能虚心凝神，泰然内定，无一毫之杂想，则能聚自身之精、炁不散，久之神、炁自相交结，生出奇效。此与阳燧取火、方诸生水之理相似。阳燧、方诸本体澄澈，皆光明莹洁之物，无纤毫痕瑕，将之置于日、月之下，中正专一，于攒簇翕聚之处承日、月之光，然后微茫斗凑，其气相感，自然从无而化有，故定则光聚而有；动则光散而无。内丹修炼亦如之，必使心神澄澈无累，亦如阳燧、方诸之明朗无疵，然后意沉丹田，凝神炁穴，翕聚既专，则人身神、炁相感、妙应，结成至宝。故修内丹，神定炁和则生药，神动炁乱则无功，此与阳燧、方诸取火、生水之理正同。"二气玄且远，感化尚相通"二句，他本或作"二气虽悬远，化感而相通"、"二气至悬远，化感而相通"。

③ 阴阳配日月，水火为效征：积阳之精为火，火之精为日；积阴之精为水，水之精为月。正因为阴阳可以相感通，故阳燧对日可以取火，方诸映月可以生水。还丹之道，取法于天地、日月、阴阳、水火之理；既有阳燧对日取火、方诸映月生水之明证，还丹自当有其神验。

【译文】

　　阳燧可用于取火，方诸可用于生水；但是，如果不与日、月相感，它们本身怎么可能生水、取火呢？日、月在天，阳燧、方诸在地，它们相距非常遥远，然其阴阳、水火之气却能相互感通；更何况人服食金丹，金丹入于体内，近存于身、切近于心胸，其感化妙应，岂能没有效验！故阴阳相感通，非远近所能隔绝。积阳之精为火，火之精为日；积阴之精为水，水之精为月；因阴阳可以相感通，故阳燧对日可以取火，方诸映月可以生水。还丹之道取法于天地、日月、阴阳、水火相感通之理；既有阳燧对日取火、方诸映月生水之明证，故还丹亦自当有其效验。

耳目口三宝章第六十六

本章阐明丹之形象、功效以及丹的保养之法。

自外丹言之,炼丹之时,当密封火炉,使水、火相激发于其内,以保证火之热力不至于外逸,从而提高炉温;在这个过程中,还要封固鼎器,使鼎中金液不至于沸腾溢出。刚开始,铅、汞等潜伏于鼎器的底部,犹如伏于深渊之中;进火炼之,则融化为液,铅于汞液中上下浮动、徘徊。炉火之用以合固鼎内丹精为功,无论是进阳火之动,还是退阴符之静皆应以此为枢辖。炉门、缝隙、鼎器之口皆要固止,铅、汞等则能在鼎器中自然化合。铅、汞等化合、变化成丹宝,其步骤繁难、复杂,不容易得到证验;修丹者当如法逐步推进,专心致志,不三心二意,方可能成功。修金液还丹,无论白昼还是夜晚皆有其功,即便是睡梦之时,亦当留人关注神丹之事,做到寝寐而不忘。丹药得火烹炼,杂质去除,邪毒之气自消,丹之有益于人的正阳之质得以确立。丹药的服食,能使老翁复返于丁壮,耆妪老妇复返成青春少女,服丹者身体柔和,志亦谦逊,全身阴邪污浊尽皆清理、除去,人的四肢百骸乃至筋骨、皮肤、毛孔等细微之处,皆得到润泽、调整,气血格外和畅。丹药未炼之前,尚存有不少杂质,但纯阳之丹却正是由其烹炼提纯而成;丹药烹炼的过程中,有阳火、阴符之法,撤火则昏,进火则明,两相交替为用。

自内丹言之，入室修炼之初，修炼之士须敛其耳目之聪明，缄其喉舌之真炁，尽将之收归于内，不使之放而在外；收视返听，闭口含津，勿使纤毫真炁漏泄，犹如珍藏宝贝。然后，以神意守下丹田，然此意守又非执着、胶着之死守，而是似守非守，使己之元神与口、鼻乃至于身体的呼吸之开阖合同为一，犹如户之有枢、车之有辖，如此则神、炁自然相融、相抱。修行之人守雌抱一，舒适、从容地置身于静室之中，久之身心冥合、神炁归根，俨如混沌未判之初，此时当顺其自然之化育，心无杂念，意不外驰，总与虚无大道化为一体；念念相续，常使自身神、炁之运合于天道常轨，勿令间断。修炼有几分功夫，则有几分证验；内丹的证验随着时日的推移、修行人功夫的深入，将会渐次出现，所贵在于修行人心专而不可纵横。修炼之时，切忌昏昧、散乱，无论行、住、坐、卧，皆要绵绵若存，如鸡抱卵，至于功夫纯熟，则昼夜如一，虽当寝寐之间，神亦常惺惺而不昧。人道用顺，丹道用逆，世俗之人皆神向外驰、暴其炁于外；修行人则颠倒而逆行之，柔弱处世，抱一无离，归根复命。金丹始结，脉住炁停，此时修行之人上、中、下三丹田炁满精足，恍然如在醉梦之中。修炼者到此境界，切不可放倒，当知昏久则必明，浊久则必清，自此以往，则圆明洞照，虚彻灵通，坤体渐变纯乾。

耳、目、口三宝，固塞勿发扬①。真人潜深渊，浮游守规中②。旋曲以视听，开阖皆合同；为己之枢辖，动静不竭穷③。离气内营卫，坎乃不用聪；兑合不以谈，希言顺鸿濛；三者既关楗，缓体处空房④。委志归虚无，无念以为常⑤。证难以推移，心专不纵横⑥。寝寐神相抱，觉悟候存亡⑦。颜容浸以润，骨节益坚强⑧。排却众阴邪，然后立正阳⑨。修之不辍休，庶气云雨行；淫淫若春泽，液液象解冰；从头流达足，究竟复上升；往来洞无极，怫怫被容中⑩。反者道之验，弱者德之柄^⑪。耘锄宿污秽，细微得调畅^⑫。浊者清之路，昏久则昭明^⑬。

【注释】

①耳、目、口三宝，固塞勿发扬：《周易·说卦》以坎取象耳，离取象目，兑取象口；又八卦配五行，则坎为水、离为火、兑为金。外丹以此喻还丹之时，当密封火炉，使水、火相激发于其内，以保证火之热力不至于外逸，从而提高炉温；在这个过程中，还要封固鼎器，使鼎中金液不至于沸腾溢出。自内丹言之，入室修炼之初，修炼之士须敛其耳目之聪明，缄其喉舌之真炁，尽将之收归于内，不使之放而在外；收视返听，闭口含津，勿使纤毫真炁漏泄，犹如珍藏宝贝。然后，元阳滋生，大丹渐养渐成。如果修行人耳为声引，目为色牵，口为味搅，则福因色败，害随声至，病从口入；此三者皆为外物所牵，则还丹不可成。或谓离为目，坎为耳，兑为口，三者各有其神；所谓"固塞勿发扬"，即要存其神，存之法在于目瞑、口合，而耳则以两手掩之，或如俗语所说的闭目垂帘，闭口啮齿，舌抵上腭，掩双耳、鸣天鼓。耳、目、口三宝，他本或作"耳目己之宝"。固塞勿发扬，他本或作"固塞勿发通"。

②真人潜深渊，浮游守规中："真人"即所谓铅、汞等还丹真宝。起初，铅、汞等潜伏于鼎器的底部，犹如伏于深渊之中；进火炼之，则融化为液，其中，铅居中而汞围绕其外，铅于汞液中上下浮动、徘徊，然始终不偏离其中心点，此谓"真人潜深渊，浮游守规中"。真人，外丹以此喻丹头、药物。潜，隐藏之意。渊，深藏之止水。浮，潮汛升而上。游，流水顺而下。规中，"规"即画圆之器，"规中"喻居鼎器中之真铅，或谓此可喻居鼎器之中的金胎、神室，因其内可以安置炼丹之药物。自内丹言之，"真人"即所谓"元神"，"深渊"即下丹田，以神意守下丹田，也即以神光下注炁穴，此谓

"真人潜深渊";然此意守又非执着、胶着之死守,而是似守非守,如《孟子》中所说"心勿忘,勿助长",此谓"浮游守规中"。或谓元神当深藏于内,然其非不应物,而是当如《清静经》所说之常应而常静;又谓元神随真息之往来,任真炁之升降,自朝至暮,常潜藏于泥丸之宫。

③旋曲以视听,开阖(hé)皆合同;为己之枢辖,动静不竭穷:炼丹时,炉火在炉中旋曲、升降、徘徊,炼丹者则以在炉旁通过打开炉门直接观察,或者关上炉门仔细谛听等方式来确定炉火的大小;炉门的开与阖,在于调节、观察火候,目的当然是要合固鼎内丹药之精。炉火之用既以合固鼎内丹精为功,无论是进阳火之动,还是退阴符之静,皆应以此为枢辖,如此则火候变化不至于竭穷。旋,周旋。曲,委曲。开阖,炉门的关与闭;或谓指炉火的升与降,其中"开"指火升,"阖"则指火降。枢,门户之枢纽。辖,车轮的车轴头铁。自内丹言之,此时当收视返听于无声无臭之地,使己之元神与口、鼻乃至于身体的呼吸之开阖合同为一,入则与之俱入,出则与之俱出,犹如户之有枢,车之有辖。久之,则神与炁合,其动静相承,恍若天地之运行、日月之升降、辘轳之旋转,无穷无竭,而能得长生久视之效。或谓天之神栖于日,人之神发于目,人身之炁机于上、中、下三丹田升降、上下往来,无穷无已,犹车之有轮、轮之有轴,其运用之妙在于心,而心之关键则在于目。旋曲以视听,他本或作"旋曲以视览"。为己之枢辖,他本或作"为己之轴辖"。

④离气内营卫,坎乃不用聪;兑合不以谈,希言顺鸿濛;三者既关楗,缓体处空房:离为火,炉火之气不能使其炎之于外,而当令其养育、护卫鼎中丹宝于内。坎为耳,于此借用为炉鼎的缝隙,当闭塞其缝隙,使炉中火力更加旺盛;或谓坎为水,炉火燃烧过程中,倒入少许之水,有助于火苗腾升向上;但水量太大则能浇灭

炉火，并发出水灭火的"嗞嗞"之声；水量是否合适，鉴别方法之
一在于以耳倾听，听不到"嗞嗞"的声音，表明倒入的水量是合适
的。兑为口，鼎器之口要封固，以免鼎内丹药在烹炼的过程中溢
出、逃逸。如果炉门、缝隙与鼎口这三处关键的部位闭紧、密固，
则铅、汞等药物就能从容、缓缓地融化，浮游于鼎器之中，自然呈
现出天地开辟之前阴阳二气混沌不分的状貌，并安处于有容积
空间的鼎器之中。三者，即离、坎与兑，喻指炉门、缝隙、鼎器之
口。关楗，一般指门户合之处的锁或机关，非钥匙而不能开，
其功用在于固止门户。空房，谓有容积空间的鼎器，铅、汞等药
物置于其内。自内丹言之，"离气内营卫"指收目内视，眼光不外
露；"坎乃不用聪"指返耳内听，听不外泄；"兑合不以谈"指口无
妄言，专心致志于内修之事；"希言顺鸿濛"指默默无言，候神、炁
自然相融、相抱。坎耳不聪，则阴魄合和、真水不致流荡；离目不
视，则阳魂温养、真汞不至于逃逸；兑口不谈，缄闭金胎使不开
阖、赤龙精炁不至于漏失。此三者既返还于身内，修行之人则守
雌抱一、缓弱其体，舒适、从容地置身于静室之中；久之，其身心
冥合，神炁归根，俨如混沌未判之初，此时当顺其自然之化育。
缓体，指舒适、从容，无劳尔形。处空房，指入静室，静室中不置
他物，唯设一香、一灯、一几、一榻而已；坐处不能太明亮，太明亮
则伤魂；也不能太暗，太暗则伤魄；其室宜面向林木对朝阳，西有
明窗对夕光。静室亦不必拘以山林，或在闹市，或处社区，或居
官观庙宇，但得其所适，无往而不可。因大药未成，修行人难当
寒、暑、饥、渴；而周天火候，又须用一片功夫，不可间断，故要得
同志有力者为之保护、供给、服事，方能免去饥寒困苦之扰窃其
气，从而可以专志修炼。或谓"缓体处空房"指瘟寐之时，则瞑
目、掩耳、闭口、啮齿，使身内常闻风雷之声，火气哄哄然而不绝，
则神炁自存。离气内营卫，他本或作"离气内荣卫"。坎乃不用

聪,他本或作"坎亦不用聪"。兑合不以谈,他本或作"兑合不用
谈"、"兑合以不谈"。希言顺鸿濛,他本或作"希言顺以鸿"。三
者既关楗,他本或作"三者既关键"。

⑤委志归虚无,无念以为常:铅、汞等在鼎器中自然化合,炼丹人不
须愁劳,听其自然而化,寂然无所为,无虑亦无念。自内丹言之,
"委志归虚无"指修行之人心无杂念,意不外驰,总与虚无大道化
为一体;"无念以为常"指修行人念念相续,常使自身神、炁之运
合于天道常轨,勿令间断。内丹于无中生有,养就婴儿,故要聚
炁凝神,常常握固即聚炁,念念守默即凝神;聚炁凝神,不可愁
劳,当排除杂念,委志虚无,心专不逸,故说"委志归虚无,无念以
为常"。无念以为常,他本或作"念念以为常"。

⑥证难以推移,心专不纵横:铅、汞等化合、变化成丹宝,其步骤繁
难、复杂,不容易得到证验;修丹者当如法逐步推进,专心致志,
不三心二意,方可能成功。或谓铅、汞等药物随炉火之气,在鼎
器中推移、变化,虽不易察知其活动过程,但因鼎、炉皆封存密
固,所以,能保证丹药专心居于鼎器之中,不至于纵横、逃逸。自
内丹言之,修炼有几分功夫,则有几分证验。如果修行人功夫不
到,则功夫的证验亦难以出现;内丹的证验随着时日的推移、修
行人功夫的深入,将会渐次出现,所贵在于修行人心专而不可纵
横。如道书记载,修行人若能勤而行功,夙夜不休,至于百日,或
能感觉到自己的两肾犹如汤煎般的火热,或双眼目光炯炯有神,
或鼻能闻到异香,或口中有甘甜之津源源而出,全身融融暖暖。
随着功夫的深入,各种证验还会源源出现。然对这般功夫的证
验,修行人须烛理自明,其心方不为各种境界所转。当然,修行
之人静中还会出现多种多样的幻境,大多是由自己神识所化而
成。修行人只要心不为所动,见如不见,体同虚空,则神识所现
各种幻境自然消散。因此,对于各种神识幻境,修行人总的原则

是：一切境界见于目前，皆不得心生起憎、爱之情，所谓自己性中
空廓，任他千变万化，一心无动，万邪自退。故"心专不纵横"诚为
修炼者所当遵循之要旨。证难以推移，他本或作"证验自推移"。

⑦ 寝寐神相抱，觉悟候存亡：修金液还丹，无论白昼还是夜晚皆有
其功，需要众人轮流看守鼎、炉，观察其火候。即便是睡梦之时，
亦当留人关注神丹之事，做到寝寐而不忘；觉醒时分，更当审察
丹炉火候的进退、存亡。自内丹言之，修炼之时，切忌昏昧、散
乱，无论行、住、坐、卧，皆要绵绵若存，如鸡抱卵，至于功夫纯熟，
则昼夜如一，虽当寝寐之间，神亦常惺惺而不昧。因为内丹大药
由神、炁交结而成，神、炁始凝，极易漏失，寝寐之际，尤当小心，
要防止昏睡之时，沉浸于梦境，导致精漏、走失。故必候其存亡，
无论昼夜，皆念兹在兹；至于功夫纯粹，则药材不至消耗，火候不
至亏缺。觉悟候存亡，他本或作"觉寤候存亡"。

⑧ 颜容浸以润，骨节益坚强：铅金得流汞滋养则颜容浸润，流汞得
铅金为胎则形体坚强。自内丹言之，神炁相抱，丹基自奠；至宝
蕴于中，其精华自然发而在外，在外人看来，修行者气色红润，神
采奕奕，身体强健，骨节坚强。

⑨ 排却众阴邪，然后立正阳：丹药得火烹炼，杂质去除，邪毒之气自
消，丹之有益于人的正阳之质得以确立。或谓此二句讲进阳火
之功，其撤去阴符，为"排却众阴邪"；添加阳火，为"然后立正
阳"。自内丹言之，人之一身，其先天正阳之炁生起，则阴邪自然
留存不住。内丹修炼之法，无中生有，夺天地一点真阳结成丹
头；然后，昼夜运火，勤而行之，抽去阴气，养之十月而胎圆；三年
而功成，则可以体变纯阳；正阳一立，则阴邪尽却。排却众阴邪，
他本或作"辟却众阴邪"。

⑩ "修之"八句：铅金、流汞等得炉火之气持续不断地烹炼，在鼎器
之内化解、蒸馏，其状如云之行、如雨之施；又如春雨笼罩下潺潺

而流的小溪,还似冰雪之解冻。其中,铅金居中,流汞则自上至下、自首至尾包裹铅之体,不断翻腾、升降;在这个过程中,因炉火熏蒸的热力作用,丹药在鼎中沸腾,药之表面不断呈现出一个个的小气孔,犹如一个个的小洞;小气孔一会儿生成、一会儿又消失,热气则在小气孔之间往来、流动,这就使不同丹药的药性得到化合、分解。自内丹言之,修行人如果功夫不辍,则效验自然显发:太和之气周匝于其身,溶溶然如山云之腾空,霏霏然似膏雨之遍野,淫淫然若春水之满溪,液液然像河冰之将释;精炁往来一身上下,从头达足,布于上中下三丹田、玄关、窍穴之中,并畅通于四肢;修行人百脉皆融,状如微醉,此皆为丹功之灵验。庶气云雨行,他本或作"蒸气云雨行"。怫怫被容中,他本或作"怫怫被谷中"、"怫怫被器中"。

⑪反者道之验,弱者德之柄:此二句明服丹的效果。"反"指老翁复返于丁壮,耆妪老妇复返成青春少女,此为丹道之验证;"德"即"得",服丹后,身体柔和,志亦谦逊,丹之效能于人身中得其效验。或谓铅、汞等药物经烹炼而复归其天地元炁生养之本质,此即"道之验";丹以火炼成,火能成就金丹之体,丹伏于火,此为"弱","弱"乃能为丹成之基。自内丹言之,人道用顺,丹道用逆,《道德经》说:"致虚极,守静笃,万物并作,吾以观复。"(十六章)此"复"即"反"之意。修丹效验出于虚极、静笃,与天地冥合,然后元炁从一阳而来复;世俗之人皆神向外驰,暴其炁于外,虚不能极,静不能笃,修行人则颠倒而逆行之,抱一无离,归根复命,此为"反者道之验";"弱"即柔弱,《道德经》说:"坚强者死之徒,柔弱者生之徒。"(七十六章)又说:"专气致柔,能婴儿乎!"(十章)修丹之根本、要柄在于持其志,无暴其炁,如婴儿之柔弱方可。如果志无所守,炁无所养,丹基则易倾覆,失却修炼之本柄。修行人收视返听,神炁内敛;久之,百脉俱沉,浊气销尽,力弱似

不支,昏昏如酒醉,此即是"弱",乃道之验、德之柄。此句源出于《道德经》:"反者,道之动;弱者,道之用。"(四十章)

⑫耘锄宿污秽,细微得调畅:服食金丹后,金丹在人体之内,将全身阴邪污浊尽皆清理、除去,如农夫之耘锄去田地中之杂草;人的四肢百骸乃至筋骨、皮肤、毛孔等细微之处,皆得到润泽、调整,气血格外和畅。自内丹言之,修行人诸虑既息,百骸俱理;修之不辍,则体变纯阳,身中阴邪污秽尽除,五脏清凉,六腑调泰,三百六十骨节无有滞碍,八万四千毫窍尽皆通畅;颜容光泽,骨节坚强,血化白膏,神形俱妙。

⑬浊者清之路,昏久则昭明:丹药未炼之前,尚存有不少杂质,但纯阳之丹却正是由其烹炼提纯而成,故说"浊者清之路";丹药烹炼的过程中,有阳火、阴符之法,撤火则昏,进火则明,两相交替为用,故说"昏久则昭明"。自内丹言之,金丹始结,脉住炁停,所谓"精神冥合气归时,骨肉融和都不知";此时,修行之人上、中、下三丹田炁满精足,恍然如在醉梦之中,似乎昏而且浊。修炼者到此境界,切不可放倒,当知昏久则必明,浊久则必清,自此以往,则圆明洞照,虚彻灵通,坤体渐变纯乾。前二句言形之妙,此二句言神之妙;形神俱妙,方能与道合真。

【译文】

《周易·说卦》以坎取象耳,离取象目,兑取象口;又八卦配五行,则坎为水、离为火、兑为金。炼丹之时,当密封火炉,使水、火相激发于其内,以保证火之热力不至于外逸,从而提高炉温;在这个过程中,还要封固鼎器,使鼎中金液不至于沸腾溢出,此即"耳、目、口三宝,固塞勿发扬"。"真人"即所谓铅、汞等还丹真宝;刚开始,铅、汞等丹药潜伏于鼎器的底部,犹如伏于深渊之中;进火炼之,则融化为液,其中,铅居中而汞围绕其外,铅于沸腾的汞液中上下浮动、徘徊,然始终不偏离其中心点,此谓"真人潜深渊,浮游守规中"。炼丹时,炉火在炉中旋曲、升降、徘徊，炼丹者则以在炉旁通过打开炉门直接观察，或者关上炉门仔细谛听等方式来确定炉火的大小；炉门的开与阖，在于调节、观察火候，目的当然是要合固鼎内丹药之精。炉火之用既以合固鼎内丹精为功，无论是进阳火之动，还是退阴符之静，皆应以此为枢辖，如此则火候的动静变化不至于竭穷。离为火，炉火之气不能使其炎之于外，而当令其养育、护卫鼎中丹宝于内。坎为耳，于此借用为炉鼎的缝隙，当闭塞其缝隙，使炉中火力更加旺盛。兑为口，鼎器之口要封固，以免鼎内丹药在烹炼的过程中溢出、逃逸。如果炉门、缝隙与鼎口这三处关键的部位闭紧、密固，则铅、汞等药物就能从容、缓缓地融化，浮游于鼎器之中，自然呈现出天地开辟之前阴阳二气混沌不分的状貌，并安处于有容积空间的鼎器之中。铅、汞等在鼎器中自然化合，炼丹人不须愁劳，听其自然而化，寂然无所为，无虑亦无念。铅、汞等化合、变化成丹宝，其步骤繁难、复杂，不容易得到证验；修丹者当如法逐步推进，专心致志，不三心二意，方可能成功。修金液还丹，无论白昼还是夜晚皆有其功，即便是睡梦之时，亦当留人关注神丹之事，做到寝寐而不忘；觉醒时分，更当审察丹炉火候的进退、存亡。铅金得流汞滋养则颜容浸润，流汞得铅金为胎则形体坚强。丹药得火烹炼，杂质去除，邪毒之气自消，丹之有益于人的正阳之质得以确立。铅金、流汞等得炉火之气持续不断地享炼，在鼎器之中不断化解，其状如云之行、如雨之施；又如春雨笼罩下潺潺的小溪，还似冰雪的解冻。其中铅金居中，流汞则自上而下，自首至尾包裹铅之体，不断翻腾、升降；在鼎中沸腾，药的表面不断呈献一个个小的气孔，犹如一个个小的洞，它们一会儿生成，一会儿消失。丹药的服食，能使老翁复返于丁壮，耆妪老妇复返成青春少女，服丹者身体柔和，志亦谦逊，全身阴邪污浊尽皆清理、除去，人的四肢百骸乃至筋骨、皮肤、毛孔等细微之处，皆得到润泽、调整，气血格外和畅。丹药未炼之前，尚存有不少杂质，但纯阳之丹却正是由其烹炼提纯而成；丹药烹炼的过程中，有阳火、阴符之法，撤火则昏，进火则明，两相交替为用。

世人好小术章第六十七

【题解】

本章戒修丹者务旁门小术无益,明丹道之法简约而不繁。

还丹之道,乃大道而非小术,乃正道而非邪说;须寻明师指点,有其节次、功夫,非一蹴而就,且非其类不能获得成功。

世人好小术,不审道浅深①。弃正从邪径,欲速阏不通②。犹盲不任杖,聋者听宫商③。没水捕雉兔,登山索鱼龙④。植麦欲获黍,运规以求方⑤。竭力劳精神,终年无见功⑥。欲知服食法,事约而不繁⑦。

【注释】

①世人好小术,不审道浅深:世俗之人欲学此丹法之道者,却往往偏爱各种小的方术,无大的识见,不能察知大道的深广,得一小法则喜不自禁,自以为天下无能知此,实所以自蔽。

②弃正从邪径,欲速阏(è)不通:一些人甚至宣扬歪理、邪说,而反谤正道;穿凿真经,以取信末学;妄以授妄,迷以传迷;还有一些人喜欢寻找所谓炼丹之疾径,务求速效,不知炼丹自有节次、功

夫,非一蹴而就者,结果欲速而不达,与丹之正道相违背,虽用功至多,获成就者寡,有始而无终。阂,堵塞之意。正,丹法之正道。弃正从邪径,他本或作"弃正从蹊径"。欲速阂不通,他本或作"欲疾阂不通"。

③犹盲不任杖,聋者听宫商:世之学此道者,不肯屈己参访,寻明师指点;或惑于道听途说,不择师之邪正;或不通至理,强以己之臆说,妄合丹经;或惟好小术,只知其一,不知其二,此皆局限于一己之偏见,自以为足,此等之人,何异于盲者之不倚靠拐杖,聋者之听宫商之音而一无所辨。犹盲不任杖,他本或作"盲者不柱杖"

④没水捕雉兔,登山索鱼龙:野鸡、野兔本居于山陵,鱼与龙习惯生活在水中;如欲捕野鸡、野兔而入于水中,欲索鱼、龙而登上山陵,岂能得之! 亦如还丹,既取舍之有乖,在是非之宁无别。没水捕雉兔,他本或作"投水捕雉兔"。

⑤植麦欲获黍,运规以求方:种下的是麦种,却期望收获黍米;用画圆的圆规,来画方矩。此喻还丹之道,非其类则不能获得成功。运规以求方,他本或作"运圆以求方"。

⑥竭力劳精神,终年无见功:虽竭其智力,劳其精神,不知丹道之由,徒尽终年之功,乃至皓首,茫然无所成。终年无见功,他本或作"终年不见功"。

⑦欲知服食法,事约而不繁:欲知还丹服食之法,甚简约而不繁难。欲知服食法,他本或作"欲知伏食法"。事约而不繁,他本或作"事约而不烦"。

【译文】

世俗之人欲学此丹道之法,却往往偏爱各种小的方术,不能察知大道的深广。他们放弃正道的学习,却宣扬、践履歪理、邪说;寻找一些所谓炼丹的疾径,务求速效,结果却欲速而不达,与丹之正道相背离。此等之人，犹如盲者之不倚靠拐杖，聋者听宫商之音而一无所辨；欲捕野鸡、野兔而入于水中，欲索鱼、龙而登上山陵；种下麦种，却期望收获黍米；或用圆规，来画方矩。虽竭其智力，劳其精神，徒尽终年之功，乃至皓首，茫然无所成。须知还丹服食之法，甚简约而不繁难。

太阳流珠章第六十八

【题解】

本章阐明丹药交结成丹的过程与原理。

自外丹言之,"太阳流珠"乃汞之别名;汞在烧合之时,非铅金不能留存之;铅与汞相合,化为白液,渐复凝成坚冰之状,称之为"金华";将之打破后,其状如马齿之形。在火候方面,紧接着阳火之后,及时继之以阴符,以密固、资护丹药于封闭的鼎器内,此为"迫促时阴,拘畜禁门"。铅金可以熔化为液,也即是"水",此为"金生水",铅金即为水之"慈母";铅之液与汞相配,化为白液,此为"孝子",后又凝成至坚之"金华",水反为金,故说"孝子报恩"。铅金出于土,此谓"土生金";铅金又可以熔化为水,此为"金生水"。故土是铅金之父,水则是土之孙;炼丹鼎炉亦皆以土涂于内壁,使铅金、流汞不逃逸,炼丹之成实有赖于土之功,故说"严父施令,教敕子孙"。以炎火炼铅金,火旺则能销金,此为"火性销金";铅金化为液水,以铅液之水方能制伏有丹砂、木精之喻的流汞,此谓"金伐木荣"。还丹的过程繁难,情况复杂多变,需要有经验的明师根据不同情况给予指点,书本所载,很难将其技术、细节披露无遗。

自内丹言之,以"太阳流珠"也即是"汞"喻心、神,心、神乃意识之主,人之意识常为外物所牵引,故说其"常欲去人";"金华"喻先天元阳祖炁，由坎水之肾精升华而成。人身之神与炁、精，犹如水、火，人身精、炁充盈则水盛，水盛则妄火不炎，妄火不炎则心定、神和而脉住。因神得精、炁之旺则明而不昏，精、炁得神火之烹则腾而升华，神与炁、精两相和合，升华为先天元阳祖炁，此炁发生之时，呈现活泼泼的流动状态，故称其为"液"；又其为坎水也即肾精之本，以五行言之，金能生水，故其属性当为金；丹道贵逆，要复命、归根，即回到源头、本根，方能常存其生机，这以丹经术语来说，即是求取"水中金"；金于五色为白，可称其为"白液"；先天元阳祖炁先动后静，归于丹田、炁穴，结成金丹，此即为"凝"；又因金之属性本坚刚，故谓之"凝而至坚"。"金华"喻一阳初动之丹头，丹头只是先天炁；丹头初结，只在顷刻之间，故说"金华先唱，有顷之间"。丹头既结，渐养渐成，氤氲活动，故说"解化为水"；无质生质，凝结成丹，犹如马齿、阑干之状，"马齿"以白而坚的马齿比喻丹之坚、白，一说"马齿"乃借蔬菜中的马齿苋为喻，形容丹之状呈花瓣样排列。"阑干"或言其为"琅玕"，即宝珠。人之心思易散乱，此乃神识之火炎上的本性；欲使神识不散乱，须将之与真炁相合，神往与炁相抱，此即"阳乃往和"；如此，则神之阳性与炁之阴情一倡一和，皆出于自然，非人力所可强致，此即"情性自然"。当迫近阴静之极的时候，丹田之中一阳初动，修炼之人趁此时机以进火、采药，不可过之，亦不可不及，此之谓"迫促时阴"；既采得药，还要行周天火候，将之送归炉中以煅炼，如此则神与精、炁相拘，聚于丹田，煅成至宝，此谓"拘畜禁门"。"木"可喻真性而"火"可喻神识，木生火，即真性化神识，此乃五行顺生，真性与神识也即木与火实为伴侣，此为"相据以生"；但内丹要由纷乱之神识中复归清净之真性，此为火反生木，此即"五行错王"。同理，"金"可喻炁而"水"可喻精，炁化为精，此为五行顺生，炁与精即金与水实乃合处，此为"相据以生"；但内丹要炼精化炁，此为水反生金，此亦为"五行错王"。欲炼精以化炁，当以神火以烹之，方能成功，此为"火性销金"；神识杂乱，当以精、炁以制伏之，方能呈现出莹洁之真性，此为"金伐木荣"。坎水之精、炁，其生数为一；离火之神，其生数为二，合坎、离即水、火而成三，谓取坎填离，也就是神与炁、精相抱；戊己之脾土喻真意，其数为五，"三五与一"，指坎水之精、炁与离火之神，在脾土真意的调节下，混融化为真一之炁。当此之时，窈窈冥冥生恍惚，恍恍惚惚结成团，而天地之至精孕于其中；其妙须口传心授，难以尽形容于书本、笔端。

太阳流珠，常欲去人；卒得金华，转而相因；化为白液，凝而至坚①。金华先唱，有顷之间；解化为水，马齿阑干②。阳乃往和，情性自然；迫促时阴，拘畜禁门③。慈母育养，孝子报恩；严父施令，教敕子孙④。五行错王，相据以生；火性销金，金伐木荣⑤。三五与一，天地至精；可以口诀，难以书传⑥。

【注释】

①太阳流珠，常欲去人；卒得金华，转而相因；化为白液，凝而至坚：丹砂其色赤红，被称为"太阳之精"；而汞则出于丹砂，俗称"水银"，常闪烁有光亮，以其游走不定，故称"太阳流珠"，实乃"汞"之别名；因其得火便走，故说其"常欲去人"。汞在烧合之时，非铅金不能留存之；欲得铅金制汞，须以铅金投入鼎炉中烧炼，使之先化为液；此铅金之液与流汞相合，化为白液，然后渐复凝结成坚冰之状，称之为"金华"，此即"卒得金华，转而相因；化为白液，凝而至坚"。内丹以"太阳流珠"也即是"汞"喻心、神，心、神乃意识之主，人之意识常为外物所牵引，故说其"常欲去人"；"金华"喻先天元阳祖炁，由坎水之肾精升华而成。人身之神与炁、精，犹如水、火，人身精、炁充盈则水盛，水盛则妄火不炎，妄火不炎则心定、神和而脉住。因神得精、炁之旺则明而不昏，精、炁得

神火之烹则腾而升华,神与炁、精两相和合,升华为先天元阳祖
炁,此炁发生之时,呈现活泼泼的流动状态,故称其为"液";又其
为坎水也即肾精之本,以五行言之,金能生水,故其属性当为金;
丹道贵逆,要复命、归根,即回到源头、本根,方能常存其生机,这
以丹经术语来说,即是求取"水中金";金于五色为白,可称其为
"白液";先天元阳祖炁先动后静,归于丹田、炁穴,结成金丹,此
即为"凝";又因金之属性本坚刚,故谓之"凝而至坚"。相因,相
依之意。凝而至坚,他本或作"凝而正坚"。

②金华先唱,有顷之间;解化为水,马齿阑干:炼丹要先融化铅金,
铅金得火烹炼,很短的时间内便能熔解、转化为铅液;铅金之液
与汞相合,待其冷凝后,结成黄芽,其平如镜,其色如黄金,将之
打破后,其状如马齿之形,具温润之性。自内丹言之,"金华"喻
一阳初动之丹头,丹头只是先天炁;丹头初结,只在顷刻之间,故
说"金华先唱,有顷之间"。丹头既结,渐养渐成,氤氲活动,故说
"解化为水";无质生质,凝结成丹,犹如马齿、阑干之状,故说"马
齿阑干"。以白而坚的"马齿"比喻丹之坚、白,一说"马齿"乃借
蔬菜中的马齿苋为喻,形容丹之状呈花瓣样排列。阑干,或言其
为"琅玕",《尚书·禹贡》有"球琳琅玕",即宝珠;或谓其为"瓓
玕",形容丹之温润。金华先唱,他本或作"金华先倡"。有顷之
间,他本或作"食顷之间"。马齿阑干,他本或作"马齿瓓玕"、"马
齿琅玕"。

③阳乃往和,情性自然;迫促时阴,拘畜禁门:太阳流珠也即是汞,
之所以能往而与铅液相合,这是由它们的化学属性所决定的;汞
包裹铅液于其中,逼迫之、促动之,及时拘存、蓄止于封闭的鼎器
之内。或谓阳汞往与阴铅相合,因其阳性、阴情得其类,故能自
然相混融,此即为"阳乃往和,情性自然";在火候方面,紧接着阳
火之后,及时继之以阴符,以密固、资护丹药于封闭的鼎器内,此

为"迫促时阴,拘畜禁门"。自内丹言之,人之心思易散乱,此乃神识之火炎上的本性;欲使神识不散乱,须将之与真炁相合,神往与炁相抱,此即"阳乃往和";如此,则神之阳性与炁之阴情一倡一和,皆出于自然,非人力所可强致,此即"情性自然"。当迫近阴静之极的时候,丹田之中一阳初动,修炼之人趁此时机以进火、采药,不可过之,亦不可不及,此之谓"迫促时阴";既采得药,还要行周天火候,将之送归炉中以煅炼,如此则神与精、炁相拘,聚于丹田,煅成至宝,此谓"拘畜禁门"。或谓人身体中的后天阴邪之气未化,修炼之士当时刻谨慎,祛除这些时不时冒出的阴邪之气,此为"迫促时阴";护持正念,须臾不离于大道,故说"拘畜禁门"。迫,逼之意。促,近之意。时,时候。阴,火候中的"阴符"。拘,拘执,指火候中"采药"。畜,蓄聚,指火候中的"封藏"。禁门,古代的皇宫称禁中,"禁门"喻丹田、中宫之黄庭。畜,他本或作"蓄"。

④慈母育养,孝子报恩;严父施令,教敕子孙:铅金可以熔化为液,也即是水,此为"金生水",铅金即为水之"慈母";铅之液与汞相配,化为白液,此为"孝子",后又凝成至坚之"金华",水反为金,故说"孝子报恩"。铅金出于土,此谓"土生金";铅金又可以熔化为水,此为"金生水"。故土是铅金之父,水则是土之孙;炼丹鼎炉亦皆以土涂于内壁,使铅金、流汞不逃逸,炼丹之成实有赖于土之功,故说"严父施令,教敕子孙"。自内丹言之,真炁之生,有赖于阴静之极,故静为动之母、为燥之君;且真炁孕于下丹田之坤腹,此犹母之胞,故说"慈母育养"。一阳初动,真炁擒制真汞,以制伏神识所生的各种杂念;并行周天火候,经督脉飞上头顶昆仑,又复回于丹田坤母之舍,与真汞交结而成丹,此即"孝子报恩"。"严父"喻神识之主,即人的真性;神识纷呈,然皆源出于人之真性,故以子孙继踵喻之;思虑杂乱而不精专,则是子孙不孝,

此时严父当敕令之归于正，也即从杂乱的思虑中回归到清净之真性。慈母育养，他本或作"慈母养育"。严父施令，他本或作"严父施政"。另外，他本在"孝子报恩"与"严父施令"之间还有"遂相衔咽，咀嚼相吞"二句；《道藏》彭晓本经文中此处无"遂相衔咽，咀嚼相吞"句，然其注文中有"相衔相吞者，乃龙虎交气也"的解释，则其经文经过后人删改；句之意乃形容铅金与流汞相融之状貌。

⑤五行错王，相据以生；火性销金，金伐木荣：木、火、土、金、水五行相错而旺，如木旺则克土，土旺则克水，水旺则克火，火旺则克金，金旺则克木，此即"五行错王"。木、火、土、金、水五行又依次相生，如金生水、水生木、木生火、火生土、土生金，此谓之"相据以生"。火旺则克金，此合于"五行错王"之理；然杀中有生，火性虽销熔金，金得火炼反能成其器，此又与"相据以生"之理同；金性能克木，此亦合于"五行错王"之理，然木得金伐反能为器用，此亦合于"相据以生"之理。炼丹之道亦如之，以炎火炼铅金，火旺则能销熔金，此为"火性销金"；铅金化为液水，以铅液之水方能制伏有丹砂、木精之喻的流汞，此谓"金伐木荣"。自内丹言之，"木"可喻真性而"火"可喻神识，木生火，即真性化神识，此乃五行顺生，真性与神识也即木与火依次相生、实为伴侣，此为"相据以生"；但内丹要由纷乱之神识中复归清净之真性，要求火反生木，由火旺逆回到木旺，此亦与"五行错王"之理合。同理，"金"可喻炁而"水"可喻精，炁化为精，此为五行顺生，炁与精即金与水实乃合处，此为"相据以生"；但内丹要炼精化炁，此为水反生金，由水旺逆回到金旺，此亦为"五行错王"。欲炼精以化炁，当以神火以烹之，方能成功，此为"火性销金"；神识杂乱，当以精、炁以制伏之，方能呈现出莹洁之真性，此为"金伐木荣"。或谓离宫心液，采之当在下弦退阴符的沐浴之时，下弦象秋，位

在酉,乃金旺之时,故说"火性"销熔于"金"之下弦酉时;坎宫之金液,采之当在上弦进阳火的沐浴之时,上弦象春,位在卯,乃木荣之时,故说"金"被伐于"木荣"之卯时。王,旺之意。据,凭借之意。销,熔之意。

⑥三五与一,天地至精;可以口诀,难以书传:五行生成之数,水之生数为一,火之生数为二;外丹以水喻铅液,其数为一,以火喻流汞,其数为二。炼丹之炉灶由土垒成,一些炼丹之鼎,其内壁亦涂有土,土之生数为五。铅、汞乃炼丹最主要、最常用的药物,合铅与汞,其数为三;鼎、炉皆与土相关,土数为五,此即"三五"。"一"指铅、汞投入鼎炉中,所熔化而成之液,此鼎中之液其数亦为一,故说"三五与一"。还丹之道不离铅、汞,铅、汞乃天地阴阳之气的精华,故为天地间至精之物。书不尽言,言不尽意,还丹的过程繁难,情况复杂多变,需要有经验的明师根据不同情况给予指点,书本所载,很难将其技术、细节披露无遗,故说"可以口诀,难以书传"。或谓"三五"指"三性"、"二味"。三性,指炉火、铅金、木汞;或谓铅水、汞火与鼎炉之土,称为"三性";铅、汞入鼎炉中煅造,称"三性会合"。二味,指铅、汞,或者龙、虎。此"三性"、"二味"即所谓"三五","一"指金丹,此为天地至精;炼丹之法,可以口诀,难以书传,不可与俗人轻议之。自内丹言之,坎水之精、炁,其生数为一;离火之神,其生数为二,合坎、离即水、火而成三,谓取坎填离,也就是神与炁、精相抱;戊己之脾土喻真意,其数为五,"三五与一",指坎水之精、炁与离火之神,在脾土真意的调节下,混融化为真一之炁。当此之时,窈窈冥冥生恍惚,恍恍惚惚结成团,而天地之至精孕其中;其妙须口传心授,难以尽形容于书本、笔端。或谓"三",指心、肺、肝之炁,"五"指脾之炁,"一"指肾之炁,欲成金丹,须凭借此五炁,所谓"五炁朝元",此为"天地至精";其法可以口诀,难以书传。

【译文】

"太阳流珠"乃汞之别名,常欲离人而去;得铅金之液与汞相合,铅、汞相扭结,转化为白色的液体,然后渐复凝结成坚冰之状。炼丹要先融化铅金,铅金得火烹炼,很短的时间内便能熔解、转化为铅液;铅金之液与汞相合,待其冷凝后,结成黄芽,称作"金华";将之打破后,其色如马齿之坚白,其状如宝珠之形。阳汞往与阴铅相合,因其阳性、阴情得其类,故能自然相混融;在火候方面,紧接着阳火之后,要及时继之以阴符,以密固、资护丹药于封闭的鼎器内。铅金得火熔化为液,铅金乃铅液之"慈母";铅金不断熔为液,此为"慈母养育";铅金之液与汞相配,化为白液,此为"孝子";后又凝成至坚之"金华",水反为金,故说"孝子报恩"。铅金出于土,土是铅金之父;铅金又可以熔化为水,此水则是土之孙;炼丹炉灶皆以土垒而成,且要以土涂于鼎器之内壁,使铅金、流汞不逃逸,故炼丹之成实有赖于土之功,此为"严父施令,教敕子孙"。木、火、土、金、水五行相错而旺,又相继而生,火性虽销金,然金得火炼反能成其器;金性能克木,而木得金伐反能为器用;炼丹之道亦如之,以炎火炼铅金,火旺则能销金,此为"火性销金";铅金化为液水,以铅液之水方能制伏有丹砂、木精之喻的流汞,此谓"金伐木荣"。铅、汞乃炼丹最主要、最常用的药物,外丹以"水"喻铅液,其数为一;以"火"喻流汞,其数为二;合铅与汞,其数为三;鼎、炉皆与土相关,土数为五,此即"三五";"一"指铅、汞投入鼎炉中,所熔化而成之液,其数亦为一,故说"三五与一"。还丹之道不离铅、汞,铅、汞乃天地阴阳之气的精华,故为天地间至精之物。还丹的过程繁难,情况复杂多变,需要有经验的明师根据不同情况给予指点,书本所载,很难将其技术、细节披露无遗,故说"可以口诀,难以书传"。

子当右转章第六十九

【题解】

本章主要阐述丹道阳火、阴符之妙旨,认为五行生克之理合于丹药情性之自然。

自外丹言之,因月亮初升在西方,丹道以"子当右转"喻铅液由铅金熔解而得。因太阳升起在东方,丹道以"午乃东旋"喻流汞出于有"太阳之精"称号的丹砂木精。"卯酉界隔"喻阳火、阴符阴阳各半。"龙"喻流汞,"铅"喻白虎,流汞得火烹炼而能蒸发、吐气,铅液则能牢牢牵引住流汞,铅、汞相交融,一呼一吸,即"龙呼于虎,虎吸龙精";两相饮食,交相制伏,自然结丹。鼎中铅金得火气烹炼,其光耀遍于器内,犹如金气承火而经天;汞得铅伏,不敢逃逸。此皆五行相制之理,实乃出于其各自情性之自然。

自内丹言之,子为坎、为水,喻人身之精、炁;午为离、为火,喻人之心、神。所谓"右转""东旋",指颠倒坎离;其中,坎居北,于人身而言,为下丹田之炁穴,修炼时,必欲使向下顺流的精、炁沿督脉逆而上升,此为"右转";离居南,于人身而言,神识居上丹田之神室,修炼时,必欲使炎上发散的神火、心识逆而下降,此为"东旋"。子右转加酉,主要为炼精化炁的阶段,以炼精、炁为主,炼神则为宾;午东旋加卯,则主要为炼神合性的阶段,以炼神为主,炼精、炁则为宾。作丹之时,以己之神光下照炁穴，此为驱龙下呼于虎；静久则一阳来复，炁与神相抱，此为虎吸龙之精；神、炁相扭结，一呼一吸，两相饮食，咀嚼相吞，此乃神、炁交媾之景象。神与炁始则相贪、中则相衔、终则相吞，功夫自浅而深。神入炁而为胎，如狸犬之守鼠；药得火而成丹，如乌雀之畏鹯，皆由其物类相制，一见则自然降伏，此所以不敢作声。

　　子当右转，午乃东旋；卯酉界隔，主定二名①。龙呼于虎，虎吸龙精；两相饮食，俱相贪便；遂相衔咽，咀嚼相吞②。荧惑守西，太平经天；杀气所临，何有不倾③。狸犬守鼠，乌雀畏鹯；各得其功，何敢有声④？

【注释】

①子当右转，午乃东旋；卯酉界隔，主定二名：地支十二辰排列成一个圆圈，则子居北、午居南、卯居东、酉居西。子为水、为坎、为月，喻炼丹所用之铅液；"右转"指子转至西方酉金之位，因月亮初升在西方，丹道以"子当右转"喻铅液由铅金熔解而得。午为火、为离、为日，喻炼丹所用之流汞；"东旋"指午旋转至东方卯木之位，因太阳升起在东方，丹道以"午乃东旋"喻流汞出于有"太阳之精"称号的丹砂木精。丹砂木精可以"卯"为喻，卯为木、居东方，四兽中配青龙；铅金可以"酉"为喻，酉为金、居西方，四兽中配白虎；卯木主春分、酉金主秋分，"春分、秋分，昼夜平分"，丹道以"卯酉界隔"喻阳火与阴符的界限，或谓其可喻铅、汞阴阳各半，实力相当；卯、酉二者所主之名，一为阳火、一为阴符，一为龙、一为虎，一为汞、一为铅，此为"主定二名"。或谓"子当右转，午乃东旋"指铅、汞俱得火烹而流转；"卯酉界隔"指铅、汞相对恃，不分上下；"主定二名"指铅金、流汞在丹道中有其各不相同

的功能、称号。自内丹言之，子为坎、为水，喻人身之精、炁；午为离、为火，喻人之心神。所谓"右转""东旋"，指颠倒坎离；其中，坎居北，于人身而言，为下丹田之炁穴，修炼时，必欲使向下顺流的精、炁沿督脉逆而上升，此为"右转"；离居南，于人身而言，神识居上丹田之神室，修炼时，必欲使炎上发散的神火、心识逆而下降，此为"东旋"。子右转所加之"酉"，乃是肾水中之阳炁，即炼精所化的先天真一之炁，也称"真铅"、或谓"精魄"；午东旋所加之"卯"，乃是心神中所寓真性，也称"真汞"、或谓"魂神"。十二辰布成一圆圈，其相对者则相克，如子水与午火相冲，子水旺则午火衰；卯木与酉金相冲，卯木旺则酉金衰，如此等等，反之亦如此；"卯酉界隔"喻指内丹修炼过程中，炼神与精、炁有先后阶次与主宾之分，如炼精化炁、炼炁化神、炼神还虚等不同阶段，其功夫的侧重点有所不同，子右转加酉，主要为炼精化炁的阶段，以炼精、炁为主，炼神则为宾；午东旋加卯，则主要为炼神合性的阶段，以炼神为主，炼精、炁则为宾。如《悟真篇》所说"谁识浮沉定主宾"，"饶他为主我为宾"，此为"卯酉界隔"的喻意。因炼神与炼精、炁，炼魂神与炼精魄乃互为主、宾的关系，故说"主定二名"，一作"主客二名"。或谓"子当右转"也即丹经所说的"金水合处"，指西方酉金右转至子位，即所谓"虎向水边生"；"午乃东旋"也即丹经所说的"木火为侣"，指东方卯木旋转至于午，即所谓"龙从火里出"。或谓子为六阳之首，喻一阳来复之时，从子以至于巳，六阳全，此为进阳火之事；午为六阴之首，乃一阴来姤之时，从午以至于亥，六阴纯，此为退阴符之事。其中，卯、酉则为阴阳出入之门户，卯为木、在东，为主，司生炁；酉为金、在西，为客，司杀气。木性柔，象龙；金情刚，象虎。炼丹有杀有生，有主有客，生杀并用。午乃东旋，他本或作"午来东旋"。主定二名，彭晓本此句经文作"主定二名"，而其注文则作"主客二名"；他本此句经文亦多有作"主客二名"者。

②龙呼于虎,虎吸龙精;两相饮食,俱相贪便;遂相衔咽,咀嚼相吞:
"龙"喻流汞,"铅"喻白虎,流汞得火烹炼而能蒸发吐气,铅液则
能牢牢牵引住流汞,铅、汞相交融,一呼一吸,即"龙呼于虎,虎吸
龙精";两相饮食,俱相贪恋,衔咽咀嚼,交相制伏,自然结丹。自
内丹言之,作丹之时,以己之神光下照炁穴,此为驱龙下呼于虎;
静久则一阳来复,炁与神相抱,此为虎吸龙之精;神、炁相扭结,
一呼一吸,两相饮食,咀嚼相吞,此乃神、炁交媾之景象:始则相
贪,中则相衔,终则相吞,功夫自浅而深。虎吸龙精,他本或作
"虎吸其精"。俱相贪便,他本或作"俱相贪荣"、"俱相贪并"。
"遂相衔咽,咀嚼相吞"二句,他本此二句位在上章"慈母育养,孝
子报恩"下,朱熹整理《周易参同契》,将之移至此处。

③荧惑守西,太平经天;杀气所临,何有不倾:"荧惑"指火星,"太
平"当作"太白",指金星。西为金所居之方位,鼎中铅金得火气
烹炼,流转于器中,故说"荧惑守西,太白经天";铅金得火炼而盛
明,其光耀遍于器内,犹如金气承火而经天。金有肃杀之气,铅
金之气既临,则流汞为其所吸引,倾向于铅金,不敢逃逸,故说
"杀气所临,何有不倾"。自内丹言之,"荧惑守西"即以神识之火
照入炁穴,方能炼金精以化炁,此即前章所云"火性销金";"太白
经天"即以精、炁制伏杂乱之神识,方能呈现出莹洁之本来真性,
此即前章所云"金伐木荣"。"杀气所临,何有不倾",指精、炁腾
而飞上以擒住神,神与精、炁相抱,而自出以相投。荧惑星由于
呈红色,荧荧像火;在天空中运行,时而从西向东,时而从东向
西,情况复杂,令人迷惑,所以称为"荧惑";守疑"在"之误;五行
中火主礼,荧惑有行为失礼的意思,其出现预示有僭乱之事,若
隐没则其事停止;古代星占家常以荧惑所在的分野来占卜该地
的吉凶;"荧惑守西"即荧惑随太白而行,此意味着有战事、忧患。

太平经天，即"太白经天"，是一种天文现象，"太白"指太白星，也就是金星，金星有肃杀之气，古代星占家以其为战争之星；"经天"是古代天文学上的术语，即"昼见"，也就是天亮了还看得见的意思。《汉书·天文志》说："太白经天，天下革，民更王，是为乱纪，人民流亡。"

④狸犬守鼠，鸟雀畏鹯（zhān）；各得其功，何敢有声："狸犬"喻铅，"鼠"喻流汞，以铅伏汞，犹如"狸犬守鼠"。又鸟雀易惊飞，可以之喻流汞；"鹯"则喻铅，"鸟雀畏鹯"，亦喻以铅伏汞。或谓以火销熔铅金，乃"狸犬守鼠"；汞得铅伏，乃"鸟雀畏鹯"，此皆五行相制之理，非人力之所强制，实乃出于其各自情性之自然，故说"各得其功，何敢有声"。自内丹言之，神入炁而为胎，如狸犬之守鼠；药得火而成丹，如鸟雀之畏鹯，皆由其物类相制，一见则自然降伏，此所以不敢作声。狸犬，即猫。鹯，一种猛禽。狸犬守鼠，他本或作"狸之捕鼠"。鸟雀畏鹯，他本或作"雀之畏鹯"。各得其功，他本或作"各得其剋"、"各得其性"。

【译文】

子居北、午居南、卯居东、酉居西。子为水、为坎、为月，喻炼丹所用之铅液；"右转"指子转至西方酉金之位，因月亮初升在西方，丹道以"子当右转"喻铅液由铅金熔解而得。午为火、为离、为日，喻炼丹所用之流汞；"东旋"指午旋转至东方卯木之位，因太阳升起在东方，丹道以"午乃东旋"喻流汞出于有太阳之精称号的丹砂木精。卯木主春分，酉金主秋分，"春分、秋分，昼夜平分"，丹道以"卯酉界隔"喻阳火与阴符的界限；卯、酉二者所主之名，一为阳火、一为阴符，此为"主定二名"。龙喻流汞、铅喻白虎，流汞得火烹炼而能蒸发吐气，铅液则能牢牢牵引住流汞，铅、汞相交融，一呼一吸，即"龙呼于虎，虎吸龙精"；两者相饮食，俱相贪恋，衔咽咀嚼，交相制伏，自然结丹。荧惑指火星，太白指金星，西为金所居之方位，以炉火烹炼鼎中铅金，为"荧惑守西"；铅金得火炼而盛明，流转于器中，其光耀遍于器内，故说"太白经天"。金有肃杀之气，铅金之气既临，则流汞为其所吸引、倾向于铅金，不敢逃逸，故说"杀气所临，何有不倾"。以火销熔铅金，乃"狸犬守鼠"；汞得铅伏，乃"鸟雀畏鹯"，此皆五行相制之理，非人力之所强制，实乃出于其各自情性之自然，故说"各得其功，何敢有声"。

不得其理章第七十

【题解】

本章阐明修金液还丹必须明其真理，方能获得成功。

　　不得其理，难以妄言①。竭殚家产，妻子饥贫；自古及今，好者亿人；讫不谐遇，希有能成；广求名药，与道乖殊②。如审遭逢，睹其端绪；以类相况，揆物终始③。

【注释】

①不得其理，难以妄言：修金液还丹，如果不知晓阴阳相配合之理，则不能以臆测、妄想之言论之。难以妄言，他本或作"难为妄言"。

②"竭殚(dān)"八句：一些人为了修金液还丹，广求各种名药，竭尽、虚费家中资财，连带拖累妻子儿女；自古及今，好此还丹之道者，计不下亿人，最终却不能够善遇明师，不知晓真诀，其法既与道违，故很少有能成功者。竭殚，穷尽之意。讫，完结，截止。谐，和谐，办妥。乖殊，差失、违背之意。讫不谐遇，他本或作"讫不谐偶"。"广求名药，与道乖殊"二句，他本经文或夺此二句。

名药，他本或作"石药"。

③如审遭逢，睹其端绪；以类相况，揆物终始：修丹者审慎明察其所遭逢的金丹修炼之法，睹察丹法之端倪、头绪；炼丹所用药物的搭配合于五行之理，加上能揆度炼丹阴阳消息之终始过程，就可以获得成功。端绪，头绪。况，比方。或谓"以类相况"，即丹药五位相得而各有合。揆物终始，即揆度丹道文、武火候之理。揆，推测、揣度。

【译文】

修金液还丹，如果不知晓阴阳相配合之理，岂能臆测、妄言论之。一些人为修丹，广求各种名药，竭尽、虚费家中资财，连带拖累妻子儿女；自古及今，好此还丹之道者，计不下亿人；最终却不能够善遇明师、不知晓真诀，其法既与道相违背，故很少有能成功者。修丹者如果能审慎明察其所遭逢的金丹修炼之法，睹察丹法之端倪、头绪；炼丹所用药物的搭配合于五行生克之理，且能揆度炼丹阴阳消息之终始过程，就可以获得成功。

五行相克章第七十一

　　本章明丹道当法阴阳、五行生克之妙理,精勤专一以行之,方能成功;丹成之后,功效至灵至验。

　　五行相克,更为父母;母含滋液,父主禀与①。凝精流形,金石不朽②。审专不泄,得为成道③。立竿见影,呼谷传响;岂不灵哉,天地至象④!若以野葛一寸、巴豆一两,入喉辄僵,不得俛仰;当此之时,虽周文撰蓍,孔子占象,扁鹊操针,巫咸扣鼓,安能令苏,复起驰走⑤?

【注释】

①五行相克,更为父母;母含滋液,父主禀与:金、木、水、火、土五行
　　既相克、又相生;金克木、木克土、土克水、水克火、火克金,此为
　　"五行相克";金生水、水生木、木生火、火生土、土生金,此为"五
　　行相生",故说五行之间"更为父母"。或谓五行中,金生水,金为
　　水之父母,然而金生水则金本身即衰;木生火,木为火之父母,然
　　而木生火则木本身即被克,此即"五行相克,更为父母"。或谓金

克木，此为"五行相克"；然金动则生水，水又可生木，此为"更为父母"，他皆类此。《周易》中，乾可以取象天与父，坤可以取象地与母，《乾·象》说："大哉乾元，万物资始，乃统天。"《坤·象》说："至哉坤元，万物资生，乃顺承天。"《周易·系辞》说："夫乾，其静也专，其动也直，是以大生焉；夫坤，其静也翕，其动也辟，是以广生焉。"天气降而至于地，地受之而成其生育万物之功；人则以父精、母血结胎而生；丹则以铅、汞等相交结而成，铅、汞一阴一阳，阳主禀与生成之妙、阴主含储滋养之功，它们之间虽阴阳相克制，却为丹之父母。以内丹言之，丹道当法五行生克之妙。内丹有所谓上药三品，即坎之精、炁与离之神；坎为水、喻精，金则喻炁，金、水合处，喻指人之精、炁相含育，炼内丹求取"水中金"，即指炼精以化炁。离为火，喻神或情，木则喻性，木、火为侣，喻指人的神、情出于性，炼内丹求取"火中木"，指炼神、情以复性。精、炁与情、性亦可称为"四象"，此四象只有在中央戊己之土黄婆，也即是真意的牵引下，方能和合成丹。汉易纳甲法，坎纳戊土，离纳己土，戊己真意之土与坎水之精、兑金之炁、离火之神、震木之性，合为五行。修丹时，凝神入于炁穴，是为以火销金；精、炁旺则性明，是为以金伐木；神识纷乱则火盛，当以精、炁之水沃之；精、炁之水盛则妄泄，当以真意之土遏之，此之谓"五行相克"。金生水，喻炁化精，此为顺行；水乃金之子，而内丹要求取水中之金，即炼精以化炁，此为逆，即所谓"更为父母"。同理，木生火，喻性化神、情，此为顺行；火乃木之子，而内丹要求取火中之木，即所谓炼情复性，此为逆，此亦可谓"更为父母"。故"更为父母"，可指木本生火、火乃孕木，金本生水、水乃胞金。坎、离也即精、炁与神，此乃内丹之真父母；"母含滋液，父主禀与"喻指神与炁、精相吞、相咽却相亲，如此，则可以将自身之五行攒簇于内，无中生有，结成圣胎。父主禀与，他本或作"父生禀与"。

②凝精流形，金石不朽：铅、汞得阳火、阴符烹制，于鼎中流其形，凝其精，结成形似金块般的金丹，金丹坚固而可长存不朽。或谓五行之精凝结于天地间，或为金，或为石，历千百载而不朽。人能反身而求自己身内五行之精，凝结成丹，则可以与天地、金石相为不朽。凝精流形，他本或作"凝精留形"。

③审专不泄，得为成道：审慎察知五行生克之机、专心致志，使鼎中之丹不致泄漏，则可以炼成还丹，得成正道。或谓"专"，指谢绝人事，一心修丹，念兹在兹，而用心不懈；所谓"不泄"，可从性命两方面来说，从命功的角度，则指固蒂深根、守护命宝；从修性的角度，则终日默默，如母鸡孵卵，神若出便收回；如此般审慎用功，至诚专一，则功夫纯粹，神、炁不至耗散，真意不至间断，道乃能成。得为成道，他本或作"得成正道"。

④立竿见影，呼谷传响；岂不灵哉，天地至象：立竿则影见，于山谷中大呼则能听见声音的回响，这说明未有感而不应者。炼丹以阴阳相感，岂有不神奇、灵验之理！天地非阴阳不能生物，丹道非阴阳不能成丹，阴阳乃天地间最根本的大象。呼谷传响，他本或作"呼谷闻响"。

⑤"若以"十句：如果以野葛一寸、巴豆一两服下，人即时就会僵仆。这个时候，虽圣人周文王、孔子为其撰著、占象，神医扁鹊、巫咸为其操针、扣鼓祈祷，也不能使之苏醒、重新站立、奔走。既然毒药入口，尚能立有效验；服用灵丹，为什么就不能使人长生呢？野葛，一种有毒植物，其名首见于《神农本草经》，在下品类中记有"钩吻，一名野葛"之句；明李时珍在《本草纲目》第十七卷"毒草类""钩吻"条中说："钩吻，又名野葛、毒根、胡蔓草、断肠草、黄藤、火把花等"，并言"此草虽名野葛，非葛根之野也"；一说"野葛"又称"冶葛"，其"野"非野生之意，东汉王充《论衡》谓："冶，地名，在东南。"巴豆，是一种常用的有毒中草药，其味辛性热，有下

泻毒性；呕吐、腹泻、白细胞升高等是巴豆中毒的主要表现。周文，即周文王，孔子，即孔丘，相传皆作《易》的圣人。扁鹊，即秦越人，乃古代神医，相传其作有中医名著《难经》。巫咸，一说为商代太戊帝之国师，用筮占卜的创始者，是一个著名的占星家，《商书》"太戊臣有巫咸、巫贤"；一说巫咸为传说中的巫医，乃唐尧时人，能祝延人之福、愈人之病，祝树树枯、祝鸟鸟坠，传说他还是鼓的发明人。不得俛仰，他本或作"不得俯仰"。孔子占象，他本或作"孔父占象"、"孔丘占象"。

【译文】

金、木、水、火、土五行既相克、又相生；金克木、木克土、土克水、水克火、火克金，此为"五行相克"；金生水、水生木、木生火、火生土、土生金，此为"五行相生"，故说五行之间"更为父母"。丹则以铅、汞等相交结而成，铅、汞一阴一阳，阳主禀与生成之妙、阴主含储滋养之功，它们之间虽阴阳相克，却共为丹之父母。铅、汞得阳火、阴符烹制，于鼎中流其形，凝其精，结成形似石块般的金丹，金丹坚固而可长存不朽。炼丹人审慎察知五行生克之机、专心致志，使鼎中之丹不致泄漏，则可以炼成还丹，得成正道。立竿则影见，于山谷中大呼则能听见声音的回响；炼丹以阴阳相感，岂有不神奇、灵验的道理！天地非阴阳不能生物，丹道非阴阳不能成丹，阴阳乃天地间最根本的大象。如果以野葛一寸、巴豆一两服下，人即时就会僵仆。这个时候，即使圣人周文王、孔子为其揲著、占象，神医扁鹊、巫咸为其操针、扣鼓祈祷，也不能使之苏醒，重新站立、奔走。既然毒药入口，尚能立有效验；服用灵丹，为什么就不能使人长生呢？

河上姹女章第七十二

【题解】

本章主要阐明丹道之药物。

自外丹言之，汞之性善于变化，故说其"灵而最神"。如果不加入铅金、黄芽，单独以火烧炼流汞，则流汞见火飞腾，如鬼之隐于冥中，如龙之匿于泉下，不能确知其所存处。如果想将流汞制伏，需要真铅，即以铅金所化之液以牵引之；汞与铅液化合，结成黄芽，此为金丹之根基。

自内丹言之，姹女即离，喻后天之心识；究其所从来，实由先天元神、真性而出。真性本来寂然不动，其感而遂通，则生心识，心识奔骤如神，情动境生，至灵至妙，但易于逐外物而忘归，因其触境便动，遇缘即生，如鬼隐龙匿，无影无踪。心识难定，当以坎水之精、炁以制之，心识为"黄芽"所制，则不再飞腾、奔竞。

河上姹女，灵而最神①。得火则飞，不见埃尘②。鬼隐龙匿，莫知所存③。将欲制之，黄芽为根④。

【注释】

①河上姹女，灵而最神："河上姹女"喻指流汞；汞出于有"太阳之精"称呼的丹砂、或谓朱砂，丹砂色赤，赤色于《周易》可配离卦，

离卦又可取象中女,故称"姹女";汞之体善于流走,如流动不息的河溪,故称"河";而"河上"则取《诗经·关雎》"在河之洲"意,因炼丹要交结阴阳、配合铅汞。汞之性善于变化,故说其"灵而最神"。或谓真汞以《周易》离卦喻之,离取象女,居南方午位,以分野言之,午属周分三河,故称"河上姹女"。自内丹言之,"姹女"即离,喻后天之心识;究其所从来,实由先天元神、真性而出;真性本来寂然不动,其感而遂通,则生心识;心识奔骤如神,情动境生,至灵至神。"河"喻指坎水,一般人离火居于坎水之上,故称"河上姹女";离火炎上而坎水下泄,此为顺行,修行人则要逆之,通过以水制火,使火常居下而坎水升上,成水火既济,结成丹宝。姹女,美女之谓。

②得火则飞,不见埃尘:如果不加入铅金、黄芽,单独以火烧炼流汞,则流汞见火飞腾,杳无踪迹,不可捉摸,虽鼎厚盈尺,固塞百重,亦无济于事。自内丹言之,汞得火则飞,喻人之心动不以其正,则散乱失其本真。人心至灵,如果其杂有后天情识,则易于逐外物而忘归;因其触境便动,遇缘即生,刻刻流转,一息不停,犹如流汞见火则飞。不见埃尘,他本或作"不染垢尘"。

③鬼隐龙匿,莫知所存:流汞见火则飞腾出没,须臾去尽,不见纤毫,如鬼之隐于冥中,如龙之匿于深渊,不能确知其所存处。因流汞取象离卦,离中之阴藏于上下二阳之间,故取鬼象,《周易·系辞》中,"鬼"有"归"、"藏"之意;流汞出于丹砂、也即朱砂,丹砂又称"木汞",于方位属东方震龙之位,故又取龙象。自内丹言之,心识喜动不喜静;心火稍起,则情识飞扬,如鬼隐龙匿,无影无踪,莫知其所存。

④将欲制之,黄芽为根:如果想将流汞制伏,需要真铅,即以铅金所化之液以牵引之;汞与铅液化合,结成黄芽,此为金丹之根基。自内丹言之,离火之心识难定,当以坎水之精、炁以制之。"黄

芽"即金华,乃坎中金,内丹以之为坎中之阳,乃一点生机;或谓"黄芽"喻指真意,真意之土出现,则阳气生机即回,如此则心识亦为之所制伏,而不再飞腾、奔竞。将欲制之,他本或作"欲将制之"。

【译文】

　　"河上姹女"喻流汞,流汞之性善于变化,故说其"灵而最神"。炼丹要交结阴阳、配合铅汞,如果不加入铅金、黄芽,单独以火烧炼流汞,则流汞见火飞腾,杳无踪迹,如鬼之隐于冥中,如龙之匿于深渊,不能确知其所存处。如果想将流汞制伏,需要真铅,即以铅金所化之液牵引之;汞与铅液化合,结成黄芽,此为金丹之根基。

物无阴阳章第七十三

【题解】

　　本章阐明天地万物皆有阴阳,故独阳不生、孤阴不长;丹道药物阴阳之配合,亦出自然,非人力强使之然。

　　物无阴阳,违天背元;牝鸡自卵,其雏不全;夫何故乎?配合未运,三五不交,刚柔离分①。施化之精,天地自然;犹火动而炎上,水流而润下,非有师道,使其然也;资始统政,不可复改②。观夫雌雄,交媾之时,刚柔相结,而不可解,得其节符,非有工巧,以制御之③。若男生而伏,女偃其躯,禀乎胞胎,受气元初,非徒生时,著而见之,及其死也,亦复效之;此非父母,教令其然,本在交媾,定置始先④。

【注释】

　　①"物无"八句:《周易·系辞》说:"一阴一阳之谓道。"独阳不生,孤阴不成,天地万物,若离阴阳,即不能生成,故偏阴、偏阳谓之"疾",因其违反天地造化之理,背离生物之原则。虽然自然界中,母鸡可以自己生蛋,但如果母鸡不与公鸡交配,其所生之蛋

为无精卵，无精卵是不能孵化出小鸡的。所以，孤阴、寡阳，不能自生、自成。丹道则以此喻丹药配合不离阴阳，"三五"指铅金坎水数一，流汞离火数二，与鼎炉土数之五，合而成"三五"；"三五不交"，铅、汞不能配合于鼎炉之中，则不能结成丹宝。"刚柔"喻铅金、流汞，铅、汞之气不交，则"刚柔离分"。炼丹即要调和阴阳，阴阳之精交媾，化为真宝，此合于自然之理。自内丹言之，北方坎水之精，生数为一；西方兑金之炁，生数为四；炼精化炁，即合北一、西四为一个"五"，此为命功之修炼；南方离火心识，生数为二；东方震木之性，生数为三；合东三、南二亦为一个"五"，此为性功之修炼。无论是修命，还是修性，皆当以元神、真意调节之，真意之土，生数为"五"，此则为"三五"；"三五不交"，则阴阳隔绝，天地闭塞，丹胎不结。内丹修炼，性、命当兼修并证，方为金丹之道；性之与命，一者为刚、一者为柔，修命不修性，修性不修命，则为"刚柔离分"。违天背元，《道藏》彭晓本经文原作"违天背无"，有误，据他本改；此句他本或作"违天背原"。牝鸡自卵，他本或作"肥鸡自卵"。配合未运，他本或作"配合未连"。

②"施化"八句：《乾·彖》说："大哉乾元，万物资始，乃统天。云行雨施，品物流形。"天地一施、一化，造化生物，乃其自然而能；犹如火动则炎上，水流而润下，非有教导者使其然者。《乾·彖》又说："乾道变化，各正性命。"天地万物于其资始之初，其性与命即已得其正理，性命既正，则不可复改。丹道以此说明铅金、流汞之间其性相须、相合，亦合于其各自的自然之理。自内丹言之，人身内自有天地，其精、炁与神相交、相融，亦不过自然而然。人只要潜神内守、勿忘勿助，调匀鼻息、勿纵勿拘，则神与炁、精自然一阖一辟、一禀一受，与天地施化之道无异，其妙自有不期然而然者，并不在劳神用力而后得之。此神与炁、精交媾之道，亦天造地设，不可改易。资始，万物所资之以开始，也即天资、性情

之初始。统政,万物皆有其禀承于天道自然之性、命,其性、命之正禀受于乾元之天,由乾元之天统而正之。施化之精,他本或作"施化之道"。非有师道,他本或作"非有师导"。使其然也,他本或作"使其然者"。

③"观夫"七句:观察大自然中,阴阳、雌雄相交感之时,阳与雄主施精,阴与雌主受化,一阴一阳、一刚一柔,两相缔结而不可分解、离散,此乃自然之道。炼金液还丹,亦同此理。铅金、流汞,一刚一柔;阳火、阴符,一雌一雄;铅、汞得阳火、阴符相烹,其气相交、凝结而不可解,此亦得其性情之正,合于自然法则,也即节符,于其中,并没有什么能工巧匠在背后控制、驾驭,起主导作用。自内丹言之,所谓交媾,乃阴阳内感,神炁相交结,炁定而神和,此即"交媾"。当神与炁相感之时,如果与其自然理则相符,则神炁刚柔相结,欲生一念而不可起,真有不可解之状,此般功效,但见其自然而然,而无能工巧匠以控制、驾驭之。雌雄,于内丹可譬喻精、炁与神。节符,汉易卦气说,以《周易》卦爻与四季、十二月、二十四节气、七十二候相配,以明阴阳、寒暑、物候变化之则,此谓之"节符"。交媾之时,他本或作"交会之时"。非有工巧,他本或作"非有巧夫"。

④"若男生"十二句:好比男性出生之时,其姿势覆卧;女性出生之时,其姿势偃仰,这都是禀受于胞胎之中,于父精、母血授受之原初,即已确立下来。这并不是因其活着时,对此事有所闻见,待其死时,则效法此姿势;也不是其父母后天教导、命令他们这样做,而是在父精、母血交媾之时,其理即确定为如此。丹道以此喻铅、汞交结,合成金丹,有其自然之理。一说男性为阳,阳气常聚于身体之正面,故男子面重,生时必伏覆;女性为阴,阴气常聚于身体之背后,故女子背重,生时必偃仰。不仅出生之时是这样,人死时亦如此,故男子溺死必覆伏于水,女子溺死必仰偃于

水；走兽溺死，其伏仰亦同于此。此非父母教导、命令其如此，实于受气、生身之初，其理即如此。以内丹言之，人身之精、炁与神相合，亦合于造化自然之理。故丹道要取法黄老清静、自然、无为之道。若男生而伏，他本或作"若以男生而伏"。受气元初，他本或作"受气之初"。另外，一本此句后尚续有"男则背阳而向阴，女则背阴而向阳"。著而见之，他本或作"看而见之"。教令其然，他本"教令"后尚续有"乃阴阳之顺宜"，一本作"教令之然"。本在交媾，他本或作"率在交媾"。定置始先，他本或作"定制始先"。

【译文】

天地万物，若离阴阳，即不能生成，因其违反天地造化之理，背离生物之原则；虽然母鸡可以自己生蛋，但如果不与公鸡交配，其所生之蛋为无精卵，是不能孵化出小鸡的；其原因为何？因孤阴、寡阳，不能自生、自成。丹道之理亦如此，丹药配合不离阴阳，铅金坎水数一，流汞离火数二，与鼎炉土数之五，合而成"三五"；三五不交，铅、汞不能配合于鼎炉之中，则不能结成丹宝，故铅、汞之气不交，谓之"刚柔离分"。天地一施、一化，阴阳之精交媾，造化生物，乃其自然而能；犹如火动则炎上，水流而润下，非有老师教导使其如此。故万物皆有其禀承于天道自然的性、命之理，此性、命之理于其所资以开始之初即已确定，因其禀受于乾元之天，故由乾元之天统而正之；万物得其当然之理，性命既正，则不可妄加更改，丹道以此说明铅金、流汞等丹药之性阴阳相须，亦合于其各自的自然之理。观察阴阳、雌雄相交感之时，阳与雄主施精，阴与雌主受化，一阴一阳，一刚一柔，两相缔结而不可分解、离散，此乃自然之道。炼金液还丹亦同此理，铅金、流汞，一刚一柔，阳火、阴符，一雌一雄，铅、汞得阳火、阴符相烹，其气相交、凝结而不可解，此亦得其性情之正，合于自然法则；于其中，并没有什么能工巧匠在背后控制、驾驭，起主导作用。好比男性出生之时，其姿势覆卧；女性出生之时，其姿势偃

仰，这皆禀承于胞胎、受气初始之时，并不是因其活着之时，对此事有所
闻见，待其死时，则效法此姿势；也不是其父母后天教导、命令他们这样
做，而是在父精、母血交媾之初始，其理即先天确定为如此。丹道则以
此喻铅、汞等丹药阴阳相交结，合成金丹，亦有其先天自然之理。

坎男为月章第七十四

【题解】

本章明丹道药物、火候等阴阳须相配合,如果失其配合之符,则会发生药物、火候之间剥蚀、相侵的现象。

自外丹言之,丹道以"日"喻流汞,以"月"喻铅金;"日以施德"即太阳放射光芒,指流汞包裹铅金;"月以舒光"即月亮吸纳并反射太阳之光,指铅金吸引流汞;月亮吸纳太阳之光,其本身并没有什么亏损、欠缺,铅金吸引流汞亦如此理。阴符、阳火转换的晦朔之时,要注意时时细心观察火候,防止出现阴符过甚而侵阳的情况发生;故于晦朔之时,当适度宣施微阳,不能让阴气侵阳过甚,导致阳火过损之灾。男女、雌雄、日月于外丹喻铅、汞等阴阳药物,阴阳药物相配、相须,或含或吐,错杂相用,五行以类相交,则可以结成丹宝。

自内丹言之,"坎月"喻精、炁,"离日"喻心神。离外阳而内阴,喻心神虽常向外奔驰,然其内固有一阴,乃清静之本性,故以"离"喻女;坎外阴而内阳,喻精、炁虽潜藏而难化,然其内固有一阳,乃阳明之本性,故以坎喻男。心神常向外奔驰,犹如太阳之光常向外发射;修行人法此理而逆之,将一点神光常常返照于内;精、炁常常耗散而收拾不住,犹如坎水总往低处流一般,但精、炁可以感召心神之光,借以升华,犹如月亮借反射太阳之光而自身明亮一般。内丹所谓颠倒坎离,即要使向外发散的离火神光逆而向内倾注,则潜藏难化的坎水精、炁禽受离火之烹而蒸腾,神得精、炁之养而愈明,精、炁得神火之烹而愈加升华。要使神与炁、精相交配,其中有阳火、阴符之运,如果失其符则,在日月则为薄蚀,于丹道则为药倾而丹不结。如果合于符则,身中精、炁与神,同类相得,自然一吐一含,交结成胎。

坎男为月,离女为日;日以施德,月以舒光;月受日化,体不亏伤①。阳失其契,阴侵其明;晦朔薄蚀,掩冒相倾;阳消其形,阴凌灾生②。男女相须,含吐以滋;雌雄错杂,以类相求③。

【注释】

①坎男为月,离女为日;日以施德,月以舒光;月受日化,体不亏伤:《周易·说卦》以坎为中男,又可以取象于月亮;离为中女,又可以取象为太阳。因为坎卦一阳处二阴之中,阴中有阳,犹如月亮虽不发光,然其可以反射太阳之光,故以坎卦象月;《周易·系辞》说"阳卦多阴,阴卦多阳",坎一阳居二阴之中,阳为主而阴为从,故坎卦虽象月,其性却为阳、为男。离卦一阴处二阳之中,阳中有阴、阳外而阴内,犹如太阳虽外有万丈光芒、内中却有黑子,故以离卦象日;同理,离卦二阳夹一阴,一阴居中,阴为主而阳为辅,故离卦虽象日,其性却为阴、为女。又《说卦》认为六子卦由乾父、坤母交媾而生,其以坎为中男,因坎为主之一阳爻居于中位,而《周易》画卦乃自下而上,故为主之爻居初则为长,居中则为中,居上则为少;同理,离为主之一阴爻居中,故其为中女。丹道以"日"喻流汞,以"月"喻铅金;"日以施德"即太阳放射光芒,指流汞包裹铅金;"月以舒光"即月亮吸纳并反射太阳之光,指铅

金吸引流汞；月亮吸纳太阳之光，其本身并没有什么亏损、欠缺，铅金吸引流汞亦如此理。或谓太阳下山则月亮升上，日月运行、一往一来；丹道则以此喻铅金与流汞递互施功，更相制伏，无所亏伤。自内丹言之，"坎月"喻精、炁，"离日"喻心神。离外阳而内阴，喻心神虽常向外奔驰，然其内固有一阴，乃清静之本性，故以"离"喻女；坎外阴而内阳，喻精、炁虽潜藏而难化，然其内固有一阳，乃阳明之本性，故以"坎"喻男。心神常向外奔驰，犹如太阳之光常向外发射；修行人法此理而逆之，将一点神光常常返照于内，此为"日以施德"；精、炁常常耗散而收拾不住，犹如坎水总往低处流一般，但精、炁可以感召心神之光，借以升华，犹如月亮借反射太阳之光而自身明亮一般，此为"月以舒光"。内丹所谓颠倒坎离，即要使向外发散的离火神光逆而向内倾注，则潜藏难化的坎水精、炁禽受离火之烹而蒸腾，神得精、炁之养而愈明，精、炁得神火之烹而愈加升华，故说"月受日化，体不亏伤"，此正如北宋张伯端《悟真篇》所说："离居日位反为女，坎配蟾宫却是男；不会个中颠倒意，休将管见事高谈。"日以施德，太阳放射光芒，犹如人间之夫道。月以舒光，月亮反射太阳之光而生明，犹如人间之妇道。"月受日化，体不亏伤"，因为阴阳可以相资为用，故其体皆不亏伤。"日以施德，月以舒光"二句，他本或作"日潜遁而沉彩，月施德以舒光"。月受日化，他本或作"日受月化"、"日改月化"。

②阳失其契，阴侵其明；晦朔薄蚀，掩冒相倾；阳消其形，阴凌灾生："阳失其契，阴侵其明"指日食，发生日食时，太阳、地球、月亮处于一条线上，三者的位置为日、月、地，由于月球居太阳与地球中间，从地球上看太阳时，月亮挡住了太阳光，则产生了太阳光为月亮阴影所掩、白昼黑暗的日食现象；日食只可能发生在农历初一，也即是晦、朔之间，因为只有初一的时候，月球才运行到太阳

与地球之间。同理,发生月食时,太阳、地球、月亮三者处于一条
线上,其位置为日、地、月,由于地球居于太阳与月亮中间,地球
挡住了太阳光,这样月亮便不能反射太阳之光,产生了月食现
象;月食只可能发生在农历十五,也即是月望之时,因为只有十
五的时候,地球才处于日、月之间。日月往来,交替运行,失其常
度,则会发生太阳、月亮等相互剥蚀现象。晦朔之间,所发生者
为日食,此皆因太阳、月亮运行与常规不契合,月亮之阴影挡住
了太阳之光所致,故说"阳失其契,阴侵其明";因其只可能发生
在农历的初一,故说"晦朔薄蚀";日食时,月影遮掩、覆盖日光,
故说其"掩冒相倾";太阳之光渐渐暗淡,乃至黑暗,古人认为此
意味着灾害的发生,故说"阳消其形,阴凌灾生"。丹道则以之喻
阴符、阳火转换的晦朔之时,要注意时时细心观察火候,防止出
现阴符过甚而侵阳的情况发生;故当于晦朔之时,应适度宣施微
阳,不能让阴气侵阳过甚,导致阳火过损之灾。自内丹言之,月
喻坎之精、炁,日喻离之心神,日、月相配合,即要使神与炁、精相
交配,其中有阳火、阴符之运;故精、炁与神逐刻漏而相交,阳火、
阴符分时晷而易换;如果失其符则,在日月则为薄蚀,于丹道则
为药倾而丹不结。一说谓日、月运行过程中,有或食、或不食的
情况;日、月交则食,日、月不交则不食;于内丹言之,"食"意味着
阴阳相交,也即人之身、心冥合,神、炁相抱。契,合之意。薄蚀,
剥蚀之意。掩,遮掩之意。冒,覆盖之意。凌,侵犯之意。阳失
其契,他本或作"阳失其气"。阴侵其明,他本或作"阴浸以萌"。
掩冒相倾,他本或作"奄冒相包"。阳消其形,他本或作"阳销其
形"。阴凌灾生,他本或作"阴凌生灾"。

③男女相须,含吐以滋;雌雄错杂,以类相求:男女、雌雄、日月于外
丹喻铅、汞等阴阳药物,阴阳药物相配、相须,或含或吐,错杂相
用,五行以类相交,则可以结成丹宝。内丹以男女、雌雄、日月喻

身中精、炁与神，此阴阳二物，同类相得，自然一吐一含，交结成胎，修道者当以清静无为以求之。雌雄错杂，他本或作"雄雌杂错"、"雄雌交集"。

【译文】

《周易·说卦》以坎为中男，又可以取象于月亮；离为中女，又可以取象为太阳。丹道以离之太阳喻流汞，以坎之月亮喻铅金；"日以施德"即太阳放射光芒，指流汞包裹铅金；"月以舒光"即月亮吸纳并反射太阳之光，指铅金吸引流汞；太阳放射光芒、月亮吸纳太阳之光，于二者本身皆没有什么亏损、欠缺，铅金吸引流汞亦如此理。日月往来，交替运行，失其常度，则会发生太阳、月亮等相互剥蚀的现象。其中，农历初一的晦朔之间，所发生者为日食；日食发生时，太阳的运行与常规不契合，导致月亮之阴影挡住了太阳之光；因月影的遮掩、覆盖，太阳之光渐渐暗淡，其形渐消，乃至白昼中出现了黑暗，此则为灾。于丹道而言，这意味着阴符、阳火转换的晦朔之时，要时时注意观察火候，防止出现阴符过甚而侵阳的情况发生；于晦朔之时，当适度宣施微阳，不能让阴气侵阳过甚，导致阳火过损之灾。男女、雌雄、日月于丹道喻阴阳药物，阴阳药物相配、相须，或含或吐，错杂相用，五行以类相交，则可以结成丹宝。

金化为水章第七十五

【题解】

本章阐明丹道药物交媾之原理、火候进退之法则。

自外丹言之，铅金得火相烹，熔化而为液；流汞之液注入铅液中，二者相包裹，环绕、交融而成文。炉火煅烧丹药，丹药先化为液，后凝结成固体物，类似于土，此时液态形式的丹药就不用再担心会飞走、逃逸了。铅投于汞，铅至汞迎，阴阳和合有时，勿令差错；铅若太多，则铅汞比例失调，流汞受制过度，鼎器中难以发生活跃的化学反应，会一片死寂。炼丹时，要观察阳火、阴符之进退，以候其时；顺着大自然寒暑季节的变化，而施其火；保证不过寒、过热，这样，鼎器中铅金、流汞等就能彼此相和合，杂质化去，精华呈露。

自内丹言之，"金"喻"炁"，"水"喻精，"金化为水"，即先天一炁化而为后天之精；如果滥用后天之精，则其不受控制、泛滥周流，此即"水性周章"。如果以心神所蕴的太阳真火伏蒸于精、炁之下，则水性之精不断化而为先天之炁，此之谓炼精化炁；心神之中，蕴含有清静之真意，心神属火、真意属土，"火化为土"，则心神之中真意呈现，如此则精不走失，化而为炁，此即"水不得行"。欲使精、炁之坎男与神之离女相合，首先要炼精化炁，使坎男之阳不再潜伏，动而施于外，与离女之神相媾，此即"男动而外"；离女之神火常炎上而飞扬，修炼时亦要使其由向外奔逸返而在内,离女之心神静而藏于内,此即"女静内藏"。二者交会,当动则动,当静则静,各有其火候法度;如果精炁满而溢出,过其常度、节候,则清明之性瞬间可转化为情欲,反为心之情识所累,故说"溢度过节,为女所拘"。心中藏魂,精、炁中藏魄,炼精化炁以制伏飞扬之神识,此即"魄以钤魂";清明之性不得化而为后天淫荡之情欲,此谓"不得淫奢"。炼丹要使坎水之精、炁与离火之神相配,当凭借脾土真意之功,故要调好火候,不疾亦不缓,但使精、炁与神平和而交媾。如果火候进退合时,则精、炁与神各得其融和,阴阳混成,炁定、神清而性明,合乎中和之道。

金化为水,水性周章;火化为土,水不得行①。故男动外施,女静内藏;溢度过节,为女所拘;魄以钤魂,不得淫奢②。不寒不暑,进退合时;各得其和,俱吐证符③。

【注释】

①金化为水,水性周章;火化为土,水不得行:炼丹要法五行之理。金生水、火生土、土生金,此合于五行相生;火克金、水克火、土克水,此合于五行相克。铅金得火相烹,熔化而为液,此即是"金化为水";流汞之液注入铅液中,汞液与铅液相包裹、环绕,交融而成文、成章,此为"水性周章"。"火"指炉火,炉火煅烧丹药,丹药先化为液,后凝结成类似于土的粉状物,此为"火化为土";丹药呈现出土一般的存在形式时,如前文所说"形体为灰土,状若明窗尘",则近于功成,此时液态形式的丹药就不用再担心会飞走、逃逸了,此为"水不得行",即前文所说"水以土为鬼,土镇水不起"。自内丹言之,"金"喻炁,"水"喻精,"金化为水"即先天一炁化而为后天之精;如果滥用后天之精,则后天之精不受控制、泛滥周流,此即"水性周章"。如果以心神所蕴的太阳真火伏蒸于

精、炁之下，则水性之精不断化而为先天之炁，此之谓炼精化炁；心神之中，蕴含有清静之真意，心神属火、真意属土，"火化为土"，则心神之中真意呈现，如此则精不走失，化而为炁，此即"水不得行"。或谓"金化为水，水性周章"，指金中生水，欲克离火，也即先天一炁化而为后天情欲之精；情欲既生，则意乱情迷而性不明，则离火有被泛滥之水所克的危险。然而离火又可以生土以制水，使水降伏不动；于内丹言，即心神迅速归于清静之正念，此则为"火化为土"，因清静之正念可以制止意乱情迷，故"水不得行"。周章，"周"即周流，"章"即彰显；"周章"即充盈、流荡，不肯安静之意。《楚辞》有"聊遨游以周章"句。水不得行，他本或作"土不得行"。

② 故男动外施，女静内藏；溢度过节，为女所拘；魄以钤（qián）魂，不得淫奢："坎男"喻阳，"离女"喻阴；坎一阳处二阴之中，阴包裹阳，阳窈冥而内藏，其性静而不显，然阳主禀与、施放，在合适的情况下，坎阳可能动而外出，施功、作为，此即"男动外施"；离一阴处二阳之中，阳包裹阴，阳本活跃好动而外用，然其中之一阴性静，主接纳、收藏，能翕受坎中之阳，此即"女静内藏"。于外丹言之，坎男之铅得火烹则化而为液，铅之液能收摄、吸引住流汞；离女之流汞性活跃好动，为铅液所吸引、拘执，则静而不行，藏于鼎器之内而不飞走、逃逸。或谓"男"喻指炉火，"男动外施"指炉火发动，焰燃于鼎外；"女"喻指鼎中铅、汞丹药所熔之液，铅以拘汞，守于鼎中，渐凝渐结，此即"女静内藏"。铅投于汞，铅至汞迎，阴阳和合有时，勿令差错；若阳动交阴失其度，阳之用过于外溢，不合符节，则阳反为阴所侵，此即"溢度过节，为女所拘"。譬如男女交媾，如果贪恋过度，则男为女所拘困，如上章所说"阳失其契，阴凌灾生"。于外丹言之，流汞性动则为"魂"，铅金性静则为"魄"，投铅于汞，铅动而制伏流汞，谓"魄以钤魂"；然铅不能投

入过多,铅太多则流汞受制过度,铅汞比例失调,鼎器中难以发生活跃的化学反应,会一片死寂,则"溢度过节,为女所拘"。自内丹言之,欲使精、炁之坎男与神之离女相合,首先要炼精化炁,使坎男之阳不再潜伏,动而施于外,与离女之神相媾,此即"男动外施"。离女之神火常炎上而飞扬,修炼时亦要使其由向外奔逸返而在内,离女之心神静而藏于内,此即"女静内藏"。二者交会,当动则动,当静则静,各有其火候法度;如果精炁满而溢出,过其常度、节候,则清明之性瞬间可转化为情欲,反为心之情识所累,故说"溢度过节,为女所拘"。心中藏魂,精、炁中藏魄,炼精化炁以制伏飞扬之神识,此即"魄以钤魂";清明之性不得化而为后天淫荡之情欲,此谓"不得淫奢"。度,度量,度数。节,节候、节气或节令。汉易卦气说以二十四节气、七十二候各配以物候,以彰显大自然阴阳运化的法则。钤,锁定、锁紧、管束的意思。淫奢,过度之意。女静内藏,他本或作"女动内藏"。溢度过节,他本或作"过度淫节"。魄以钤魂,他本或作"魄以检魂"。

③不寒不暑,进退合时;各得其和,俱吐证符:炼丹时,要观察阳火、阴符之进退,以候其时;顺着大自然寒暑季节的变化,而施其火;保证鼎中之温不过寒、过热,这样,鼎器中铅金、流汞等就能彼此相和合,杂质化去,精华呈露。自内丹言之,炼丹要使坎水之精、炁与离火之神相配,当凭借脾土真意之功,故要调好火候,不疾亦不缓,但使精、炁与神平和而交媾。如果火候进退合时,则精、炁与神各得其融和,阴阳混成,炁定、神清而性明,合乎中和之道。进退合时,他本或作"进退得时"。证符,丹药生时谓之"符",丹药成时谓之"证",简而言之,"证符"即效验。

【译文】

铅金得火相烹,熔化而为液;流汞注入铅液中,二者相包裹、环绕,交融、周流,其形彰明昭著。炉火煅烧丹药,丹药先化为液,后凝结成类似于土的粉状物,此时液态形式的流汞就不用再担心其逃逸了。所以,坎男之铅得火烹则化而为液,铅之液动则能收摄、吸引住流汞;有离女之喻的流汞为铅液所吸引、拘执,则静而不行,藏于鼎器之内而不飞走。如果铅投入太多,则铅汞比例失调,流汞受制过度,鼎器中难以发生活跃的化学反应,会一片死寂。流汞性动则为魂,铅金性静则为魄,投铅于汞,铅动而制伏流汞,此中有其度数,不能过亦不能不及。炼丹时,还要顺着大自然寒暑季节的变化以施其火,保证鼎中的温度不过寒、过热;观察炉中阳火、阴符之进退,以候其时;这样,鼎器中铅金、流汞等就能彼此相和合,铅取汞精,汞吸铅华,杂质化去,精华得以呈露。

丹砂木精章第七十六

【题解】

本章阐明和合四象、配合五行以成丹的丹道原理。

自外丹言之，丹砂化汞，汞性好动，易逃逸，若得铅金以制伏，则铅、汞相合、相并。鼎内铅金、流汞与炉中之木、火四者交相作用，混沌相交结，产成龙虎大丹。炼丹先要将铅、汞之液注入于鼎炉中；木、火为一类，居炉灶之中以生火；铅金、流汞为一类，居鼎器之中以为丹药；鼎炉之土为一类，作为炼丹之重要器物，此三类器物皆炼丹所不可缺少的因素；三类器物配合恰当，就可以炼成形状类似于粉末样的"丹土"。

自内丹言之，丹砂木精乃汞，喻人之心神；汞性易飞走，如人之心神最难降伏；欲降伏此心，要将之逆而向内，与精、炁之金相融合，此好比外丹将汞投于铅中，与铅相合，然后方能使之不飞走，此即"丹砂木精，得金乃并"。"金"喻炁，"精"喻水，因先天一炁可化为后天之精，后天之精也可以炼之，使其转化为先天一炁，故说"金水合处"；"木"喻清静之性，"火"喻心神，因清静之性可化为心识之情，心识之情也可以返归至清静之性，故说"木火为侣"。内丹修炼强调性命双修，修性之功要由纷扰的情识中呈现出清静本性，修命之术要炼精以化炁，此四者不可分离开，必须同修，故说"四者混沌"；然论用功之方法、功夫之节次，则有修性与修命之不同，此即"列为龙虎"。肝、东方之木喻元始先天清静本性,心、南方之火喻清静本性所转生的后天神识,人的后天神识皆出于先天清静之本性,故"肝青为父";肺、西方之金喻先天之炁,肾、北方之水喻先天之炁所化的后天之精,常人皆以先天之炁化后天之精,故"肺白为母,肾黑为子"。内丹一般从炼精化炁开始,且欲炼内丹,先当澄心、静意;而五行中,土之性静,故说"脾黄为祖,子五行始"。"戊己"喻真意之土,又喻中宫黄庭,元神之真性、元精之真炁、与脾黄之真意,汇于中宫黄庭,结成大丹,故说"三物一家,都归戊己"。

丹砂木精,得金乃并;金水合处,木火为侣;四者混沌,列为龙虎;龙阳数奇,虎阴数偶①。肝青为父,肺白为母,肾黑为子;脾黄为祖,子五行始;三物一家,都归戊己②。

【注释】

①"丹砂"八句:丹砂色赤,赤为火之色,五行木能生火,火乃木之精,故称"丹砂"为"木之精华";丹砂化汞,汞性好动,易逃逸,若得铅金以制伏,则铅、汞相合、相并。铅金与流汞共处鼎器之内,鼎下炉火炎上,炉内木与火相为伴侣。鼎内铅金、流汞与炉中之木、火四者交相作用,混沌相交结,产成龙虎大丹。天一生水,位居北,其象为玄武;地二生火,位居南,其象为朱雀;天三生木,位居东,其象为青龙;地四生金,位居西,其象为白虎。四象中,青龙居东方日出之地,乃阳位;白虎居西方日落之所,乃阴位;若配以五行之生数,则东方属木,木之生数为三,西方属金,金之生数为四,故"龙阳数奇,虎阴数偶"。自内丹言之,丹砂木精乃汞,喻人之心神;汞性易飞走,如人之心神最难降伏;欲降伏此心,要将之逆而向内,与精、炁之金相融合,此好比外丹将汞投于铅中,与铅相合,然后方能使之不飞走,此即"丹砂木精,得金乃并"。

"金"喻炁、"精"喻水,因先天一炁可化为后天之精,后天之精也可以炼之,使其转化为先天一炁,故说"金水合处";木喻清静之性,"火"喻心神,因清静之性可化为心识之情,心识之情也可以返归至清静之性,故说"木火为侣"。内丹修炼强调性命双修,修性之功要由纷扰的情识中呈现出清静本性,修命之术要炼精以化炁,此四者不可分离开,必须同修,故说"四者混沌";然论用功之方法、功夫之节次,则有修性与修命之不同,进阳火与退阴符之别,此即"列为龙虎"。丹砂,是一种红色固态矿物,因其颜色鲜红,又被称为"朱砂";丹砂是水银和硫黄的天然化合物,化学成分为硫化汞 HgS。丹砂是提炼汞,也即是水银的主要矿物原料。在丹砂矿脉中,由于氧化作用,能够生成天然的"自然汞",因其比重较大,且有流动性,故能聚集在丹砂晶簇或块体的空隙处,有时候称这种自然汞为"水银",而从丹砂中提炼所得之水银则称之为"熟水银";水银在常温下呈白色液态之状。四者,指金、水与木、火。丹砂木精,他本或作"丹砂水精"。金水合处,他本或作"金水相比"。木火为侣,他本或作"水火为伍"。四者混沌,他本或作"四者浑沌"。虎阴数偶,他本或作"虎阴数耦"。

② "肝青"七句:如果以五脏、五色、五位配五行,则木配肝、青色、东方;火配心、赤色、南方;金配肺、西方、白色;水配肾、北方、黑色;土配脾、中央、黄色。论五行相生,则木生火,木居东方阳位,故木为火之父,木又配肝、青色,故说"肝青为父"。金生水,金居西方阴位,故金为水之母,金又配肺、白色,故说"肺白为母"。水为金之子,水又配肾、黑色,故说"肾黑为子"。土能生金、金能生水,土又配脾、黄色,故说"脾黄为祖"。五行生成之数,天一生水、地六成之,水居五行之始;十二辰中,子对应的五行为水,故说"子五行始"。于外丹言之,丹砂中可以提炼流汞,丹砂乃木之精,为流汞之父,此即"肝青为父";铅金得火可化为液,故铅金为

水之母,此即"肺白为母";铅、汞之液皆为水,故说"肾黑为子"。鼎内壁涂有土、炉灶亦以土为之,故"脾黄为祖";炼丹先要将铅、汞之液注入于鼎炉中,此即"子五行始"。木、火为一类,居炉灶之中以生火;铅金、流汞为一类,居鼎器之中以为丹药;鼎炉之土为一类,作为炼丹之重要器物,此三类器物皆炼丹所不可缺少的因素,故说"三物一家";三类器物配合恰当,就可以炼成形状类似于粉末样的"丹土",天干"戊、己"对应五行属土,故说"都归戊己"。自内丹言之,肝、东方之木喻元始先天清静本性,心、南方之火喻清静本性所转生的后天神识,人的后天神识皆出于先天清静之本性,故"肝青为父";肺、西方之金喻先天之炁,肾、北方之水喻先天之炁所化的后天之精,常人皆以先天之炁化后天之精,故"肺白为母,肾黑为子"。内丹一般从炼精化炁开始,且欲炼内丹,先当澄心、静意;而五行中,土之性静,故说"脾黄为祖,子五行始"。炼神以归性,此即上文的"木火为侣";炼精以化炁,此即上文的"金水合处";皆不离清静之真意,也即脾黄之祖;"戊己"喻真意之土,又喻中宫黄庭,元神之真性、元精之真炁、与脾黄之真意,汇于中宫黄庭,结成大丹,故说"三物一家,都归戊己"。或谓此句之意在于指出肝、心、脾、肺、肾五炁朝元,则精、炁、神三花聚于鼎中。此句,他本或作"肝青为父,肺白为母;肾黑为子,气为五行之始;三物一家,都归戊己";亦有作"肝青为父,肺白为母;心赤为女,脾黄为祖;肾黑为子,子五行始;三物一家,都归戊己";还有作"肝青为父,肺白为母;肾黑为子,心赤为女;脾黄为祖,子五行始;三物一家,都归戊己"。

【译文】

丹砂乃木之精华,丹砂化汞,汞性好动,易逃逸,若得铅金以制伏,则铅、汞相合、相并。铅金与流汞共处鼎器之内,鼎下炉火炎上,炉内木与火相为伴侣。鼎中之铅金、流汞与炉中之木、火四者交相作用,混沌相交结,产成龙虎大丹。四象中,青龙居东方日出之地,乃阳位;白虎居西方日落之所,乃阴位;若配以五行之生数,则东方青龙属木,木之生数为三;西方白虎属金,金之生数为四,故说"龙阳数奇,虎阴数偶"。如果以五脏、五色、五位配五行,则"肝青"配东方木,木生火,故"肝青"为火之父;丹道则以之喻丹砂中可以提炼流汞,丹砂乃流汞之父。"肺白"配西方金,金生水,故"肺白"为水之母;丹道以之喻铅金得火可化为液,故铅金为水之母。"肾黑"配北方水,金生水,故"肾黑"为金之子;丹道以之喻铅、汞之液皆为水。"脾黄"配土,土生金,金又生水,故"脾黄"为水之祖;丹道以之喻鼎内壁涂有土、炉灶亦以土为之,能防止铅、汞之液外泄。五行生成之数,天一生水、地六成之,水居五行之始;十二辰中,子对应的五行为水,故说"子五行始";丹道以之喻炼丹先要将铅、汞之液注入于鼎炉中。炼丹过程中,木、火为一类,居炉灶之中以生火;铅金、流汞为一类,居鼎器之中以为丹药;鼎、炉之土为一类,作为炼丹之重要器物,此三类器物皆炼丹所不可缺少的因素,故说"三物一家";三类器物配合恰当,就可以炼成形状类似于粉末样的"丹土",天干"戊、己"对应五行属土,故说"都归戊己"。

刚柔迭兴章第七十七

【题解】

本章阐明丹道火候进退、药物交媾、周天运转的原理。

自外丹言之，铅金、流汞一刚一柔、一阴一阳，得火烹炼，在鼎器中此起彼伏、流转不息；汞投于铅、铅往迎汞，其位置交替发生变化。"阴之刑"与"阳之德"喻铅金、流汞之间既相生、又相制的化学反应，铅、汞和会，或施、或受，故说"欢喜"。烹炼鼎中之药，如火未至纯阳，鼎中尚余阴气，此时不能止火，若止火则阴盗阳气，丹药半生不熟，故以"二月榆落"之"生中有杀"警示之。"八月麦生"喻指退火过程中，鼎中尚余阳气，阴中有阳，丹药可以渐次凝结，故以"八月麦生"之"杀中有生"以象之。铅、汞等药物在鼎中相交、相杂，循环消长，互为纲纪；还丹之功起始于建子之月，也即发火烹炼、鼎内产丹药之真种的时候。

自内丹言之，丹道进阳火之刚与退阴符之柔当迭相互用；应该令本性向下之精炁腾而居上，本性上扬之心神沉而居下，神与炁、精颠倒升降；修性之功中有修命、修命之功中亦当同时修性，性中有命、命中有性，性、命当双修。内丹进阳火，炼精以化炁，精、炁持续储积，然在此过程中要防微杜渐，因精、炁盈满则可能倾覆，故生中有杀。内丹退阴符，澄神以待虚，阴之性主收藏，故神清、意宁而心静，然在此过程中，不能全付之以无意，否则便成枯木、死灰，宜以真意微微照之，勿忘、勿助长，保护阳炁，故"杀中有生"。以居下的精一之水以制居上的元神之火、以居上的元神之火下而烹蒸精一之水，如此则水火有相济之功；精、炁与神相融、相抱，沿任、督二脉贯通于上、中、下三丹田，在会阴之"海底"、尾闾与头顶百会之"泥丸"、"昆仑"间周天运转，终而复始。修行人身心寂然不动、窈窈冥冥，乃太极未判之时，元阳之炁于此而胚胎；修行人感而遂通、恍恍惚惚，炁到尾闾关，乃太极已判之时，真精至此而生。精、炁与神越炼越纯，阴质祛尽，则能体变纯阳。

　　刚柔迭兴，更历分部；龙西虎东，建纬卯酉①。刑德并会，相见欢喜；刑主伏杀，德主生起②。二月榆落，魁临于卯；八月麦生，天纲据酉③。子南午北，互为纲纪；一九之数，终而复始④。含元虚危，播精于子⑤。

【注释】

①刚柔迭兴，更历分部；龙西虎东，建纬卯酉：《周易·说卦》说："昔者圣人之作《易》也，将以顺性命之理，是以立天之道曰阴与阳，立地之道曰柔与刚，立人之道曰仁与义。"《周易·系辞》说："天尊地卑，乾坤定矣。卑高以陈，贵贱位矣。动静有常，刚柔断矣。方以类聚，物以群分，吉凶生矣。在天成象，在地成形，变化见矣。是故刚柔相摩，八卦相荡。"又说："刚柔相推而生变化。"宇宙天地间，阳长则阴消，阴长则阳消，阴阳消长循环、相资运转，刚柔相推、交互迭起，此谓"刚柔迭兴"；地球以南北为经、东西为纬，其中，子水居北、午火居南、卯木居东、酉金居西，故子午为经、卯酉为纬；阴阳之周流，从子至辰、巳，阳刚行于东南；从午至戌、亥，阴柔行于西北，分之为十二辰，乃至于为天之二十八宿、地之十二分野，阴阳、刚柔则消长于其间，此即"更历分部"。或

谓此乃取汉易卦气之说，"刚柔迭兴"指阴阳之气迭为消长；"更历分部"当作"更历分布"，"更"即变更，"历"即历法，"分布"指阴阳二气消长态势在一年中之分布；因为阴阳二气消长可以导致一年四季、十二月、二十四节气的变更，故说"更历分布"。外丹以之喻铅金、流汞一刚一柔、一阴一阳，得火烹炼，在鼎器中此起彼伏、流转不息，汞投于铅、铅往迎汞，其位置交替发生变化。东方为青龙卯位，西方为白虎酉位，此乃阴阳、刚柔之常位；阴阳相交感，则东方卯位之龙居西方酉位，西方酉位之虎居东方卯位，龙由东而西、虎由西而东，此承上句"更历分部"之意，如此则当重新设定卯酉之纬。在天文学上，二月的傍晚，北斗之罡（即斗柄前三星）居东方卯位，魁（即斗柄后四星）居西方酉位，至平旦之晨，则运转变化为魁居东方卯位、罡居西方酉位，首尾发生了变化；八月的傍晚，北斗之罡居西方酉位，魁临东方卯位，至平旦之晨，则罡据东方卯位、魁居西方酉位，此即"龙西虎东，建纬卯酉"。古代占星术认为，罡所临者生、故吉，魁所临者杀、故凶。炼丹时，铅、汞相融会，亦同于此经、纬相互交织之理。自内丹言之，"刚柔迭兴"可喻丹道进阳火之刚与退阴符之柔当迭相互用；"更历分部"可喻精、炁、神之颠倒交媾，其中，精化为炁，上腾而不下泄；心神之火不上炎，返于下而与精、炁相抱，如此则本性向下之精、炁腾而居上，本性上扬之心神沉而居下，神与炁、精颠倒升降，此谓"更历分部"。青龙居东，喻内丹之性功；白虎居西，喻内丹之命功；"龙西虎东"，喻指修性之功中有修命、修命之功中亦当同时修性，以性求情，以情归性；卯值春分，酉值秋分，"春分、秋分，昼夜平分"，性中有命、命中有性，性命双修，故以"建纬卯酉"以喻之。或谓青龙居东方，秉东方木之生气；白虎居西方，秉西方金之杀气；龙居西方，木气化而从金，喻生中有杀；虎居东方，金气化而从木，喻杀中有生。更历分部，他本或作"更历分布"。龙西虎东,他本或作"龙东虎西"。建纬卯酉,他本或作"经纬卯酉"。

② 刑德并会,相见欢喜;刑主伏杀,德主生起:两汉经学以阳为德、阴为刑,"刑德并会"即阴阳相会之意,阴阳相感而通,和合生成万物,故称"相见欢喜";阴为刑、主伏杀,阳为德、主生起,刑德相逢,两相制伏,俱成和合。于外丹言之,"阴之刑"与"阳之德"喻铅金、流汞之间既相生、又相制的化学反应,或谓铅、汞在鼎器中得火烹炼所导致的或升、或降之运动;铅、汞和会,或施、或受,故说"相见欢喜"。自内丹言之,以精养神、以神保精,即以北方坎水之精以克南方离火之神,水上而火下,水、火有既济之功,故刑中有德、德中有刑,生中有杀、杀中有生。或谓"刑主伏杀",指精、炁、神相融、相抱,沉归海底,如秋气肃杀敛万物以入。"德主生起"指搬运精、炁、神,上于泥丸、昆仑,至于南溟,如春气发生畅万物以出。或谓内丹以半时得药为"德生",顷刻丧失为"刑杀"。刑主伏杀,他本或作"刑主杀伏"。

③ 二月榆落,魁临于卯;八月麦生,天纲据酉:仲春二月,木气正旺,树木花草繁茂,然而此时榆荚却坠落于地,原因何在?十一月为子,阳气开始生长;至于二月为卯,虽阳气日盛,却未至于纯阳,此时尚余有阴气,阳中有阴,阴盗阳气,故于仲春阳气发生之月,榆荚坠落,被阴气所刑杀。一说,仲春二月,北斗之罡于黄昏之时临于东方卯位,其魁则于平旦之时临于卯位,罡主生而魁主杀,生中有杀,故二月万物皆生而榆荚坠落。仲秋八月,金气正旺,草木凋零,然而此时荞麦却正生长,原因何在?五月为午,阴气开始萌芽;至于八月为酉,虽阴气日盛,却未至纯阴,此时尚余有阳气,阴中有阳,阳盗阴气,故于仲秋肃杀之月,而生麦苗。一说仲秋八月,北斗之魁于平旦之时临于西方酉位,其罡于黄昏之时临于西方酉位,杀中有生,故"八月麦生"。或谓二月建卯,而月将为河魁,河魁属戌,戌中藏有辛,故榆死于此月,皆由辛金之

杀气临于卯。八月建酉,而月将为"天罡",天罡属辰,辰中藏有乙,故麦生于此月,由乙木之生气据于酉所致。自外丹言之,"二月榆落"喻指发火烹炼鼎中之药,虽阳火之气得用,但又未至于纯阳,鼎中尚余阴气;此时不能止火,若止火则阴盗阳气,丹药半生不熟,故以"二月榆落"之"生中有杀"警示之。"八月麦生"喻指退火以待丹结过程中的现象,此时,虽阴气得用,但鼎中尚余阳气,阴中有阳,丹药可以继续凝结。故以"八月麦生"之"杀中有生"以象之。或谓此喻鼎中铅、汞阴阳彼此迭为盛衰,既互相克制,又互相吸收、生成。自内丹言之,内丹进阳火,炼精以化炁,阳之性主生生,故精、炁持续储积,然在此过程中,要防微杜渐,不能恃阳生而不虑伏杀,因精、炁盈满则可能倾覆,故生中有杀。内丹退阴符,澄神以待虚,阴之性主收藏,故神清、意宁而心静,然在此过程中,不能全付之以无意,否则便成枯木、死灰,宜以真意微微照之,勿忘、勿助长,保护阳炁,故杀中有生。魁,天枢、天璇、天玑、天权、玉衡、开阳、摇光组成北斗七星,古人把这七星联系起来想象成为古代酌酒的斗形,其中,天枢、天璇、天玑、天权组成斗身,古代天文学称之为"魁"。天纲,即"天罡",指北斗七星之玉衡、开阳、摇光所组成的斗柄,古代天文学称之为"杓";北斗七星于不同季节、夜晚之不同时间,出现在天空之不同方位,古人依据黄昏时北斗七星斗柄也即"天罡"所指的方位来决定季节,如斗柄"天罡"指向二十八宿中之东方苍龙七宿,则天下皆春;指向南方朱雀七宿,则天下皆夏;指向西方白虎七宿,则天下皆秋;指向北方玄武七宿,则天下皆冬。二月榆落,他本或作"二月榆死"。魁临于卯,他本或作"天魁临卯"。天纲据酉,他本或作"天刚据酉"、"天罡据酉"。

④子南午北,互为纲纪;一九之数,终而复始:子为水、本居北,午为火、本居南;"子南"即子移居午位,乃水入火中之意,"午北"即午

移居子位，乃火入水中之意。地球上，南北为天地之经，东西为天地之纬，南北之经为天地之纲纪，由"子北午南"转移而成"子南午北"，此即"互为纲纪"。"一九之数"疑即汉代流行的戴九履一、左三右七、二四为肩、六八为足、五居中央之九宫数阵；宋代图书易学以其配《周易》八卦，则"一数坎兮、二数坤，三震、四巽数中分，五寄中宫六乾是，七兑、八艮、九离门"；其中，"坎一"为阳生之始，"离九"为阳成之终；如前文所说"阳数已讫，讫则复起"，自一而九，自九而一，往来上下，周流不息，此即"终而复始"。或谓一数为阴，九数为阳；"一九之数"喻指阴阳相互转化、终始循环。亦有谓"一九之数"喻指水中金，因水之生数为一，金之成数为九，丹道重视金、水二味药物。自外丹言之，"子南"则阴中含阳，"午北"则阳中含阴；此句主要以"子南午北"、"一九之数"的"终而复始"喻铅、汞等药物在鼎中相交、相杂，循环消长。自内丹言之，子属水，在人为元精居下部之肾；午属火，在人为元神居上部之心、脑；"子南午北"即以居下的精一之水以制居上的元神之火，以居上的元神之火下而烹蒸精一之水，如此则水火有相济之功。此即"子南午北，互为纲纪"。"一九之数，终而复始"喻河车于身内运转周天，精、炁与神相融、相抱，沿任、督二脉贯通于上、中、下三丹田，在会阴之"海底"、尾闾与头顶百会之泥丸、昆仑间周天运转，终而复始。如此，方能炼精化炁、炼炁化神，精、炁与神越炼越纯，阴质祛尽，体变纯阳。纲纪，"纲"即纲常，"纪"即法纪，如《史记·秦始皇本纪》说："大圣作治，建定法度，显著纲纪。"《韩诗外传》卷四："说皆不足合大道，美风俗，治纲纪。"《汉书·礼乐志》："夫立君臣，等上下，使纲纪有序，六亲和睦，此非天之所为，人之所设也。""纲纪"也有治理、管理的意思，如《诗经·大雅·棫朴》："勉勉我王，纲纪四方。"《汉书·律历志上》："汉兴，方纲纪大基，庶事草创，袭秦正朔。"一九之数，他本或作"九一之终"、"九一之数"。终而复始,他本或作"终则复始"。

⑤含元虚危,播精于子:"元"即元阳之炁,可以生天、生地、生人、生物;元阳之炁萌生在十一月,也即子月,二十八宿之北方玄武七宿,其虚、危值子位,故说"含元虚危"。北方子位为日月合璧之地、一阳初生之方,阳炁于子时而生,故说"播精于子"。自外丹言之,还丹之功,起始于建子之月,也即发火烹炼,鼎中铅、汞阴阳相合、产丹药之真种的时候。自内丹言之,"含元虚危"喻指修行人身心寂然不动、窈窈冥冥,乃太极未判之时,元阳之炁于此而胚胎。"播精于子"喻指修行人感而遂通、恍恍惚惚,气到尾闾关,乃太极已判之时,真精至此而生。或谓午火受胎于子、盛极于午,二十八宿之北方玄武七宿的虚、危宿值子位,午火既胞胎于子,故说"含元虚、危"。炼丹之始,要使坎水播施其中爻纯粹之精于离,以子加午,故说"播精于子"。元,首、始之意,此处似指宇宙天地间最初的元阳生炁。虚,北方玄武七宿之第四宿,《尔雅·释天》:"玄枵,虚也。"注称:"虚在正北,北方色黑,枵之言耗,耗亦虚意。"如果夜半之时,虚宿居于南方中天,此为一年中的冬至节令,冬至一阳初生,意味着新的一年即将开始。虚宿于秋分前后的傍晚、黄昏,出现在南方中天,《尚书·尧典》:"宵中星虚,以殷仲秋。"危,北方玄武七宿之第五宿。"虚、危"居北方,丹道所谓"虚、危",指亥、子之间阴极阳生之时。播,播种之意。子,十二地支之首,丹道所谓"子"时,指一阳初动处。含元虚危,他本或作"含元抱真"。

【译文】

铅金、流汞一刚一柔、一阴一阳,得火烹炼,在鼎器中此起彼伏、流转不息;鼎中,汞投于铅、铅往迎汞,其位置交替发生变化。地球上,南北为经,东西为纬;东方为青龙卯位,西方为白虎酉位,此乃阴阳、刚柔之常位;阴阳相交感,则东方卯位之龙居西方酉位,西方酉位之虎居东方卯位，龙由东而西、虎由西而东，如此则当重新设定卯酉之纬。丹道以汞喻龙，以铅喻虎，铅换成汞之位、汞流动至铅之位，二者相互融汇，亦同于此理。自然界阴阳二气既有伏杀之刑，又有生起之德，因为只有生杀并用，万物方能有始有终，从而性情得以充分舒展、相继呈现于大地之上，历历展示自己的存在。"阴之刑"与"阳之德"喻铅金、流汞之间既相生成、又相克制的化学反应；铅、汞得火烹炼，在鼎器中既相生、又相制，或升、或降，沸腾、翻滚，如人之性情相和，相见而欢喜。仲春二月，木气正旺，树木花草繁茂，然而此时榆荚却坠落于地，原因何在？因为这个季节北斗之罡于黄昏临于东方卯位，其魁则于平旦临于卯位，罡主生而魁主杀，生中有杀，故二月万物皆生而榆荚却于此时坠落。仲秋八月，金气正旺，草木凋零，然而荠麦却于此时生长，原因何在？因为这个季节北斗之罡于黄昏之时临于酉位，其魁则于平旦之时临于酉位，杀中有生，故"八月麦生"。丹道亦循此理，以火烹炼鼎中之药，如果阳火之气未至于纯阳，鼎中尚余阴气，此时不能止火，若止火则阴盗阳气，丹药半生不熟，故以"二月榆落""生中有杀"警示之。丹道要适时退火，此时虽阴气得用，但鼎中尚余阳气，阴中有阳，丹药因此可以由外至内、依次凝结生成，故以"八月麦生""杀中有生"以象之。子为水、本居北，午为火、本居南；"子南"即子移居午位，乃水入火中之意，"午北"即午移居子位，乃火入水中之意。南北之经为天地之纲纪，由"子北午南"转移而成"子南午北"，此即互为纲纪。坎一为阳生之始，离九为阳成之终；自一而九，自九而一，往来上下，阴阳相互转化、终始循环。丹道则以之喻铅、汞等药物在鼎中相交、相杂，铅中有汞、汞中亦有铅，迭相为主，循环消长，互为彼此之纲纪。元阳之炁萌生在十一月，也即子月，二十八宿中的北方玄武七宿，其虚、危二宿值子位，故说"含元虚危"。北方子位为日月合璧之地、一阳初生之方，阳炁于子时而生，故说"播精于子"。还丹之功起始于建子之月，"子"喻指发火烹炼，鼎中铅、汞阴阳相合，产生丹药之真种的时候。

关关雎鸠章第七十八

【题解】

本章阐明一阴一阳之谓"道",偏阴偏阳之谓"疾";丹道之理亦如此。

自外丹言之,丹药若得其阴阳性情相配,则不劳余力,自然交结,以成金丹;若不得其配,则徒劳万般,枉费神思,终不可得丹之成。

自内丹言之,阴必资阳,神与炁、精上下相交、雌雄相媾,则有生生不穷之理,孤阴、寡阳不能成丹。

关关雎鸠,在河之洲;窈窕淑女,君子好逑①。雄不独处,雌不孤居;玄武龟蛇,蟠虬相扶;以明牝牡,竟当相须②。假使二女共室,颜色甚姝,令苏秦通言,张仪结媒,发辩利舌,奋舒美辞,推心调谐,合为夫妻,弊发腐齿,终不相知③。若药物非种,名类不同;分刻参差,失其纪纲,虽黄帝临炉,太一执火,八公捣炼,淮南调合,立宇崇坛,玉为阶陛,麟脯凤腊,把藉长跪,祷祝神祇,请哀诸鬼,沐浴斋戒,冀有所望,亦犹和胶补釜,以硇涂疮,去冷加冰,除热用汤,飞龟舞蛇,愈见乖张④。

【注释】

①关关雎鸠(jū jiū)，在河之洲；窈窕(yǎo tiǎo)淑女，君子好逑(qiú)：雌、雄水鸟在河中沙洲欢悦和鸣，美丽贤淑的女子为君子所梦寐以求。关关，乃雌鸟与雄鸟相求的和鸣之声。雎鸠，为一种水鸟，在每年求偶的季节里，雄鸟与雌鸟如约聚首，双双出没于水边、沙洲嬉戏、觅食，并不时发出"关关"的和鸣之声，相传这种鸟类雌、雄情意专一。或谓即黄鹂。洲，水中的陆地。窈窕，美好的样子。淑女，贤淑的女孩。好逑，好的配偶。凡修金液还丹，当法阴阳配合之理，因孤阴不自产，寡阳不自成，如前文所说："牝鸡自卵，其雏不全。"《周易参同契》引《诗经·关雎》即明此意。自外丹言之，铅金、流汞阴阳和合于鼎器之中，亦如雎鸠相求于水边、沙洲。自内丹言之，精、炁与神和合于丹田，即如阴阳、雌雄两情相契。"窈窕淑女，君子好逑"，他本或脱此二句。

②雄不独处，雌不孤居；玄武龟蛇，蟠(pán)虯相扶；以明牝(pìn)牡，竟当相须：自然界中，雌雄相配合；四象中的"玄武"，其龟、蛇亦作盘虯相依之状；这说明阴阳不能孤立独存，当相需、相和。玄武，四象之一，其形为龟、蛇相合，盘虯相依。蟠虯，回旋、缠绕之意；"虯"即蛙、蟾蜍等两栖类动物的幼体，因其生活在水中，用尾巴游走，且常作旋绕运转，故"蟠虯"合而言之，喻指盘绕交错、相互交织之意。牝牡，"牝"即雌，"牡"即雄。外丹以此喻铅金、流汞阴阳相需。自内丹言之，"玄武"、"龟蛇"、"蟠虯"、"牝牡"、"雌雄"，皆以喻身中精、炁与神阴阳之相需、相和合。蟠虯相扶，他本或作"盘纠相扶"、"盘虯相扶"。竟当相须，他本或作"毕竟相胥"。

③"假使"十句：如果让两个女孩同居一室，即便她们都很漂亮，令战国时期著名的纵横家苏秦、张仪去为她们传递媒妁之美言，以他们的能言善辩，美辞、利舌，虽尽心竭虑，将其协调、合为夫妇，

但她们纵然到了头发斑白、牙齿腐朽脱落的时候,最终也不能相知以生儿育女。丹道之理亦如此。药物之阴阳贵在相得,如果为偏阴偏阳,炼丹之人虽徒劳万般、枉费神思,终不可得丹之成。姝(shū),美好之意。苏秦,战国时期著名的纵横家,相传为鬼谷子的徒弟,他曾与赵奉阳君李兑共同约燕、齐、韩、赵、魏等国合纵攻秦。张仪,战国时期著名的纵横家,首创连横的外交策略,代表秦国出使游说各诸侯国,以"横"破"纵",使各国纷纷由合纵抗秦转变为连横亲秦。假使二女共室,他本或作"使二女共室"。颜色甚姝,他本或作"颜色相殊"。发辩利舌,他本或作"发辩利口"。合为夫妻,他本或作"成为夫妻"。

④"若药物"二十二句:如果所用丹药阴阳不相配,名称、种类各异,虽只有一分、一刻之差,都会导致药物失去情性相和合的法度、纲常;在这种情况下,虽然有黄帝光临鼎炉边来指导炼丹,太乙亲自执炉火之职,八公负责捣碎、烹炼,淮南王负责调和丹药,筑起坛场、庙宇,以玉石为阶梯,以麒麟、凤凰之肉制成肉脯、腊味作为祭祀礼品,在地上铺上白茅,陈青词、拜朱章,长跪礼拜,祈祷天神、地祇,乃至祈求鬼神怜悯,为示虔诚、沐浴斋戒,希望炼丹能有所成。这就好比是和泥胶以补锅的破损之处,以大热有毒、主治积聚、破结血的硇涂抹疮口,不仅不能愈合创口,反而使伤口更加扩张,适助其虐。乃至欲祛严寒,却以冰块加之,欲除炎热,却以滚烫的热水加之,欲本性爬行的龟蛇腾升,在空中飞舞,这岂不是愈加乖张吗?炼丹时,如果药物阴阳性情既乖,分两殊别,虽先圣咸集,鬼神齐臻,亦无所能成。黄帝,古华夏部落联盟首领,中国远古时代华夏民族的共主。据说他是少典与附宝之子,本姓公孙,后改姬姓,故称"姬轩辕";居轩辕之丘,号"轩辕氏",建都于有熊,亦称"有熊氏"。黄帝为五帝之首,被尊为中华"人文初祖"。太一,商朝开国君主成汤的祭名,也作"天乙"、

"太乙"、"高祖乙";道教中有太乙救苦天尊,乃道教尊神,居"东方长乐世界",相传能救人度鬼,闻声救苦;或谓"太乙"即"东皇太乙"或"东皇太一",乃先秦时楚国神话中的最高神祇。八公,淮南王礼遇的八位隐士。《太平寰宇记》:"昔淮南王与八公登山,埋金于此,白日升天;余药在器,鸡犬舐之,皆仙。"或谓八公依次是:左吴、李尚、苏飞、田由、毛被、雷被、伍被、晋昌。硇(náo),矿物质的一种。就是天然产的氯化铵,与炼外丹所用的消石之类的药物性质相近,大热有毒,可入药,主治积聚,破结血;以其能透五金,俗称"透骨将军"。以硇涂疮,乃误用其性,不仅不能愈合创口,反而使伤口更加扩张,适助其虐。乖张,"乖"即违反、背离,性情、行为不正常;"乖张",怪僻、不通情理、不顺常理的意思。若药物非种,他本或作"药物非种"。分刻参差,他本或作"分剂参差"。太一执火,他本或作"太乙执火"。淮南调合,他本或作"淮南执火"。麟脯凤腊,他本或作"麟凤脯腊"。把藉长跪,他本或作"茅藉长跪"。愈见乖张,他本或作"终不可得"。

【译文】

雌、雄水鸟在河中沙洲欢悦和鸣,美丽贤淑的女子为君子所梦寐以求。自丹道言之,铅金、流汞阴阳和合于鼎器之中,亦如雎鸠相求于水边、沙洲。自然界中,雌雄相配合;四象中的"玄武",其龟、蛇亦作盘虬相依之状;这说明阴阳不能孤立独存,当相需、相和。如果让两个女孩同居一室,即便她们都很漂亮,我们令战国时期著名的纵横家苏秦、张仪去为她们传递媒妁之美言,以他们的能言善辩,美辞、利舌,虽尽心竭虑,将其协调、合为夫妇,但她们纵然到了头发斑白、牙齿腐朽脱落的时候,最终也不能相知以生儿育女。丹道之理亦如此。药物之阴阳贵在相得,如果所用丹药阴阳不相配,名称、种类各异,虽只有一分、一刻之差,都会导致药物失去情性相和合的法度、纲常。在这种情况下,虽然有黄帝光临鼎炉边来指导炼丹，太乙亲自执炉火之职，八公负责捣碎、烹炼，淮南王负责调和丹药，筑起坛场、庙宇，以玉石为阶梯，以麒麟、凤凰之肉制成肉脯、腊味作为祭祀礼品，在地上铺上白茅，长跪礼拜，祈祷天神、地祇，乃至祈求鬼神怜悯，为示虔诚、沐浴斋戒，希望炼丹能有所成，这就好比和泥胶以补锅的破损之处；以大热有毒、主治积聚、破结血的硇涂抹疮口；欲祛严寒、却以冰块加之，欲除炎热、却以滚烫的热水加之，欲本性爬行的龟、蛇腾升，在空中飞舞，这岂不是愈加不通情理吗？因此，如果药物阴阳性情相违背，分两殊别，虽先圣咸集，鬼神齐臻，炼丹亦不能有所成就。

卷　下

惟昔圣贤章第七十九

【题解】

　　本章阐明《周易参同契》作者著作此书的目的：因忧虑、怜悯后学者不明丹道之蕴，故著此书以释其理，意在使后学者能循之而入于正道。

　　惟昔圣贤，怀玄抱真；服炼九鼎，化迹隐沦；含精养神，通德三光；津液腠理，筋骨致坚；众邪辟除，正气常存；累积长久，变形而仙①。忧悯后生，好道之伦；随傍风采，指画古文；著为图籍，开示后昆；露见枝条，隐藏本根；托号诸石，覆谬众文②。学者得之，韫椟终身；子继父业，孙踵祖先；传世迷惑，竟无见闻③。遂使宦者不仕，农夫失耘，商人弃货，志士家贫④。吾甚伤之！定录此文，字约易思，事省不繁，披列其条，核实可观，分两有数，因而相循；故为乱辞，孔窍其门，智者审思，用意参焉⑤。

【注释】

　　①“惟昔”十二句：过去的前贤、先圣，心怀丹道玄妙之理，抱负求真、去伪之志，烧炼、服食九鼎神丹，韬光养晦，隐居藏迹；收敛、

涵养精神,聚丹药之精华、合丹药神妙之性,与日、月、星三光运转之法则相通达;故能达到使津液充盈于自己的五脏六腑、皮肤腠理之间的良好效果,使筋骨坚强,身上所存的各种阴邪之气都辟除干净,正气常存于身。如此积累的时间久长之后,就可以变化凡质,成为神仙。圣贤,或谓此圣贤指"三皇",或谓即黄帝,相传黄帝铸九鼎于荆山而得道。还有谓指广成子、老子、庄子、列子等不同说法。此处之"圣贤",应泛指历史上修丹的圣贤之人。怀玄抱真,心怀丹道具玄妙之理,抱负求真、去伪之志。内丹则以之为抱中守一、归根复命的养性之功;与下文"服炼九鼎"的养命之功相应。九鼎,相传大禹划分天下为九州,令九州州牧贡献青铜,铸造九鼎,将九州的名山大川、奇异之物镌刻于九鼎之身,此鼎夏、商、周三代相继而传,后遗失不传,如《史记·封禅书》谓:"禹收九牧之金,铸九鼎……周德衰,宋之社亡,鼎乃沦没,伏而不见。"《左传》则认为九鼎乃大禹的儿子启令人所铸。后人附会九鼎为:冀州鼎、兖州鼎、青州鼎、徐州鼎、扬州鼎、荆州鼎、豫州鼎、梁州鼎、雍州鼎,也有谓九鼎实则只有一鼎,此九鼎乃国家政权之象征,当不是《周易参同契》所说之"九鼎"。或谓炼丹之九鼎指天光鼎、地光鼎、人光鼎、日光鼎、月光鼎、星光鼎、风光鼎、音光鼎、灵光鼎;也有谓炼丹之九鼎,喻指火候之九转、方竟内丹之全功;或谓"九鼎"即金鼎,因为"九"在五行生成之数中为金之成数,而修炼外丹,鼎为金丹之室;或谓"九"为阳之终,"九鼎"喻纯阳之意。三光,字面意思指日、月、星三者所发之光,合而言之,应喻指日、月、星运行之法则。他本"三光"或作"三元",认为"三元"指上、中、下三丹田;或上药三品的元精、元炁、元神;或谓仙分九品,丹列三元,"三元"指天元、地元、人元三品丹法,其中,"天元"谓之神丹,亦称"神符",于丹鼎神室之中,追摄宇宙虚空元阳之炁的精华所得,无质而生质,其功效神妙莫测;"地元"谓之灵丹,通过炉火烧炼、点化而成的丹丸,服之可以助道;"人元"谓之大丹,通过阴阳得类、盗机逆用、含精养神,然后十月胎圆、婴儿显相,成就人元之丹,最后出神入化、复归虚无大道。腠(còu)理,皮肤、肌肉的纹理。服炼九鼎,他本或作"服食九鼎"、"伏炼九鼎"。化迹隐沦,他本或作"化洽无形"。通德三光,他本或作"通德三元"。津液腠理,他本或作"精液腠理"、"精溢腠理"。变形而仙,他本或作"化形而仙"。

② "忧悯"十句:前贤、往圣忧虑、怜悯后世修丹、学道之人趋入旁门、不得正道,于是随傍他们前辈的风采,依其所传之古文、丹经而指点、图解之,著成图书、典籍,以发明其理,开示、启发后学之人;在这个过程中,又不敢直言敷陈,于是便于所著述的图书、典籍中微微披露丹道的一些细枝末节,至于丹道之根本,则隐藏起来而未明言,并假托于五金、八石诸名词、术语,前后颠倒、错乱众章之节序、掩藏文本之真意。或谓此句意指作者忧心、可怜那些后生好道之人依傍古文、旁采经诀,对仙经妄行笺注,所谈皆细枝末节,不能突现丹道之根本,且通过假托金石之名,谬乱真经之意。伦,同类。随傍,依随,依傍。指画,"指"即指点,"画"即图解。图籍,"图"即图书,"籍"即典籍。后昆,子孙,后嗣。覆谬,"覆"有颠倒、掩盖之意,"谬"有错乱之意。由此也能解释何以《周易参同契》经文前后颠倒、重复、错乱之因。托号诸石,他本或作"托号诸名"。

③ 学者得之,韫(yùn)椟终身;子继父业,孙踵(zhǒng)祖先;传世迷惑,竟无见闻:后学者得到这些图书、典籍后,因不明其真意,便将之束之高阁、存于书匣之中,终身不能读之;如此而子继父、孙继子,子子孙孙世世迷惑,对于还丹妙理,竟不能有所闻见,更谈不上理解。韫椟,"韫"有包含、蕴藏之意,"椟"即匣子。踵,本意指脚后跟,引而申之,有跟随、效法之意。

④遂使宦者不仕，农夫失耘，商人弃货，志士家贫：导致有人读此书
而不得其理，以假为真，徒竭精神，乃至做官之人放弃官职而不
仕；农夫荒废田地而不耕耘；商人放弃财货而不求取；有志于炼
丹者空竭货财，最后家贫如洗。

⑤"吾甚伤之"十二句：对于出现的这种种情况，我感到非常痛心！
因此著录此书，字词尽管简约、容易理解，使炼丹之事简单而不
繁难；因此，不仅于此书中披露、罗列炼丹之节次，也将丹道的基
本内核、最真实的内容展示出来，丹道药物分、两之数亦有揭示，
使后学者能因循此法而取得成功。故在此作总结性的概括，将
丹道之法门略示其孔、窍，有智慧的人当审慎思考、用心参悟其
理。乱辞，篇末总括全篇要旨的话，如《论语》有"关雎之乱"；《离
骚》有所谓"乱曰"等等。或谓"乱辞"即谬乱之辞，作者之所以要
错乱其辞，因不敢成篇漏泄丹道之理。定录此文，他本或作"定
录此篇"。事省不繁，他本或作"事省不烦"。披列其条，他本或
作"披列枝条"。核实可观，他本或作"实核可观"。

【译文】

过去的前贤、先圣，心怀丹道玄妙之理，抱负求真、去伪之志，烧炼、
服食九鼎神丹，韬光养晦，隐居藏迹；收敛、涵养精神，聚丹药之精华、合
丹药神妙之性，与日、月、星三光运转之法则相通达；故能达到使津液充
盈于自己五脏六腑、皮肤腠理之间的良好效果，使自己筋骨坚强、身上
所存各种阴邪之气都辟除干净，正气常存于身，如此积累的时间久长之
后，他们就可以变化凡躯，成为神仙。这些往圣、前贤忧虑、怜悯后世修
丹、学道之人趋入旁门、不得正道，于是随傍他们前辈的风采，依其所传
之古文、丹经而指点、图解之，著成图书、典籍，以发明其理，开示、启发
后学之人；在这个过程中，又不敢直言敷陈，于是便于所著述的图书、典
籍中微微披露丹道的一些细枝末节，至于丹道之根本，则隐藏起来而未
明言，并假托于五金、八石诸名词、术语，前后颠倒、错乱众章之节序、掩

藏文本之真意。后学之人得到这些图书、典籍后，因不明其真意，便将之束之高阁，存于书匣之中，终身不能读之；如此而子继父、孙继子，子子孙孙世世迷惑，对于还丹妙理，竟不能有所闻见，更谈不上理解；甚至有人读此书而不得其理，以假为真，徒竭精神，乃至做官之人放弃官职而不仕；农夫荒废田地而不耕耘；商人放弃财货而不求取；导致有志于炼丹者最后空竭货财、家贫如洗。对于出现的这种种情况，我感到非常痛心！因此著录此书，字词尽管简约、容易理解，使炼丹之事简单而不繁难；故不仅于此书中披露、罗列炼丹之节次，亦将丹道的基本内核、最真实的内容展示出来，丹道药物分、两之数也有揭示，使后学者能因循此法而取得成功。所以，在此作总结性的概括，将丹道之法门略示其孔、窍，有智慧的人当审慎思考、用心参悟其理。

法象天地章第八十

【题解】

本章详论丹道火候运用之法度。

自外丹言之，炼丹时，火候之进退，不能有毫发差殊，如此则还丹九转，可保无咎；反之，火候进退失节，则鼎内铅、汞等金水失其性，如此就可能带来灾祸、凶咎。如果火候失调，鼎中铅、汞等金水逃逸，则需要以土来制止金水之流失；金水得土制之，改其过而归于正位，不敢逃逸。丹道以鼎、炉为关键，鼎炉固济不坚、不密，此为关楗未固，如此则鼎器泄漏；反之，则药物归鼎，如江淮之水自然东流入海，贼害乖戾之气自然远去。丹道之阳火以"寅"喻之，阴符以"申"喻之；阳火、阴符交替运用，如天地间阴阳之气迭为消长循环；炼丹当循北斗之转以定文、武火候。

自内丹言之，子时喻一阳生；一阳初动后，由子至于丑，阳炁达于尾间，此以"河鼓临星纪"之象喻之；修行之人于此时用功，则要驱动阳炁、冲破尾间之关，向上直奔，过夹脊、玉枕，入于头顶泥丸宫，因火候处于斩关寻找出路之时，为丹道中武火的运用，故行此武火之候，则一身中的精、炁激荡而流动，犹如人民被兵事而无不竦然惊骇。"暑影"喻火候，火候之进退，不能有毫发差殊，如此则还丹九转、可保无咎；反之，就可能带来灾祸、凶咎。"皇上"在内丹中喻神，其为君，"王者"喻精、炁，为臣；精、炁运行不循正轨，须由元神巡责其过，则精、炁自然退而改正。

人身与天地相似，天关在上为首，心神居之；地轴在下为腹，精、炁居之；修行人若能上下相应，使居上之心神往下，居下之精、炁往上，则一低一昂，神与精、炁交媾，如火候合其法度，则周身害气奔走、灾祸自消。内丹之阳火虽胎在子，至寅方生；阴符虽胎在午，至申方生。天以北斗为机，人以心为机；斗居天之中，犹心居人身之中；内丹以心运火候，犹天以北斗运众星。

　　法象莫大乎天地兮，玄沟数万里①。河鼓临星纪兮，人民皆惊骇②。晷影妄前却兮，九年被凶咎③。皇上览视之兮，王者退自改④。关楗有低昂兮，害气遂奔走⑤。江淮之枯竭兮，水流注于海⑥。天地之雌雄兮，徘徊子与午⑦。寅申阴阳祖兮，出入复终始⑧。循斗而招摇兮，执衡定元纪⑨。

【注释】

①法象莫大乎天地兮，玄沟数万里：世间事物，最大者莫过于宇宙天地；宇宙天地间，有数万里的银河也即天河、玄沟的存在；然虽有天河、玄沟相隔，天地之间却仍然可以彼此相感、相通。丹道之理亦如此。自外丹言之，鼎器与炉灶，乃至炼丹的阴阳药物之间，皆可以取法天地之象；它们之间虽有界限，然天地之遥尚可以相感，何况鼎器交互相接、阴阳药物彼此相融，更加能够相互感通。或谓鼎炉法象天地，鼎与炉之间的缝隙犹如玄沟、天河，如果缝隙固济不密，则可能使药物渗漏、逃逸，如此则很细密的缝隙也犹如几万里的天河、玄沟一般宽阔。自内丹言之，人身以乾为首、以坤为腹，故头象天、腹象地，神居首而精、炁藏腹；使精、炁与神沿任、督二脉周天运转，则自然神入炁中，炁与神合；故人身之任、督二脉犹如天地之玄沟、天河，人能通此二脉，则真

炁升降、上下灌注,百脉流通,无有壅滞之患;然欲使任、督二脉打通,须以修持功夫为其基础,犹如玄沟"数万里"而难渡过。法象,取法之对象。源自《周易·系辞》:"是故法象莫大乎天地,变通莫大乎四时,悬象著明莫大乎日月。""古者包牺氏之王天下也,仰则观象于天,俯则观法于地,观鸟兽之文与地之宜,近取诸身,远取诸物,于是始作八卦,以通神明之德,以类万物之情。"玄沟,一作"互沟",指天空中的银河。中国地处北半球,中国古代天文学认为,夏季的时候,银河从二十八宿中东方苍龙七宿的尾、箕,也即从天空的东北方向,至南方朱雀七宿的柳、星,也即天空的西南方向,划出一条分界线,将整个天空分作两半,犹如一条河流将两岸隔开。"银河"也称"云汉"、"天河"、"天汉"、"星河"、"银汉"等,是横跨星空的一条乳白色群星亮带,只在晴天夜晚可见,它由无数恒星的光引起,在天球上勾画出一条宽窄不一的束带。或谓"玄"有幽深、黑暗之意,"沟"即沟渎,《周易·说卦》"坎、陷也……坎为水,为沟渎,为隐伏",故"玄沟"即坎卦之喻。玄沟数万里,他本或作"互沟数万里"。

②河鼓临星纪兮,人民皆惊骇:"河鼓"有三星,位于银河边上,星之位在二十八宿之斗、牛间,而"星纪"处黄道十二宫之丑位,位于北斗旁边;中国古代占星术认为,"河鼓"三星主兵事,"河鼓临星纪"意味着河鼓临北斗,则天下兵起、主有兵威,因此人民皆惊骇。因为兵有肃杀之意,与五行中金的属性相似,故此句于外丹言,可以喻鼎器之内的铅金等药物为火猛烈烹炼,有熔烁鼎器、药物倾覆、四散逃逸之凶险;"人民"喻药物,药物四散流失,以人民为兵之凶事所迫、四散奔逃比喻之。《周易·说卦》"离为火……为甲胄,为戈兵",故"河鼓"或即离卦之喻,"河鼓临星纪兮,人民皆惊骇",谓离当居下,"临星纪"则近北斗而居上,离火炎上、坎水润下,水火未济,如此则火候不合法度,导致鼎中药物

散失。或谓"河鼓临星纪",即传说中的牛郎与织女鹊桥相会,《岁时纪》说:"天河之东有织女,天帝怜其独处,许嫁河西牵牛郎,嫁后遂废织纴。天帝怒,责令归河东,使其一年一度相会。"于丹道言,此喻药物阴阳相交媾;"人民皆惊骇",则喻指药物交媾时沸腾、翻滚的激烈状态。自内丹言之,子时喻一阳生;一阳初动后,由子至于丑,阳炁达于尾闾,此以"河鼓临星纪"之象喻之;修行之人于此时用功,则要驱动阳炁、冲破尾闾之关,向上直奔,过夹脊、玉枕,入于头顶泥丸宫。因火候处于斩关寻找出路之时,为丹道中武火的运用,故行此武火之候,则一身中的精、炁激荡而流动,犹如人民被兵事而无不悚然惊骇,故说"人民皆惊骇";内丹常以"身"喻国家,以"心"喻君主,以"精、炁"喻人民。或谓"河鼓"在人则喻坎之精、炁,精、炁运转,犹如"河车";"星纪"为北斗之分野,在人喻玉枕,"河鼓临星纪",在人则喻运转河车、飞金晶,精、炁由下部之尾闾直逼玉枕,以达泥丸;"人民"譬喻一身精、炁,行周天之运转,精、炁必震动于身内,故以"惊骇"喻之。河鼓,星宿之名,一般认为河鼓有三星,在牵牛星之北,其中之大星为上将,左、右小星则为左、右将,主兵事。《史记·天官书》云:"河鼓大星,上将;左右,左右将。"唐张守节《史记正义》云:"河鼓三星,在牵牛北,主军鼓。盖天子三将军,中央大星大将军,其南左星左将军,其北右星右将军,所以备关梁而拒难也。"一种观点认为,"河鼓"即牵牛星,如唐司马贞《史记索隐》谓:"《尔雅》云:'河鼓谓之牵牛。'"星纪,我国古代天文学为了量度日、月、行星的位置和运动,把地球绕太阳公转的轨道平面称之为"黄道",黄道带可分成十二个部分,周围皆有星宿、星座,叫做"十二星次",每个"星次"有若干星宿作为其标志;而"星纪"即"十二星次"之一,与十二辰相配为丑,与二十八宿相配为斗、牛、女三宿。《左传·襄公二十八年》:"岁在星纪,而淫于玄枵。"杜预注:"岁,岁星也;星纪在丑,斗、牛之次;玄枵在子,虚、危之次。"《尔雅·释天》:"星纪,斗、牵牛也。"郭璞注:"牵牛、斗者,日、月、五星之所终始,故谓之星纪。"《晋书·天文志》:"自南斗十二度至须女七度为星纪,于辰在丑,吴越之分野,属扬州。"如此则"星纪"所隶属之星有三,即"斗"、"牵牛"、"女",而无"河鼓";"河鼓临星纪"指河鼓越其次而至于"星纪",如此,则河汉之内星宿错乱,中国古代占星术认为,此为水灾将兴之兆,故人民为之惊骇。星纪,他本或作"天纪"。

③晷(guǐ)影妄前却兮,九年被凶咎:如果晷影的进、退不合于法则,则表明天行失度、有可能导致灾难,如尧在位时的九年水灾之祸。丹道则以"晷影"喻火候,火候之进退,不能有毫发差殊,如此则还丹九转、可保无咎;反之,火候进退失节,不当前而妄前,不当却而妄却,则鼎内铅、汞等金水失其性,如此就可能带来灾祸、凶咎。晷影,或作"晷景",即晷表所投射的日影,古人按照日影来测定时间,如《史记·天官书》说:"冬至短极……兰根出,泉水跃,略以知日至,要决晷景。"古人的计时仪器主要为圭表和日晷等,根据太阳在圭表、日晷仪等上面投射的日影长短的度数、投影的方位,即可以计时;如一年之中夏至日的日影最短、白昼最长,冬至日的日影最长、白昼最短;一日之内则正午时刻日影最短,如此等等。古人还认为,晷度变化与人事的吉凶休咎亦相联系。于丹道言,则"晷影"可喻进火、退火之时刻。前却,"前"即进,"却"即退,"前却"即进、退之意。或谓"前却"乃阻止使不前行之意。九年被凶咎,相传帝尧之时,有九年的洪水之灾。《尚书·尧典》亦说:"尧之时,洪水为患为甚。"丹道则以"九年"喻丹之九转,以"晷影"喻火候;晷影进退不合法度,喻丹道不循火候,则九转还丹不成,有凶险之事发生。晷影妄前却兮,他本或作"晷景忘前邻兮"、"晷景妄前却兮"。

④皇上览视之兮,王者退自改:相传帝尧命鲧治洪水之灾,九年而无成,帝尧知其任人有误,退而自改其过。或谓尧命鲧治水,鲧治水失败;后其子禹临危受命,自改其过而功成。外丹则以"皇上"喻土,"王"喻鼎中铅汞等金水,火候失调,鼎中铅、汞等金水逃逸,则需要以土来制止金水之流失;土镇则水不起,故鼎中金水得土制之,自改其过,归于正位而不逃逸。或谓"皇上"喻铅,"王者"喻汞,以铅制汞,亦合于君御其臣之道。自内丹言之,"皇上览视之"喻指修炼者运心神之火照入坎水精、炁之中,以逼出坎中之真阳,也即先天元阳之炁,此为进阳火。王者退自改,"王者"喻心神,"退自改"喻丹道之退阴符;一阴初萌为姤,此时宜闭关以自养,"系枊"以防履霜之渐,行此关闭之道不可不谨。或谓皇上为君喻神,王者为臣喻精、炁,精、炁运行不循正轨,须由元神巡责其过,则精、炁自然退而改正。或谓"皇上"喻指道心,"王者"喻指人心。皇上览视之兮,他本或作"皇上亲览视兮"。王者退自改,他本或作"王者退自后"。

⑤关楗有低昂兮,害气遂奔走:地球有南北二极、一高一下,旧时称为天关、地轴;地球昼夜运转不息,即所谓"回天关"、"转地轴",故其南北两端乃为地球运转的关键之所;地球运转合于常轨,则各种因失常轨所带来的灾害就会消除。丹道以鼎、炉为关键,鼎炉或高、或低,固济不坚、不密,此为关楗未固,如此则鼎器泄漏,鼎中铅、汞等金水将随火气而奔走、逃逸。如果鼎炉高低、上下固济严密,则药物归鼎,如江淮之水自然东流入于海,贼害乖戾之气自然奔走远去。自内丹言之,人身与天地亦相似。天关在上为首,心神居之;地轴在下为腹,精、炁居之。修行人若能上下相应,使居上之心神往下,居下之精、炁往上,则一低一昂,神与精、炁交媾,火候合其法度,则害气奔走,灾祸自消。或谓火候失调,其低、昂或不定,则邪气得乘而害丹,导致丹鼎倾覆。关,要

塞之门。楗,插门的木棍子;或作"键",乃使门轴与门框固定的金属器件。害气,灾害之气。如以人身取譬而言,则为火水未济之象。关楗有低昂兮,他本或作"关键有低昂兮"。害气遂奔走,他本或作"同气而奔走"、"周天遂奔走"、"云气遂奔走"。

⑥江淮之枯竭兮,水流注于海:海乃百川所归之地,长江、淮河之水枯竭,因其水皆流注于大海。丹道则以之喻炼丹循其火候,合于法度,而丹药自然可以归元,生成金丹。或谓此句"之枯竭"当为"无枯竭","江淮"亦作"江河",江河之水流注于海,不会枯竭,因名山、大川与洋、海相通,水气可以往来循环不已。内丹认为,人身亦同此理,元炁周流于全身,皆归于丹田炁海之中,结成金丹。江淮之枯竭兮,他本或作"江河无枯竭兮"。

⑦天地之雌雄兮,徘徊子与午:天地之间的阴阳二气,在子与午之间循环往复。因为子为六阳之首、阳气生于子,为冬至之时;午为六阴之首、阴气生于午,为夏至之时;阴阳二气由子至午、由午至子,循环往复。丹道以雌雄、阴阳二气喻药物,药物在鼎器中规范运转,此以"徘徊子午"喻之;或谓"雌雄"喻药物的真阴、真阳,此真阳产于子、真阴产于午,因子、午二时方能产成真药,故说"徘徊子与午"。自内丹言之,则子时一阳初复,此时阳气尚微,宜闭关以养其微阳;午时一阴初萌,此时当"系金楗"以防履霜、坚冰。或谓子午为阴阳相交、相会之地,日月至此而徘徊;以丹道言之,神与炁、精或上升、或下降,一起一伏,亦徘徊于乾首与坤腹的子、午之间,与天地造化同此原理。雌雄,指阴阳二气,丹道以之喻药物。徘徊,在某个范围内来回波动、起伏,或在某个地方来回走动,此即为徘徊。古人称太阳处中天的正午为"停午","停"亦有徘徊之意。天地之雌雄兮,他本或作"天地之雄雌兮"。

⑧寅申阴阳祖兮,出入复终始:以地球北半球而言,北斗斗杓指东

方寅位而天下为春,阳气自此而发生,畅万物以出;斗杓指西方
申位而天下为秋,阴气自此而肃杀,敛万物以入,故寅、申实为阴
阳二气之祖、万物出入之门。以丹道言之,"寅申阴阳祖",则阳
火以"寅"喻之,阴符以"申"喻之;阳火、阴符交替运用,如天地间
阴阳之气迭为消长循环,故说"出入复终始"。或谓阳火虽胎在
子,至寅方生,阴符虽胎在午,至申方生;太阳为阳之精,故出于
东方寅位而没于西方申位,月亮为阴之精,故出于西方申位而没
于东北之方、与寅位相近之处。又《周易参同契》论月体纳甲,因
月出西南庚方,象震之一阳初动,故丹道以之喻阳火发生之象;
月始消于西南辛方,象巽之一阴初起,故丹道以之喻阴符发生之
象。如以先天卦位论之,则震居东方寅位,巽居西南申位,如此
则寅、申为阴阳二气之始;月出寅而入申,入而复出,故说"出入
复终始"。寅申阴阳祖兮,他本或作"寅申阴阳之祖兮"。出入复
终始,他本或作"出入终复始"。

⑨循斗而招摇兮,执衡定元纪:循北斗七星之斗柄,执持斗杓之玉
衡,运转众星,定其轨则。以外丹言之,铅、汞之金水得火气烹
炼,在鼎中沸腾运转,其状如众星随斗而旋转一般;在这个过程
中,以铅金执汞,可定丹之纲纪。或谓炼丹当循斗以用文、武火
候,循斗极运转,以定丹道纳甲之火候,故说"执衡定元纪"。以
内丹言之,天以斗为机,人以心为机;斗居天之中,犹心居人身之
中;丹法以心运火候,犹天以斗运十二辰。人身之天罡所指起于
子时一阳初动,然后,运转河车,精、炁周流于一身,如北斗斗柄
所指,遍历十二辰。斗,即北斗。在天文学上,北斗有七星,第一
星名天枢,第二星名璇,第三星名玑,第四星名权,第五星名衡,
第六星名开阳,第七星名瑶(摇)光,其中,第一至第四星组合为
"魁",第五至第七星组合为"标"(杓),合魁、杓而为北斗,"魁"为
"斗"之首,"杓"为"斗"之尾。北斗之杓,与二十八宿之东方苍龙

宿的龙角相连；北斗之中为衡，与南斗相对，南斗有六星；北斗之首为"魁"，枕于西方参宿之首。如《史记·天官书》说："北斗七星，所谓旋、玑、玉衡以齐七政。杓携龙角，衡殷南斗，魁枕参首；用昏建者杓，杓自华以西南；夜半建者衡，衡殷中州河济之间；平旦建者魁，魁海岱似东北也。"又说："斗为帝车，运于中央，临制四乡。分阴阳，建四时，均五行，移节度，定诸纪，皆系于斗。"《史记索隐》曰："《春秋运斗枢》云：斗，第一天枢，第二旋，第三玑，第四权，第五衡，第六开阳，第七摇光。第一至第四为魁，第五至第七为标，合而为斗。"中国古代占星术认为，北斗七星可以使一年四季春、夏、秋、冬顺时而更迭，不仅如此，还可以使天文、地理、人道皆合于其序而运转。招摇，乃北斗之斗柄，即北斗第五至第七星。衡，即北斗之第五星，北斗斗柄起于第五星衡。元纪，北斗为众星之纲纪，故称之为"元纪"。或谓"元纪"乃"元星君"、"纪星君"，为北斗中之星名，具体所指则不详。

【译文】

　　世间事物最大者莫过于宇宙天地；宇宙天地间，有数万里的银河也即天河、玄沟的存在；然虽有天河、玄沟相隔，遥远的天地之间却仍然可以彼此相感、相通。丹道之理亦如此，鼎器与炉灶，乃至炼丹的阴阳药物之间虽有界限，也能够相互感通。"河鼓"三星位于银河边上，"星纪"处黄道十二宫之丑位、近北斗；河鼓接近星纪则天下兵起，兵有肃杀之意，因此人民皆惊骇；"人民"喻药物，鼎器之内的铅金等药物为火猛烈烹炼，有熔烁鼎器、药物倾覆、四散逃逸之凶险，犹如人民为兵之凶事所迫、四散奔逃。如果晷影的进、退不合于法则，则表明天行失度，有可能导致灾难，如尧在位时的九年水灾之祸；丹道火候进退失节，不当前而妄前，不当却而妄却，则鼎内铅、汞等金水失其性，如此也可能带来炼丹的灾祸、凶咎。相传帝尧命鲧治洪水之灾而无成，帝尧知其任人有误，故退而自改其过；丹道则以"皇上"喻土，"王"喻鼎中铅、汞等金水，火候失调，鼎中铅、汞等金水逃逸，若得土制之，则能自改其过、归于正位而不逃逸。地球南北二极即所谓天关、地轴，天关、地轴一高一低，乃地球运转的关键之所，地球运转合于常轨，则各种因失常轨所带来的灾害就会消除；丹道以鼎、炉为关键，鼎炉或高、或低，固济不坚、不密，此为关楗未固，如此则鼎器泄漏，鼎中铅、汞等金水将随火气而奔走、逃逸。海乃百川所归之地，长江、淮河之水枯竭，因其水皆流注于大海；丹道则以之喻炼丹循其火候，合于法度，而丹药自然可以归元、生成金丹。天地之间的阴阳二气由子至午、由午至子，循环往复，药物在鼎器中往返运转，亦同于此理。在地球的北半球，北斗斗杓指东方寅位而天下为春，阳气自此而发生、畅万物以出；斗杓指西方申位而天下为秋，阴气自此而肃杀、敛万物以入，故寅、申实为阴阳二气之祖、万物出入之门；丹道之阳火以寅喻之，阴符以申喻之，阳火、阴符交替运用，亦如天地间阴阳二气迭为消长循环。北斗七星之斗柄斡旋，能够运转众星、定其轨则；鼎中铅、汞之金水得火气烹炼、沸腾运转，其状亦如众星随北斗而旋转一般；在这个过程中，以铅金执汞，可定丹之纲纪。

升熬于甑山章第八十一

【题解】

本章主要阐明丹道药物交媾之景象。

自外丹言之,此章内容主要揭示鼎中铅、汞等金水变化之状,尽显其形仪,以示金丹成象之状貌。炼丹的鼎与炉灶接连,犹如炊事所用的甑子一般;炎炎炉火在下面发起,鼎中铅金得火烹炼,化为液体,将丹砂注入鼎中,与铅液相调和,汞得铅伏,犹如朱雀之鸟为"罗网"所罩。铅、汞在鼎器中发生化学反应,发出如婴儿恋母而啼哭一般的声音。经过不到半个刻漏时间的火符,鼎中药物开始发生种种变化,就形状而言,或呈鱼鳞之状,或如动物颈背上的长毛或长鳍那般密集杂陈、重叠相接;就颜色而言,药物也发生着丰富多彩的变化;就形态而言,因得炉火烹炼,药物先化为液态,在鼎中如水、云般急速涌沸、翻冒,上下滚动而不止息;慢慢地,药物开始凝结,相交、相结,重叠、累积,如犬牙相交错的样子;又如严冬所结之坚冰,还似溶洞中悬在洞顶上纵横交叉、参差错落的钟乳石;或如巍巍耸起、高低错落有致的土石之山,交相累积在一起,支柱于鼎器之中。

自内丹言之,"甑山"喻头顶昆仑、藏神之所,"熬"即前文所说"白虎熬枢",喻先天阳炁,先天阳炁发动,如虎长啸,神与炁相抱、如龙之吟。朱雀之火喻人的心识;人的心识常易向外发散、不易集中,故以"飞扬"

“翱翔”的“朱雀”喻之。修行人要制伏自己的散乱神识，即所谓制心一念，这要以精、炁摄引之，使向外发散的神识逆而向内，这就好比是飞扬、翱翔于天空的朱雀为罗网所罩、所压，而不得飞走一般；神与炁、精相扭结，本性炎上的神识之火颠倒向下，本性润下的精、炁之水运而向上，在丹田、炁海相聚，则精、炁与神在丹田中交媾、身内震动，此以婴儿恋母的啼哭声以喻之。“漏刻未过半”喻一阳初动后，真炁至尾闾，即将运转河车之时；“鱼鳞”为水生动物所有，喻坎之真精，“狎鬣起”喻指坎之真精将循后背之夹脊、脑后之玉枕进而上升。人的心识幻化之象可以朱雀五彩羽毛之色比喻，心遇外物牵引，易于散乱，故谓其“变化无常主”；然得充盈精、炁之水以制心识之火，则火为水制，炁定而神闭。神与炁于昆仑、泥丸头顶交媾即毕，降落于中宫黄庭，先液而后凝，渐凝渐结，无质生质，犹如犬牙之相错，又如严冬之坚冰，还如交错杂陈之钟乳，变化结成丹宝。

升熬于甑山兮，炎火张设下；白虎唱导前兮，苍液和于后①。朱雀翱翔戏兮，飞扬色五彩；遭遇罗网施兮，压之不得举；嗷嗷声甚悲兮，婴儿之慕母；颠倒就汤镬兮，摧折伤毛羽②。漏刻未过半兮，鱼鳞狎鬣起；五色象炫燿兮，变化无常主；潏潏鼎沸驰兮，暴涌不休止；接连重叠累兮，犬牙相错距；形如仲冬冰兮，阑干吐钟乳；崔嵬而杂厕兮，交积相支拄③。

【注释】

①升熬于甑（zèng）山兮，炎火张设下；白虎唱导前兮，苍液和于后：将炼丹的鼎器升举起来，安放在炉灶之上；鼎与炉灶接连，犹如炊事所用的甑子一般，高高耸立如山；炎炎炉火在下面的灶穴中

生起，鼎中的铅金得火烹炼，先化为液体，然后将丹砂注入鼎中，与铅液相调和。自内丹言之，"甑山"喻头顶昆仑、藏神之所，"熬"即前文所说"白虎熬枢"，喻先天阳炁，因先天阳炁在下丹田培养、积聚久之，方能发生，故谓之"熬"。先天阳炁先发动，如虎长啸，神与炁相抱，如龙之吟；当此之时，当急发武火、集中精神，驾动河车、运转周天，自尾间穴将其逆运入泥丸头顶，此即"炎火张设"、"升熬甑山"；其升上之时，修炼者腹部下丹田如金炉火炽，头顶玉鼎如沸汤相煎。熬，为了提取有效成分或去掉杂质，将丹药放在鼎器里熬煮。或谓此句中的"熬"喻炼丹之鼎，如前文所说之"熬枢"。甑山，甑，也称"甑子"，是古代的一种炊具，略像木桶，底部有许多小孔，放在鬲（lì）上蒸食物，鬲的样子像鼎，合鬲与甑即为甗（yǎn），甗的功能略似现在的蒸锅。在此句中，"甑山"即炼丹之鼎炉。或谓"熬"喻炼丹之鼎，"甑山"则喻炉灶；鼎居炉灶之上，炉坛与鼎相接连，高耸若山之形，故以"甑山"喻之。炎火，熊熊大火。丹道以之喻武火，与绵绵若存之文火相对应。白虎，四象之一，居西方，五行配金。外丹以之喻铅金，内丹则以之喻精、炁。或谓"白虎"喻指肺液。朱熹曾谓"虎"一作"礜"、一作"矾"，然下文有朱鸟，则此当为"虎"。苍液，或谓即"苍龙"，四象之一，居东方，五行配木。外丹以之喻丹砂，因五行中，木的方位属东，木生火，丹砂色赤，故其也被称为"东方木精"。内丹以之喻心神。或谓"苍液"喻指肝液。炎火张设下，他本或作"炎火张于下"。白虎唱导前兮，他本或作"白虎倡导前兮"。苍液和于后，他本或作"苍龙和于后"。

②"朱雀"八句：汞出自丹砂，丹道以"朱雀"喻汞；汞之色闪闪发亮，性最易飞走、逃逸，故以"朱雀翱翔戏兮，飞扬色五彩"形容之；炼丹要伏汞，通常以铅液制之，汞得铅伏，犹如朱雀之鸟为"罗网"所罩，不能自由翱翔；因汞易飞走、蒸发，且汞之蒸汽对人体有毒

副作用，故伏汞时，要将汞、铅置于密封的鼎器中，此亦有"罗网"之意，故经文说"遭遇罗网施兮，压之不得举"；以炉火烹炼汞、铅，使它们在鼎器中发生化学反应，在这个过程中，会发出如婴儿恋母而啼哭一般的声音，此即"嗷嗷声甚悲兮，婴儿之慕母"；汞性本飞扬，然其为铅所制，则安处于鼎器之内，不再逃逸，在与铅发生化学反应的过程中，汞闪闪发光的颜色亦发生变更，此犹如朱雀"颠倒就汤镬兮，摧折伤毛羽"。或谓汞处鼎器之内，鼎器四周设四神以镇伏之；鼎器内壁涂抹有土，合四神与土成五行，共为罗网，镇压汞于炉器之内，令其不得飞走。汞为火所烹，于鼎器内变化无常，或作婴儿恋母而啼之声，其色发生变化，又像鸟儿摧折其毛羽。还有谓朱雀于丹道可喻炉火，风鼓炉中之火，炎炎燃烧，如朱雀的羽毛，呈五彩之色。炉火炎上，聚其热量于鼎下，鼎炉固济紧密，阴阳药物处其中，如鸟为网罗所罩；阴阳药物相互之间发生化学反应，时有如婴儿恋母般的嗷嗷悲声发出；最终，药物相互结合，又如婴儿之依依恋母；"摧折伤毛羽"则喻鼎中药物因化学反应而色变。自内丹言之，朱雀之火喻人的心识；人的心识常易向外发散，不易集中，故以"飞扬""翱翔"的"朱雀"喻之。修行人要制伏自己的散乱心识，即所谓制心一念，这要以精、炁吸引之，使向外发散的心识逆而向内，这就好比是飞扬、翱翔于天空的朱雀为罗网所罩、所压，而不得飞走一般；神与炁、精相扭结，本性炎上的心识之火颠倒向下，本性润下的精、炁之水运而向上，在丹田、炁海相聚，则精、炁与神在丹田中交媾、身内震动，此以婴儿恋母的啼哭声喻之。神被炁、精所招摄，不再向外发散，犹如朱雀被网罗压止而不得飞举，只能敛身束羽伏于鼎中，从而修炼人达到制心一念、恢复清静本性的效果。或谓"朱雀"乃喻指心识，心识五花八门，故以"五彩"象之，心识属离火，火得精、炁之坎水制之，如朱雀之遇罗网，故离火之心识只得与苍液木母之真性相恋，而安处在身内。如以五行生克论之，则白虎属金，苍液属木，朱雀属火。人之清静本性生心之意识，心识易散乱、昏沉，此以木生火、火性炎上喻之。木之性情生神识之火，心识之火其性炎上、飞走；然炁则精满，精、炁充盈则有利于心性澄清，炁足精满以"金生水"喻之，精、炁足则性澄以"金克木"喻之。故丹经以金克木、金生水以制朱雀之火，喻以精、炁摄制心神；朱雀遇罗网不得飞举，火既不得生，复归于木，心识自然复归清静本性。或谓人之心识易妄动，故以"朱雀翱翔戏兮，飞扬色五彩"喻之；修内丹要尽克己之功，惩忿窒欲，不使心识妄动，故以"遭遇罗网施兮，压之不得举"喻之；心识之火不妄动，燥性消去，自然情复于性，情性如母子般相依不离，故以"嗷嗷声甚悲兮，婴儿之慕母"喻之；炼己至于无己之时，自然心神之火下降、精炁之真水升上，神不外驰而炁自定，故以"颠倒就汤镬兮，摧折伤毛羽"喻之。朱雀，四象之一，居南方，五行配火。外丹以之喻汞，内丹以之喻心识。翱翔，形容鸟儿在空中展翅、回旋飞翔的样子。五彩，木之青、火之赤、金之白、水之黑居四方，土之黄居中央，此即"五彩"之色。内丹以"五彩"喻心神之识散乱、复杂，心识之幻化如朱雀羽毛的五彩之色。罗网，捕鸟的大网。外丹以之喻铅，因铅能制汞；汞性飞扬，常以朱雀、朱鸟来比喻。内丹以之喻精、炁，因精、炁充盈，利于摄住心识，故修炼者常以真一之精、炁，以养虚灵之神。嗷嗷（áo），哀号，喊叫。颠倒，铅、汞之液得火相烹，上下翻滚。内丹则认为神火向下，精、炁升上为水上火下、坎离颠倒。汤镬（huò），"镬"为大锅；"汤镬"乃古代的一种残酷刑具，即将犯人投入沸腾、滚烫的大锅中。朱雀翱翔戏兮，《道藏》彭晓本此句作"朱雀翱翔亏兮"，《四库全书》彭本则作"朱雀翱翔戏兮"，现据四库本改；另外，他本此句或作"朱鸟翱翔戏兮"。遭遇罗网施兮，他本或作"遭遇网罗施兮"。压之不得举，他本或作"压止不得举"。嗷嗷声甚悲兮，他本或作"谑谑声甚悲兮"。

③"漏刻"十二句：经过不到半个刻漏时间的火符，鼎中药物开始发生种种变化，就形状而言，或呈鱼鳞之状，或如动物颈背上的长毛或长鳍那般密集杂陈、重叠相接；就颜色而言，药物也发生着丰富多彩的变化，五颜六色、鲜艳夺目，无不变之常色。就形态而言，因得炉火烹炼，药物化为液态，在鼎中如水、云般急速涌沸、翻冒，上下滚动而不止息；慢慢地，药物开始凝结，相交、相结，重叠、累积，如犬牙相交错的样子；又如严冬所结之坚冰，还似溶洞中悬在洞顶上纵横交叉、参差错落的钟乳石；或如巍巍耸起、高低错落有致的土石之山，交相累积在一起，支柱于鼎器之中。丹道以此来揭示鼎中铅、汞等金水变化之状，尽显其形仪，以示金丹成象之状貌。自内丹言之，"漏刻未过半"喻一阳初动后，真炁至尾闾，即将运转河车之时；"鱼鳞"为水生动物所有，喻坎之真精；"狎鬣起"喻指坎之真精将循后背之夹脊、脑后之玉枕进而上升。人的心识幻化之象可以朱雀的五彩羽毛之色喻之，心遇外物牵引，易于散乱，故谓其"变化无常主"；然得充盈精、炁之水以制心神之火，则火为水制，炁定而神闭，故说"滺滺鼎沸驰兮，暴涌不休止"。神与炁于昆仑、泥丸头顶交媾即毕，降落于中宫黄庭，先液而后凝，渐凝渐结，无质生质，犹如犬牙之相错，又如严冬之坚冰，还如交错杂陈之钟乳，变化结成丹宝。漏刻，即漏壶，乃古代计时之器具，用铜制成，分播水壶、受水壶两部分。播水壶分为二至四层，底部均有小孔可以滴水，水最后流入受水壶。受水壶里有立箭，箭上有刻度，刻度在标示蓄水量的同时，即可以用来计算时间。漏壶也有不用水而用沙的，也称之为"漏刻"，简称"漏"。狎鬣(liè)，"狎"乃亲近之意，"鬣"指某些动物颈背上的长毛或长鳍；"狎鬣"意指如某些动物颈背上的长毛或长

鳍那样密集杂陈、重叠相接。灂灂（jué），液态物涌流之状。暴涌，指水、云或与之相类似者急骤冒出，向上翻滚、升腾的样子。《道藏》彭晓本"涌"作"勇"错距，交叉罗列之意。阑干，形容纵横交叉、参差错落的样子；或谓指美石而次于玉者。钟乳，溶洞中悬在洞顶上的像冰锥的物体，与石笋上下相对，由碳酸钙逐渐从水溶液中析出、积聚而成。崔嵬（cuī wéi），有石头的土山，或形容某物高大、高峻、高耸。杂厕，"厕"即杂之意，"杂厕"指长短参差、错落有致之意。支拄，支撑之意。漏刻未过半分，他本或作"刻漏未过半分"。鱼鳞狎鬣起，他本或作"鱼鳞狎猎起"、"龙鳞狎猎起"、"龙鳞甲鬣起"。五色象炫燿兮，他本或作"五色象玄燿兮"。接连重叠累兮，他本或作"杂还重叠累兮"。犬牙相错距，他本或作"犬牙相错拒"。崔嵬而杂厕兮，他本或作"崔嵬以杂厕兮"。交积相支拄，他本或作"累积相支拄"、"交精相支拄"。

【译文】

将炼丹鼎器升举起来，安放在炉灶之上，鼎与炉灶接连，犹如炊事所用的甑子一般，高耸如山；炎炎炉火在下面灶穴中生起，鼎中铅金得火烹炼，先化为液体；此后，将丹砂注入鼎中，与铅液相调和。从丹砂中可以析出流汞，丹道以朱雀喻之；流汞能反射各色之光，其性最易飞走、逃逸，故以"朱雀翱翔戏兮，飞扬色五彩"形容之。汞得铅伏，犹如朱雀之鸟为"罗网"所罩、所压，不能自由翱翔。铅、汞在鼎器中相互吸引，如婴儿之恋母；其发生化学反应的过程中，会发出如婴儿啼哭一般的声音。汞性本飞扬，然其为铅所制，只能安处于鼎器之内不再逃逸；在与铅发生化学反应的过程中，其反射各色之光的性能亦发生变更。大概经过不到半个刻漏时间的火符，鼎中药物形状或呈鱼鳞之状，或如动物颈背上的长毛或长鳍那般密集杂陈、重叠相接；药物颜色也发生着丰富多彩的变化，五颜六色、鲜艳夺目，而无不变之常色。因得炉火烹炼，药物化为液态，在鼎中如水、云般急速涌沸、翻冒，上下滚动而不止息；慢慢地,药物开始凝结,相交、相结,重叠、累积,如犬牙相交错的样子;又如严冬所结之坚冰,还似溶洞中悬在洞顶上纵横交叉、参差错落的钟乳石;或如巍巍耸起、高低错落有致的土石之山,交相累积在一起,支柱于鼎器之中。

阴阳得其配章第八十二

【题解】

本章阐明炼丹时药物交媾之景象、火候之法度以及炼丹循理而操作的重要性。

自外丹言之，鼎中铅、汞等药物阴阳得以恰当配合，故能各自安守其相配合之法、居于鼎器之中。炼丹过程中，将丹砂木汞运入鼎中，其得阳火烹炼，于鼎中生华、吐秀；阳火旺盛之后，则当退阴符，候鼎中铅金、流汞自相凝结。铅、汞与火三者常相配合，同为伴侣，犹家属之相亲、相恋；但作为丹药之基的一般只有铅、汞二物，炉火只是起催化铅、汞于鼎器内发生化学反应的作用。铅、汞与火为"三"，再加上后得的铅中之汞、汞中之铅，则为"五"，它们之间相互作用，在"二所"即鼎、炉内发生化学反应，此后则合而为一，结成金丹。经文所说丹药陶冶之法如科条之不可违；至于炼丹所用时日及炉火之文、武火候，亦当取法于前文所说律历所纪之日数。

自内丹言之，修行人令己之真息绵绵，勿使间断，则精、炁与神阴阳相交感，自能得其配合；因其虚心凝神、纯一不杂，则其身内神与炁、精阴阳安然相守。修炼过程中，通过进阳火以炼精化炁，阳炁日盛则升而上、至于泥丸头顶；此后，通过退阴符之火得药并使之归炉。"青龙"喻性、魂，"白虎"喻命、魄，"朱雀"喻心之神火，性与命、魂与魄在心神之火的调节下,相亲、相配而不离,此即魂魄相合、性命双修。东三木之性、南二火之神,合而为五;西四金之炁、北一水之精,合而为五,中宫脾土之真意,其数亦为五,故为"三五";"一"喻炼丹之真种,也即先天真一之炁。因为丹药皆要集归于鼎、炉之中加以烹炼方能成丹,所谓"二所"即玄、牝之门,修炼金液还丹有法度、科条可依,迎一阳之候以进火,其妙用则始于一阳初动之时;丹成虽须久远之时日,但仍然要以最初一点真种也即先天真一之炁为其根基。

阴阳得其配兮,淡泊而相守①。青龙处房六兮,春华震东卯②。白虎在昴七兮,秋芒兑西酉③。朱雀在张二兮,正阳离南午④。三者俱来朝兮,家属为亲侣⑤。本之但二物兮,末而为三五;三五并与一兮,都集归二所⑥。治之如上科兮,日数亦取甫⑦。

【注释】

①阴阳得其配兮,淡泊而相守:鼎中铅、汞等药物阴阳得以恰当配合,故能各自安守其相配合之道、居于鼎器之中。自内丹言之,欲使精、炁与神阴阳相交感,修行人当令真息绵绵,勿使间断,则药物阴阳自能得其配合;因其虚心凝神、纯一不杂,则其身内神与炁、精阴阳自然相守。配,相配,配偶;言铅、汞等药物阴阳相配,犹如配偶。淡泊,自然、平静之意。淡泊而相守,他本或作"淡薄而相守"、"淡泊自相守"。或谓其意即如前文所说之"各守境隅",各自独居。

②青龙处房六兮,春华震东卯:青龙,指二十八宿中的东方七宿,二月春分时节,青龙七宿之房宿于黄昏后出现在天空的东方,其时属仲春,万物生华、吐秀,以卦言之则为震,于方位言之则属东,

于辰言之则为卯月。于外丹言，此喻指将丹砂木汞运入鼎中，得阳火烹炼，于鼎中生华、吐秀之时；内丹则以之喻通过进阳火，炼精以化炁；阳炁日盛，将升而上，至于泥丸头顶。青龙，中国古代天文学指周天二十八宿中的东方七宿。二十八宿将周天划分为四部分，其中角、亢、氐、房、心、尾、箕这七个星宿组成一条龙的形象，春分时节出现在东部的天空，故称"东方青龙七宿"。中国古代天文学用四象、二十八星宿中每象、每宿的出没和到达中天的时刻来判定季节。房六，指东方青龙七宿中的房宿。一说"房"为天驷，本有四星，其旁有两星：钩、衿，合起来则为六星，故说"房六"，它们属东方苍龙之宿，于时代表春季二月之卯，五行属木，于丹道言，此所说为炼丹火动之时。或谓周天二十八宿，可分为十二分野，也即十二次，其中，东方苍龙、南方朱雀、西方白虎、北方玄武每方各三次。东方苍龙三次为："析木"寅，包括箕、尾二宿；"大火"卯，包括心、房、氐三宿；"寿星"辰，包括角、亢二宿；房宿属"大火"卯，为"三次"之中，其左、右分别为角、亢、氐三宿与心、尾、箕三宿，因周围有"六宿"而房宿居其中，故说"房六"。或谓"房六"指房宿的度数。二十八宿的每一宿皆表示一个星空区域，于其中选出一颗星作为"距度星"，或称"距星"。距星的距度，也即相邻距星的度数之差代表各宿星区的广度。宋代鲍云龙《天原发微》认为，周天二十八宿："星龙之度七十五，星武之度九十八四分度之一，星虎之度八十，星雀之度百二十，合之而为周天三百六十五度四分度之一。"东方苍龙七宿共计七十五度，其中，角十二度、亢九度、氐十五度、房五度、心五度、尾十八度、箕十一度，房宿的度数为五度，接近六度。当然，天体运行本无所谓"度"，推算历法者为了计算方便，按太阳每年所行经一个周期的轨道，划分周天为三百六十五度四分之一度；在这个过程中，因需要有参照物作为标记，故以在黄道附近的二十八宿作为分度界点;二十八宿所分之度数,多则三十三度、少则只有一度,这是因为在太阳所行经的黄道带上,可以作为分度标志的星体其远近距离并不相同,故其度数也有差异。或谓"六"指水之成数,在中国古代占星术中,房宿主雨水,青龙属木,"青龙处房六",木居水旺之地而有养,表明春旺行阳气。春华,春天到了,百花齐放、万紫千红,万物皆欣欣向荣,谓之"春华"。丹道则以之喻鼎中药物得阳火烹炼,在鼎中沸腾、震动,蒸发、生华之象。震,"八经卦"之一。"震"可以用来象征东方、春天、春雷、龙、花等,《周易·说卦》:"帝出乎震。""万物出乎震,震东方也。""震为雷,为龙,为玄黄,为旉。"卯,十二辰之一,代表东方,于月为仲春之二月,于时辰为早晨五点至七点,此时阳气趋于盛。或谓氐、房、心三宿为火,于辰在卯,"卯"喻丹道之阳火沐浴火候。

③白虎在昴七兮,秋芒兑西酉:白虎,指二十八宿中的西方七宿,昴宿,居西方七宿之中,星度为七,于时代表秋季,草本科与禾本科植物此时成熟,茎顶生穗或结籽;《周易》以兑卦的欢悦之意喻之,兑于后天八卦方位在西,于时为八月秋分之酉,五行属金。于外丹言,此喻阳火旺盛之后当退阴符,以阴用事,候鼎中铅金、流汞自相凝结。内丹则以之喻通过退阴符之火,得药以归炉。白虎,中国古代天文学指周天二十八宿中的西方七宿。二十八宿将周天划分为四部分,其中奎、娄、胃、昴、毕、觜、参这七个星宿形成一只虎的形象,春分时节在西部的天空,故称"西方白虎七宿"。昴七,一说"昴"有七星,为西方白虎之宿的组成部分,于时代表秋季八月之酉,五行属金,以兑卦象之;于丹道言,火旺之后,不再进阳火,以阴用事,候其金水自凝结,所谓"白虎在昴七"即有此义。或谓西方三次的中间一次为大梁,昴星属之,其度数为七,故云"昴七";还有谓"七"乃火之成数,白虎所喻之铅金得火煅而熟成。秋芒,"芒"是一种多年生草本植物,生在山地或田

野间,叶子条形,秋天茎项生穗,黄褐色,果实多毛,即所谓"秋芒";或谓"芒"即某些禾本植物籽实外壳上长的针状物。兑,"八经卦"之一。兑可以用来象征西方、秋天、泽水、欢悦等,《周易·说卦》:"兑,正秋也。""兑为泽,为少女。"酉,十二辰之一,代表西方,于月为仲秋之八月,于时辰为傍晚5点至7点,此时阴气趋于盛。丹道以"酉"喻退阴符之沐浴火候。

④朱雀在张二兮,正阳离南午:朱雀指二十八宿中的南方七宿,"张宿"即南方七宿之一,因南方张宿二度与北方危宿初度将天盘一分为二,故有"张二"之说;于时代表夏季,此时阳火之气达到极盛状态,故称之为"正阳",《周易》以离卦的火、光明之意喻之,离于后天八卦方位在南,于时为五月夏至,五行属火。于丹道言,此喻进阳火达到旺盛状态。朱雀,中国古代天文学指周天二十八宿中的南方七宿。二十八宿将周天划分为四部分,其中井、鬼、柳、星、张、翼、轸这七个星宿形成一只鸟的形象,春分时节在南部天空,故称"南方朱雀七宿"。张二,"张"即张宿,"张宿"乃南方七宿的重要组成部分;张宿有十八度,经文何以只言其二,对此有不同解释。一种观点认为:因周天共三百六十五度有余,中国古代天文学自北方七宿的虚、危之间,与南方七宿的张宿之间平分天盘为两部分,而危初度正与南方张二度相对,故称"张二"。或谓张宿六星,均为四、五等小星,其中较亮的是张宿二,故称"张二"。或谓朱雀七宿居南,为火之精,而五行生、成数中,火之生数为二,天文学中以张星代表火宿,故可云"张二";结合上文,则"房六"、"昴七"应水、火之成数,"张二"、"危一"又应水、火之生数,水、火生成之数合,犹如家属之相亲。丹道则以之喻铅、汞药物相配。正阳,阳火之气的极盛状态,故称之为"正阳"。离,"八经卦"之一。离可以用来象征南方、火、光明、燥等,《周易·说卦》:"离也者,明也,万物皆相见,南方之卦也。""离为火,

为日，为电。"午，十二辰之一，代表南方，于月为夏之五月，于时辰为中午 11 点至 13 点，此时阳气鼎盛，丹道则以"午"喻进阳火至于极则阴生。朱雀在张二兮，他本或作"朱鸟在张二兮"。正阳离南午，他本或作"正阳杂南午"、"正阴离南午"。

⑤三者俱来朝兮，家属为亲侣："三者"指青龙、白虎、朱雀，"来朝"指三者皆来朝于北极之宫；在外丹言，"青龙"喻指丹砂木精或流汞，"白虎"喻指铅金，"朱雀"喻火，铅、汞处鼎器中，再以火烹鼎，此为三者"来朝"；铅、汞与火三者常相配合，同为伴侣，犹家属之相亲、相恋，共居于一宅之中，如此则可以使炼丹有成。自内丹言之，"青龙"喻性、魂，"白虎"喻命、魄，"朱雀"喻心之神火，性与命、魂与魄在心神之火的调节下相亲、相配而不离，此即魂魄相合、性命双修。

⑥本之但二物兮，末而为三五；三五并与一兮，都集归二所：作为丹药之基的一般只有铅、汞二物，此乃真阴、真阳，炉火只是起催化铅、汞于鼎器内发生化学反应的作用。在炼丹过程中，铅、汞得火烹炼，相融于鼎中；铅、汞与火为"三"，再加上后得的铅中之汞、汞中之铅，则为"五"，故说"末而为三五"。它们之间相互作用，在鼎、炉内发生化学反应，熔成如水一样的液态之状；最后合而为一，结成金丹。本，根本，与后文之"末"相对。二物，即阴阳。外丹指铅金与流汞；内丹指精、炁与神。三五，一说"三"即前所谓青龙、白虎、朱雀，"三五"即青龙房六、白虎昴七再加朱雀张二，共十五之数，号称"三五"；一说"三五"之"三"指木、金、火，木、金、火皆禀土气，而土之五行生数为五，故说"三五"。或谓炼丹用水、火、土三物；水之生数一，火之生数二，合火之二与水之一为三，再加土之生数五，即是"三五"。外丹通常以铅、汞与火为三，鼎内壁涂有土，土五行生数为五，故说"三五"。内丹则认为，东三木之性、南二火之神，合而为五；西四金之炁、北一水之

精，合而为五，中宫脾土之真意，其数亦为五，故为"三五"。一，或谓"一"指炼丹之鼎器；或谓"一"喻水之生数，喻与"张二"相对的"危一"，危宿乃北方玄武七宿的重要组成部分，天文学上，由斗、牛、女、虚、危、室、壁这七个星宿形成一组龟蛇互缠的形象，春分时节出现在北部的天空，称之为"北方玄武七宿"；青龙之房六喻水之成数，白虎之昴七喻火之成数；朱雀之张二喻火之生数，与张二所对峙的"危一"可应水之生数。内丹以"一"喻炼丹之真种，或谓即先天真一之炁。二所，即炼丹之鼎与炉，因为丹药皆要集归于鼎、炉之中加以烹炼，方能成丹。或谓"二所"即铅、汞。从内丹的角度，亦有谓"二所"为玄、牝之门者。有多家注本则认为"二所"应当作"一所"，"所"指中央正位，即中宫黄庭。末而为三五，他本或作"末之为三五"。三五并与一兮，他本或作"三五之与一兮"、"三五并为一兮"、"三五并危一兮"。都集归二所，他本或作"都集应二所"、"都集归一所"。

⑦治之如上科兮，日数亦取甫：丹药陶冶之法，一如上面经文所说，如科条之不可违；至于炼丹所用时日，及炉火之文、武火候，亦取法于前文所说律历所纪之日数。自内丹言之，大药既得之后，当从事温养之功，其法与前文所说筑基、固命之功法相同；但此过程非一日之功，当日积月累，方可能有所成，这也与筑基、固命的功夫无异。或谓此句意指：修炼金液还丹当依前面经文所说法度而行，迎一阳之候以进火，其妙用则始于虚、危的一阳初动之时；丹成虽须久远之时日，但仍然要以最初一点真种也即先天真一之炁为其根基。治，陶冶，炼制。上科，"科"即科条，于此喻炼丹的法度，"上科"即上文所提及的炼丹法度。或谓"上科"指将丹药放入鼎中之谓；此后，当按日数而行文、武之火，尤其不可以不谨慎。日数，指炼丹所用之时日，或谓指炼丹所用之文、武火候。取，资取，效法。甫，始之意。或谓"甫"即"辅"，有辅助之意。

【译文】

　　鼎中铅、汞等药物阴阳得以恰当配合，故能各自安守其相化合之道，居于鼎器之中。青龙指二十八宿中的东方七宿，二月春分时节，青龙七宿之房宿于黄昏后出现在天空的东方，其时属仲春，万物生长、开花，以卦言之则为震，于方位言之则属东，于辰言之则为卯月；丹道以之喻丹砂木汞居鼎中，其得阳火烹炼，在鼎中生华、吐秀。白虎指二十八宿中的西方七宿，昴宿居西方七宿之中，星度为七，其出现在合适的位置，于时代表秋季，草本科与禾本科植物此时成熟，茎项生穗或结籽；以卦言之则为兑，兑于后天八卦方位在西，于时为八月秋分之酉；丹道以之喻阳火旺盛之后，当退阴符，以阴用事，候鼎中铅金、流汞自相凝结。朱雀指二十八宿中的南方七宿，张宿即南方七宿之一，南方张宿二度与北方危宿初度将天球一分为二，其出现在特定的位置，于时代表夏季，此时阳气达到极盛状态，故称之为"正阳"；于卦言之则为离，离于后天八卦方位在南，此于丹道言，则喻进阳火达到旺盛状态、阴将要萌生之时。青龙喻指丹砂木精或流汞，白虎喻指铅金，朱雀喻火，铅、汞处鼎器中，再以火烹鼎，此为三者"来朝"；铅、汞与火三者常相配合，同为伴侣，犹家属之相亲、相恋，如此则可以使炼丹有成。作为丹药之基的一般只有铅、汞二物，此乃真阴、真阳，炉火只是起催化铅、汞于鼎器内发生化学反应的作用。在炼丹过程中，铅、汞得火烹炼，相融于鼎中；铅、汞与火为"三"，铅、汞共处鼎中相融，又有铅中之汞、汞中之铅，合则为"五"，故说"末而为三五"。它们之间相互作用，在鼎、炉这两个场所即"二所"之内发生化学反应，熔成如水一样的液态之状；最后合而为一，结成金丹。丹药陶冶之法，一如上面经文所说，如科条之不可违；至于炼丹所用时日，及炉火之文、武火候，亦取法于前文所说律历所纪之日数。

先白而后黄章第八十三

【题解】

本章言火足丹成之象。

自外丹言之,流汞在常温下呈现银白色闪亮的色泽,故说"先白";其与铅金化合之后,颜色开始转为黄色,故说"后黄";又继续以火煅烧,则变为红色,火足丹成,红色转变为紫色,此即所谓"赤黑",如此所得金液还丹,称为"第一鼎之丹";每日服食如黍米般大小的一粒金丹,时至则能道成。炼金丹皆要禀自然之法而为,如行邪伪之道则不能有所成。炼丹当以同类之物为原料,如以汞投铅,黄芽自出;以芽投汞,还丹自成,因其种类相同;若非其类,徒施功巧,终无所成。

自内丹言之,修炼先要求取先天元阳真一之炁,以丹经术语来说,即要求取"水中金",以为丹头;丹头初结,尚须精炼,故要运转河车,使之升于头顶,最后送归于坤腹也即土釜之中含养;在这整个过程中,不离心神离火的作用,火赤、水黑、金白,土之色则黄,故说"先白后黄"与"赤黑"。精、炁与神渐凝渐结,则玄珠成象,如黍米之状,名"第一鼎之丹";送归丹田含育,名为"服食"。当然,在这个过程中,又有烹炼、进火、退符等诀,此皆合于自然、无为的法则。精、炁与神同类自相匹配,自然结成丹宝。

先白而后黄兮，赤黑达表里①。名曰第一鼎兮，食如大黍米②。自然之所为兮，非有邪伪道③。若山泽气相蒸兮，兴云而为雨；泥竭遂成尘兮，火灭化为土④。若檗染为黄兮，似蓝成绿组；皮革煮成胶兮，麴蘖化为酒；同类易施功兮，非种难为巧⑤。惟斯之妙术兮，审谛不诳语；传于亿世后兮，昭然自可考；焕若星经汉兮，昺如水宗海⑥。思之务令熟兮，反复视上下；千周灿彬彬兮，万遍将可睹；神明或告人兮，心灵乍自悟；探端索其绪兮，必得其门户；天道无适莫兮，常传与贤者⑦。

【注释】

①先白而后黄兮，赤黑达表里：此句阐明鼎中铅、汞变化之状。流汞在常温下呈现银白色闪亮的色泽，故说"先白"；其与铅金化合之后，颜色开始转为黄色，故说"后黄"；又继续以火煅烧，则变为红色，火足丹成，红色转变为紫色，此即所谓"赤黑"。自内丹言之，修炼先要求取先天元阳真一之炁，以丹经术语来说，即要由坎中取阳。坎属水、其色黑；《周易·说卦》乾坤父母说认为，坎中之阳由乾而来，乾为金、其色白；炼丹要从黑中取白，即求取"水中金"，以为丹头。丹头初结，尚须精炼，故要运转河车，使之升于头顶，又降落于中宫黄庭，最后送归于坤腹也即土釜之中含养，土之色黄，故说"先白后黄"。在这整个过程中，都离不开神识离火的作用，离火之色赤；神识离火能烹坎水之精、炼精以化炁，精、炁亦丹的基本成分，精属水，水之色黑，故说"赤黑"。"表"代表丹头初结，"里"代表丹之成熟，始而炼己，既而得药，终而温养，始终内外，全赖神与炁、精，故说"赤黑达表里"；也就是说，无论丹头初结还是丹之成熟，皆不离神与炁、精的相互作用。

或谓肺属金,其色白;脾属土,其色黄;心属火,其色赤;肾属水,其色黑。炼丹时,肺炁降而下,脾炁自黄庭中宫升而上,此二者常相会合;赤为心炁,黑为肾气,心、肾相交媾,二者亦常相为表里。赤黑达表里,《道藏》彭晓本此句作"食黑达表里",《四库全书》彭晓本作"赤黑达表里",现据四库本改;他本此句或作"赤色通表里"。

② 名曰第一鼎兮,食如大黍米:如此所得金液还丹,称为"第一鼎之丹";每日服食如黍米般大小的一粒金丹,时至则能道成。自内丹言之,精、炁与神渐凝渐结,则玄珠成象,如黍米之状,名"第一鼎之丹";送归丹田含育,名为"服食"。或谓精、炁与神汇于头顶泥丸宫,即所谓"第一鼎";及其成丹,则大如黍米,送归于丹田之内,名为"服食"。第一鼎,通常丹分品类,有所谓上品、中品、下品,或者二十四品等等,第一鼎即初成之丹;如以火候言之,炼丹火候亦有九转、九鼎,则第一鼎为九转火候起初的第一转。内丹则以第一鼎为先天元阳真一之炁。黍米,一年生草本植物,叶子线形,籽实淡黄色,去皮后叫黄米,比小米稍大,煮熟后有黏性,是重要的粮食作物之一,籽实可以酿酒、做糕等。一说这种植物的籽实,称作"黍米"。丹经则以"黍米"来形容金丹之状貌。食如大黍米,他本或作"食如大稻米"。

③ 自然之所为兮,非有邪伪道:炼成金丹,皆要禀自然之法而为,如行邪伪之道则不能有所成。自内丹言之,修丹之法,至简至易,其神机妙用,不假作为,不因思想,故谓之"自然"。当然,在这个过程中,要做到收视返听,潜神于内,一呼一吸,悠悠绵绵,不疾不缓,勿令间断,才能神归炁中,炁与神合,交结成胎;所以,要先存神入于炁穴,而后与之俱忘,如是久之,则神自凝、炁自聚、息自定。待时至炁化,又有烹炼、进火、退符等诀,此亦合于自然、无为的法则。

④若山泽气相蒸兮，兴云而为雨；泥竭遂成尘兮，火灭化为土：《周易·说卦》谓："山泽通气。"川泽之水汽蒸而上升，至于山顶之天上，化而为云，待阴阳和洽则降下为雨，又复回到地面、川泽之中，所降之雨即川泽所蒸云气而化。山泽通气能兴云致雨，丹道之理亦如此。铅、汞等药物在鼎中，被炉下火气相蒸，翻来覆去，上下沸腾、滚动，如云行雨施，从而阴阳得以交媾。泥土潮湿，性本重滞而居下，及得曝晒则干燥而裂，化为尘土；火乃炎上之物，其燃烧时，烟焰向上升扬，待火灭煨烬则亦化为灰土，殊途而同归，故知炼丹所用药物虽阴阳性质不同，然皆可以归本于丹。自内丹言之，"蒸"而上升意味着先天元阳之炁行周天运转，至于头顶泥丸峰顶；化而为"雨"意味着先天元阳之炁化为玉浆，降下十二重楼，入于黄庭中宫。在这个过程中，精、炁为神识之火所烹，由浊转清、由重转轻，沿身后之督脉逆而升于头顶，犹如炼外丹时铅金为火所煅，化为窗尘，飞浮而上，此以"泥竭遂成尘"喻之；人的神识之火得精、炁相摄，不再纷乱、杂陈，于其中现出清静元神、真意，所谓"制心一念"而得"心死神活"，犹如炼外丹时，离汞为铅金所擒，烟消烬灭、汞死化归厚土，故以"火灭化为土"喻之。兴云而为雨，他本或作"兴云为风雨"。"泥竭遂成尘兮，火灭化为土"二句，他本或作"泥竭乃成尘兮，火灭自为土"。

⑤若檗（bò）染为黄兮，似蓝成绿组；皮革煮成胶兮，麹蘖（qū niè）化为酒；同类易施功兮，非种难为巧：炼丹当以同类之物为原料，如以汞配铅，则各自气类相感、妙合而凝，犹夫妇之相配偶，此谓之"同类"；类同则易于施功，如染黄用黄檗，染绿丝绳用蓝靛，煮皮革以成胶，以麹蘖作酵以酿酒，不劳于力，自然能成。若舍此而别求他物，则非其种类，徒费功夫。丹道亦如此。以汞投铅，黄芽自出；以芽投汞，还丹自成，因其种类相同；若非其类，徒施功巧，终无所成。自内丹言之，精、炁与神同类自相匹配，自然结成

丹宝。虽有所作,实则无为,俱出于天然。檗,也称"黄檗"、"黄柏",落叶乔木,树皮淡灰色,羽状复叶,小叶卵形或卵状披针形,花小,黄绿色,果实黑色;其茎可用来制作黄色染料。炼丹以汞投铅,色由白而变黄,如物为檗染成黄色一般。蓝,即靛青。炼外丹所用之铅,其色蓝白。绿组,即绿丝绳。麹蘖,"麹"指用曲霉(真菌的一类,菌体由许多丝状细胞组成,有些分枝的顶端为球形,上面生有许多孢子。可用来酿酒、制酱油和酱等)和它的培养基(多为麦子、麸皮、大豆的混合物)制成的块状物,用来酿酒或制酱;"蘖"即酿酒的曲。若蘖染为黄兮,他本或作"若蘖以染黄兮"。皮革煮成胶兮,他本或作"皮革煮为胶兮"。

⑥惟斯之妙术兮,审谛(dì)不诳语;传于亿世后兮,昭然自可考;焕若星经汉兮,昺(bǐng)如水宗海:作者经过审慎、仔细思忖后,将《周易参同契》所载金液还丹之妙术和盘托出于经文之中,句句详审、字字谛当,其间没有任何欺骗、诳人之语;作者所述此文,将可以流传亿万世之后;其法昭然明白而可考,后学者可于此作种种探讨,既悟者亦可于此得到印证;其理焕然晓畅,如星星在天河中移动那般显明昭著,又似百川之水归宗于大海那样顺理成章。审,审慎。谛,仔细之意。诳语,诳有欺骗之意,诳语即骗人的话。昭然,很明显的样子。焕,光明,光亮。汉,河汉,即银河。昺,明亮、光明之意。传于亿世后兮,他本或作"传于亿后代兮"。昭然自可考,他本或作"昭然如可考"、"昭然而可考"。昺如水宗海,他本或作"昺如水带海"。

⑦"思之"十句:必须深思、熟读此书,将经文上下、前后各部分内容的义理贯通起来;读之千遍,于其理则灿然明白,理解适宜而恰当;读之万遍,则其理如在眼前;好像有神明来告诉自己一样,忽然得心灵自悟、妙理自明的效果。通过探究丹道之理的端绪、纲领,乃能得见深入丹道的门户、路径,因为天道无亲,常将其理付

与贤善之人。千周，读书千遍之意。彬彬，适宜、恰当之意。乍，忽然。端，事物的开始。绪，本意指丝的头，借指事物的开端。适(dí)莫，指用情的亲疏厚薄。《论语》："子曰：'君子之于天下也，无适也，无莫也，义之与比。'"(《里仁》)千周灿彬彬兮，他本或作"千周灿灿兮"。心灵乍自悟，他本或作"心灵忽自悟"、"魂灵乍自悟"。

【译文】

流汞在常温下呈现银白色闪亮的色泽，故说"先白"；其与铅金化合之后，颜色开始转为黄色，故说"后黄"；又继续以火煅烧，则变为红色；火足丹成，丹从外到内、由表及里，其色由红转变为紫、黑，此即所谓"赤黑达表里"。如此所得金液还丹，称为"第一鼎之丹"；每日服食如黍米般大小的一粒金丹，时至则能道成。炼金丹要禀自然之法而为，如行邪伪之道则不能有所成。铅、汞等药物在鼎中，被炉下之火相蒸，翻来覆去，上下沸腾、滚动，如云行雨施，从而阴阳得以交媾而成丹。犹如泥土潮湿、性本重滞而居下，及得曝晒则干燥而裂，化为尘土；火乃炎上之物，其燃烧时，烟焰向上升扬，待火灭煨烬，则亦化为灰土，潮湿之泥土与炎上升扬之火都能殊途而同归，故知炼丹所用药物虽阴阳性质不同，然皆可以归本于丹。当然，炼丹当以同类之物为原料。犹如染黄用黄檗，染绿丝绳用蓝靛，煮皮革以成胶，以麹蘖作酵以酿酒，不劳于力，自然能成，因为其类相同，故易于施功；若舍此而别求他物，则非其种类，徒费功夫，机巧亦难成。丹道亦如此。以汞投铅，黄芽自出；以芽投汞，还丹自成，因其种类相同；若非其类，徒施功巧，终无所成。《周易参同契》所载金液还丹之妙术，句句详审，字字谛当，其间没有任何欺骗、诳人之语。此文将可以流传亿万世之后，其法昭然明白，读者自可详考；其理焕然晓畅，如星星在天河中移动那般显明昭著，又似百川之水归宗于大海那样顺理成章。读者务必深思、熟读此书，将经文上下、前后各部分内容的义理贯通起来；读之千遍，于其理则灿然明白，理解既适宜而又恰当；读之万遍，则其理如在眼前，好像有神明来告诉自己一般，忽然得心灵自悟、妙理自明的效果。通过探究丹道之理的首尾与端绪，读者必能得见深入丹道的门户、路径，因为天道无亲，常将其理付与贤善之人。

补塞遗脱章第八十四

【题解】

本章说明作者在著述《周易参同契》之后，又撰《五相类》的原因。

此章之前，原为《鼎器歌》；彭晓注解《周易参同契》时分九十章，并将《鼎器歌》移于文后。

《参同契》者，敷陈梗概，不能纯一，泛滥而说，纤微未备，阔略仿佛①。今更撰录，补塞遗脱；润色幽深，钩援相逮；旨意等齐，所趣不悖②。故复作此，命《五相类》，则大《易》之情性尽矣③。

五位相得而各有合

甲	三	乙
沉石	木	浮石
丙	二	丁
武火	火	文火

戊	五	己
药物	土	药物
庚	四	辛
世金	金	世银
壬	一	癸
真汞	水	真铅④

【注释】

①《参同契》者，敷陈梗概，不能纯一，泛滥而说，纤微未备，阔略
仿佛：《参同契》这部书笼统陈述了修炼金液还丹之道的梗概，
通过旁引、曲喻、泛泛而谈，并没有直接、纯粹、详尽地披露丹
道之玄机；一些炼丹的细节也没有揭示，而只是将炼丹之纲要
疏阔、简略地通过譬喻大致有所说明。《参同契》，一些注家认
为，参，即三，指大《易》、黄老、炉火；同，相同或相通之意；契，
相契、相类之意。道生育天地，长养万物，造化不能逃，圣人不
能名，伏牺由其度而作《易》，黄、老究其妙而得虚无自然之
理，炉火盗其机而得烧金、干汞之方，事虽分三，道则归一。作
者借《周易》之理以言道家黄、老之学，而又与金丹、炉火之事
相类；三者论阴阳造化，其理皆同而无所异，故命名其书为《参
同契》。敷陈，"敷"有铺开、摆开之意；"陈"有叙述之意。纯
一，纯粹、直接、精一之意。泛滥，原意指江河湖泊之水溢出、
四散流趟，此处指泛泛而谈的意思。纤微，细节、精微之处。
仿佛，类似之意。泛滥而说，他本或脱此四字。阔略仿佛，他
本或作"缺略仿佛"。

②今更撰录，补塞遗脱；润色幽深，钩援相逮，旨意等齐，所趣不悖：
现在此基础上，再撰写、记录一些经文，凡《周易参同契》篇中文
辞有所遗漏、脱落的地方，皆于此补足、充实之；《周易参同契》义

理过于幽深之处,对之也作出文字修饰,使经文所述之意能够上下相贯通,其意旨能够前后等齐,旨趣也不至于相互悖乱。润色,对文字进行修饰。幽深,深奥的道理。钩援,或谓即"勾梯",也称"云梯",可以用之攀爬上城墙;此处指钩玄提要,使前后之文意相互关联、贯通。钩援相逮,他本或作"钩援相连"。所趣不悖,他本或作"所趋不悖"。

③故复作此,命《五相类》,则大《易》之情性尽矣:因此,作者在原有基础之上重新有所撰述,将之命名为《五相类》,则《周易》阴阳之情性与金液还丹之理尽皆完备、无所遗漏。《五相类》,即五行相类之意。或谓《五相类》即此篇所属五章的内容,包括:一《参同》,二《太易》,三《象彼》,四《邻国》,五《委时》,称《五相类》。或谓《五相类》,即五行生成图所说之先天数相配合所喻的丹道之理。或谓《五相类》当作《三相类》,意指《大易》、黄老、炉火三者阴阳造化之理相通、相契。或以《五相类》作《互相类》。大《易》之情性,《周易·系辞》说:"一阴一阳之谓道。"《易》以道阴阳,故一阴一阳即大《易》情性;丹道遵之以炼药,然后丹可成,药可就,而成神化莫测之功。命《五相类》,他本或缺"命"字。大《易》,他本或作"太《易》"。他本此句后尚有"各如其度"句。

④"五位相得"以下几句:十天干起于甲、乙,终于壬、癸;十天干配五行,则甲、乙属木,丙、丁属火,戊、己属土,庚、辛属金,壬、癸属水;按汉代五行生成之说,天三生木,故甲、乙配三数;地二生火,故丙、丁配二数;天五生土,故戊、己配五数;地四生金,故"庚、辛"配四数;天一生水,故壬、癸配一数。此图有称之为洛书者,但朱熹等则以之为河图。又因为甲、丙、戊、庚、壬在十天干中属阳干,乙、丁、己、辛、癸在十天干中属阴干,故以"庚、辛"喻世金、世银;以"丙、丁"喻炼丹的武火、文火;戊、己为土,外丹要将药物炼之成土状,故以"戊、己"喻药物;壬、癸为水,铅、汞入鼎炼化而

熔为液，皆如水之状，故以"壬、癸"喻铅、汞；甲、乙为木，因炼丹要将丹砂等矿石炼化，丹砂如火之色赤，而五行中木能生火，故丹家称"丹砂"为"木精"；因此之故，甲、乙之木可喻炼丹所用之矿石，经文则以浮石、沉石代表之。值得注意的是，因阴性隐而不显，阳则显现于外，故也有注本认为，乙当配沉石，甲当配浮石。其谓"五位相得而各有合"，指炼丹时，金、木、水、火、土五行各有其相生、相克者，如金得火炼则可以化水，木得金克则能成材；土镇水而能使之不泛滥成灾；水制火而能使之进退有时。如此等等。内丹则借"五行颠倒术"之说，明还丹须五行颠倒，如木本生火，性本生情，然内丹修炼要逆之而行，即求取所谓"火中木"，由妄情、妄识复返于清静本性，此即"东三南火同成五"，"龙从火里出"；金本生水，炁能化精，然内丹修炼要逆之而行，即求取"水中金"，炼精以化炁，此即"北一西将四共之"，"虎向水边生"。故水与金合，木与火合，然此皆不离真意戊己之土的作用，真意呈现则杂识罢去、元神澄明，如此方能产药，故戊、己以药物言之，实皆药物所由而生之条件。浮石，是一种多孔、轻质的玻璃质酸性火山喷出岩，其成分相当于流纹岩，又称"轻石"或"浮岩"，因其气孔较多容重小(0.3—0.4)、能浮于水，因此而得名。现在，浮石主要用在园艺中，用作透气、保水材料以及土壤疏松剂，浮石亦可用作排水材料。历史上，"浮石"常与"沉木"相关联，"浮石沉木"有是非颠倒之意，如汉代陆贾《新语·辨惑》中说："夫众口之毁誉，浮石沉木，群邪所抑，以直为曲。"经文则将"浮石"与"沉石"相对，大概为炼丹所用的两种原料，或矿物在鼎中浮动、沉降的不同性质。又，"己"下"药物"，《道藏》彭晓本缺"药"字，据他本补。

【译文】

《参同契》这部书笼统陈述了修炼金液还丹之道的梗概，通过旁引、曲喻,泛泛叙说,并没有直接、纯粹、详尽地披露丹道之玄机;一些炼丹的细节也没有揭示,而只是将炼丹之纲要疏阔、简略地通过譬喻大致有所说明。现在此基础上,我再撰写、记录一些经文,凡《周易参同契》篇中文辞有所遗漏、脱落的地方,皆于此补足、充实之;《周易参同契》义理过于幽深之处,对之也作出润色,使经文所述之意能够上下相贯通,其意旨能够前后等齐,旨趣也不至于相互悖乱。因此,我重新作一些补充撰述,将之命名为《五相类》,如此则《周易》阴阳之情性与金液还丹之理于此书中尽皆完备、无所遗漏。

五位相得而各有合:

十天干起于甲、乙,终于壬、癸;十天干配五行,则甲、乙属木,丙、丁属火,戊、己属土,庚、辛属金,壬、癸属水;按汉代五行生成之说,天三生木,故甲、乙配三数;地二生火,故丙、丁配二数;天五生土,故戊、己配五数;地四生金,故庚、辛配四数;天一生水,故壬、癸配一数。因炼丹要将丹砂等矿石炼化,丹砂如火之色赤,而五行中木能生火,故丹家称丹砂为木精;因此之故,甲、乙之木可喻炼丹所用之矿石,经文则以浮石、沉石代表之。又因为甲、丙、戊、庚、壬在十天干中属阳干,乙、丁、己、辛、癸在十天干中属阴干,故以庚、辛喻世金、世银;以丙、丁喻炼丹的武火、文火;戊、己为土,外丹要将药物炼之成土状,故以戊、己喻药物;壬、癸为水,铅、汞入鼎炼化而熔为液,皆如水之状,故以壬、癸喻真铅、真汞。所谓"五位相得而各有合",指炼丹时,金、木、水、火、土五行各有其相生、相克者,如金得火炼则可以化水,木得金克则能成材;土镇水而能使之不泛滥成灾;水制火而能使之进退有时,如此等等。丹道通过五行相生、相制,配合药物,将之炼成金丹。

大《易》情性章第八十五

【题解】

本章阐明道的一阴一阳之理具有普遍性。

大《易》因一阴一阳之理而作；黄、老究一阴一阳之妙理以御政、修身；丹道炉火据阴阳配合之法而修丹，三道虽殊途而实则同归于一。

大《易》情性，各如其度；黄老用究，较而可御；炉火之事，真有所据；三道由一，俱出径路。①

【注释】

①"大《易》情性"八句："大《易》情性"即一阴一阳，阴阳升降往来，各有其天然度数；此阴阳之情性及往来度数，贯通于天、地、人三才之道，化育天地万物，天、地、人三才俱合于其理，各如其度而无所逾越。黄帝、老子探究、法则阴阳之道，倡导清静、无为，以御政、处事、修身、养性，阴阳之理得以彰明、显著。丹道之炉火亦取法药物阴阳配合之理，并非强作妄为，乃真有其根据所在。大《易》、黄老与丹道炉火三道总不离阴阳之理，俱以此而为所出之路径。自内丹言之，"大《易》情性"的一阴一阳可喻指坎、离药物，也即精、炁与神，其实则修炼人之身与心；身、心两者相配合，

则精、炁与神打成一片，其间升降往来，各有其火候、法度，故说
"各如其度"。"黄老用究"虽明言黄帝、老子清静、无为之旨，于
内丹功夫则喻中宫黄庭正位、先天元始祖窍内，清静元神居于其
中；识得祖窍所居之清静元神，得其真意，则可以和合身心，如把
柄在手，故说"较而可御"，其中指出了炼丹鼎炉之所在。而炉火
不离伏食，药物相互制约谓之"伏"，相互汲取、交融谓之"食"；内
丹修炼身、心，以真意和合身、心，身与心一伏一食，乃成丹道炉
火之事，其理确然有所据，于其中又暗含火候之事，故说"炉火之
事，真有所据"。药物、鼎炉、火候三者虽名称各有所别，其妙用
则仍然合而为一体。情性，外在之情形与内在之性质。度，度
数。黄老，汉代黄老新道家所推崇的黄帝、老子。用究，探究、使
用之意。较，明显、显著之意；如人们所说"彰明较著"，其"较"即
有显著之意。炉火，喻指炼丹之事。三道，通常以"三道"指大
《易》、黄老、炉火。或谓"三道"指"三五"，即东三南二之五、北一
西四之五与中央戊己之五，三五相合为一则丹成；或谓"三道"指
铅金、流汞与炉火，也即金、木、火；或谓"三道"指大《易》、黄帝
《阴符》、老子《道德》，三经同此一理。一，或以此"一"为道、为
丹、为理，等等。径路，即路径。他本于此或缺"大《易》情性"
一句。

【译文】

"大《易》情性"即一阴一阳，阴阳升降往来，各有其天然度数；天、
地、人三才均循其度而无所逾越。黄帝、老子探究、法则阴阳之道，倡导
清静、无为以御政、处事、修身、养性，使阴阳之理得以彰明、显著。丹道
炉火亦取法药物阴阳配合之理，乃真有其根据所在，并非强作妄为。总
之，大《易》、黄老与丹道炉火三道总不离阴阳之道，俱以此而为自己所
出之路径。

枝茎华叶章第八十六

【题解】

本章借树木花草有其根株方能有枝、茎、花、叶、果、实的自然发生，以之说明丹道亦有其根本，进而有道为万化之根基的寓意。

　枝茎华叶，果实垂布；正在根株，不失其素；诚心所言，审而不误。①

【注释】

①"枝茎"六句：春季时树木花草抽茎、发枝、开花、展叶，秋季时则果实累累、垂挂枝头，探究其发生之源，皆不离其根株之本；故树木花草虽繁生华叶、果实垂布，然皆不失其本然之天性。道为万化之本，犹树木之根株；循道而行，则能洞晓阴阳、深达造化，识万物生化之理；而修金液还丹，亦当先认根株，根株既得，则可以返本还源，结就金丹。作者认为其说皆出于诚心、诚意，读者深思、详审，方知其所言不误。自外丹言之，真铅为药之根株，"不失其素"指真铅能擒真汞，不失真水银之意。真铅与真汞配合，则自然发而为枝茎、散而为花叶，繁生果实，结成丹宝。自内丹言之，冬至时节，元阳之炁潜藏于地中，此一阳初动乃见天地之

心,造化生成之妙,俱源于此,故其为修道之"根株";修行人蓄养
此一阳,则能由此而抽茎发枝、开花发叶,得秋收之果实累累。
枝茎花叶,他本或作"枝茎花叶"。不失其素,指不失其本然之天
性。他本此句或作"不识其素"。

【译文】

春季时树木花草抽茎、发枝、开花、展叶,秋季时则果实累累、垂挂
枝头,探究其发生之源,皆不离其根株之本;故树木花草虽繁生花叶、果
实垂布,然皆不失其本然之天性。凡修金液还丹,亦当先认根株,根株
既得,则可以返本还源,结就金丹。作者此说皆出于诚心、诚意,读者深
思、详审,方知其所言不误。

象彼仲冬节章第八十七

【题解】

本章阐释丹道一阳火候之秘,明修丹者若谬误、妄动则得自取伤败之咎。

自外丹言之,冬至时节天寒、地冻,竹、木摧残,此喻阳火退后,鼎炉中药物趋于安静的状态;然鼎炉中又非一片死寂,其中尚留存有一阳,故要固塞鼎器,保持鼎中药物之余温;以土填实鼎盖与鼎身之间的缝隙,不使鼎口张开,以防药物逃逸。当铅金、流汞等药物入鼎之时,尚各有其形,此即"匡郭";得火烹炼后,铅、汞等熔解、化合,其原有之形容、匡郭消亡。鼎内药物变化多端,最后凝结、化合成丹。如果在炼丹过程中操作出现谬误,则将偏离、失去铅金、流汞等药物化合之原理、纲要;如此则会令炼丹之事遭到失败,丹亦损伤而不能结。

自内丹言之,冬至可以用来比喻身内一阳来复之机;然一阳之炁虽复,其生机尚微,故当归藏于丹田而养之。此时,修炼之士宜收视返听、虚静安神、澄心守默,以佐身内阳炁之生;神不外驰,敛藏于内,如此则神凝炁聚。修炼者息心忘虑,入于混沌、鸿濛,心境犹如天道之浩广;身内真机发动,其妙在于窈冥、恍惚、无形、无象之时。如果违背天道之理,于一阳来复之际,不能志于静默,务夸夸虚谈而不务实行,则是自取其伤败。

　　象彼仲冬节,竹木皆摧伤;佐阳诘贾旅,人君深自藏①。象时顺节令;闭口不用谈②。天道甚浩广,太玄无形容;虚寂不可睹,匡郭以消亡③。谬误失事绪,言还自败伤④。别序斯四象,以晓后生盲⑤。

【注释】

①象彼仲冬节,竹木皆摧伤;佐阳诘贾(gǔ)旅,人君深自藏:农历十一月的冬至节气,地面之上阴气强盛,摧残、伤害竹木等物,万物皆归根复命;然而此日一阳复生起于地中,为保护此一阳,以前的君王们通常都关闭城门,不接纳商旅,也不视察邦国,以顺应节气的变化。丹道所谓"冬至",比喻阴极阳生之时。以一年言之,则如仲冬之节,竹木索然而摧尽;以一月言之,则如月晦之夜,月光索然而灭藏。此时,当顺应天道之法则,安静以养其阳。以外丹言之,修丹火候,或文、或武,或进、或退,其开启、关闭皆要顺时,与节气相适应。冬至时节天寒、地冻,竹木摧残,此喻阳火退后,鼎炉中药物趋于安静之时;然鼎炉中又非一片死寂,其中尚留存有一阳,所谓"佐阳诘贾旅",象征固塞鼎器,保持鼎中药物之余温;"人君深自藏"喻指鼎中所炼得的真阴、真阳,因其乃众药之精华,故以"人君"喻之;此真阴、真阳非常宝贵,当设法令其安处于鼎器深处、不令漏泄。自内丹言之,此以冬至发明一阳来复之机。当仲冬之节,竹木枝叶皆摧伤,此时人君顺时令而闭关,禁商旅之行,自己亦不外出视察邦国,此喻一阳之炁虽复,然生机尚微,当归藏于丹田而养之。修炼之士宜虚静安神、澄心守默,以佐身内阳炁之复发;所谓"佐阳诘贾旅",即要收视返听,塞兑垂帘;所谓"人君深自藏",因神乃身之主宰,神不能外驰,当使其敛藏于内,如《周易·系辞》所说"圣人以此洗心,退藏于密",如

此则神凝炁聚,阳炁复生、复盛。内丹还返妙用,无出一阳子时,修炼者但知一阳之用,则其后身内自然变化,非假人力。或谓以身为竹、为木,以元炁为根,竹、木华叶摧落,必收藏以粪其根株,乃能积聚阳炁,复返生机活力。仲冬,指农历十一月。节,指冬至。佐,辅助、辅佐之意。诘,盘诘、责问之意。贾旅,商人的通称。古时候,"贾"一般指坐商;"旅"于此指行商。此句源出于《周易·复》之《象》:"雷在地中,复。先王以至日闭关,商旅不行,后不省方。"竹木皆摧伤,他本或作"草木皆摧伤"。佐阳诘贾旅,他本或作"佐阳诘商旅"。

②象时顺节令,闭口不用谈:修丹者当法象天地之道,顺应节气、时候之变化而进火、退符,此乃不待言之事。自外丹言之,退火之后,炉中尚有余温,炼丹者当以土填实鼎盖与鼎身之间的缝隙,不使鼎口张开,以防药物逃逸。所谓"闭口不谈",即喻指当密闭鼎中胎养金丹之室。自内丹言之,"象时顺节令"即要忘情息虑,顺应天地间与一身之内阴阳炁机之消长;此时当罢弃言辞、以返本复原。象时顺节令,他本或作"象时顺令节"。

③天道甚浩广,太玄无形容;虚寂不可睹,匡郭以消亡:天道苍苍,浩然广大,无边无际;天道之理幽深而玄远,无形无容,至虚至寂,视之而不得见,故无法像城市、垣郭之四方匡正那样被明确勾勒出来而立以为范。自外丹言之,"天道甚浩广"喻指鼎内药物变化多端,如天道之无涯、无际;"太玄无形容"喻指铅金、流汞在鼎中融会贯通,潜运无极,神化无方,不得见其形容;铅金、流汞等药物入鼎之时,尚各有其形,此即"匡郭";得火烹炼后,铅、汞等熔解、化合,其原有之形容、匡郭消亡,然后药物方能凝结、化合成丹。自内丹言之,"天道甚浩广"意喻修炼者息心忘虑,入于混沌、鸿濛,心境犹如天道之浩广,如此神、炁方能归根、返本以还源;"太玄无形容"喻身内真机发动,其妙在于窈冥、恍惚、无

形、无象之时；故当身内一阳来复之时，修炼者必先闭塞其各种
感觉器官之功，收心守默，使精、炁与神同归于丹田之中，如日、
月合璧之时隐藏其匡郭，沉沦于洞虚，则神凝炁聚，金液还丹可
结。因大道运育，真宰无形，只有调和阴阳药物，合以天机，方能
使神与炁、精相牵引，留连于身中，而成其妙化。故有注以"匡郭
消亡"为坎、离交媾，神与炁、精混沌交结，清虚、湛寂而不可睹之
意。虚寂不可睹，他本或作"虚空不可睹"。

④谬误失事绪，言还自败伤：一些人不知丹理便妄言丹法，其所言
既不识炼丹之头绪、原理，故错谬、失误在在皆是；其虽有所言
说，然一方面错引他人，另外连带自己也受牵连而受失败、伤害
之困扰。或谓天道玄微，难可察睹，修炼之事自此而始，丹之头
绪自此而出；既然天道之理虚寂而不可见，立匡郭以为范围尚且
不可，若勉强谈论之，必有谬误，失天道浩广、虚寂流行之事绪，
不足以揆方来，故言之反而自败其德，不如不言为妙。自外丹言
之，如果在炼丹过程中操作出现谬误，则将偏离、失去铅金、流汞
等药物化合之原理、纲要；如此则会令炼丹之事遭到失败，丹亦
损伤而不能结。自内丹言之，如果违背天道之理，于一阳来复之
时，不能志于静默，务夸夸虚谈而不务实行，则是自取其伤败。

⑤别序斯四象，以晓后生盲：因天道与丹道之理难以察知，无形可
睹，故欲测造化之机、形阴阳之理、成还丹之功，作者特别序说
乾、坤、坎、离此"四象"之文义，以一年中乾、坤阴阳之来往，一月
中坎、离日月之合离，显露天道之理，以开示、晓悟后来那些不明
丹理的人。四象，或谓即《周易参同契》所说的乾、坤、坎、离，其
中，"乾、坤"喻鼎器，"坎、离"喻药物；或谓"四象"即青龙、白虎、
朱雀、玄武，以喻炼丹所用之金、木、水、火；或谓"四象"即七、八、
九、六，以喻丹道文、武火候的进退消长。或谓"四象"明丹道之
药物，炼丹所用之真铅、真汞以"壬、癸"为喻，"壬"乃乾中之离，

"癸"乃坤中之坎，合之则为"四象"。其他如子午卯酉、子申寅
戌、春夏秋冬、分至启闭、昼夜晨昏、还返归居等，皆有可能为"四
象"之义。

【译文】

农历十一月的冬至节气，地面之上阴气强盛，摧残、伤害竹木等物，
万物皆归根复命；然而此日一阳复生，为保护此一阳，以前的君王们通
常都关闭城门，不接纳商旅，也不视察邦国，以顺应此冬至节气的变化。
丹道则以"冬至"比喻阴极阳生之际，此时当顺应天道之法则，安静以养
其阳；故要固塞鼎器，不令药物漏泄，使其安处于鼎器之内，并保持鼎中
药物之余温。修丹者当法象天地之道，顺应节气、时候之变化而进火、
退符，此乃不待言之事。然天道苍苍，浩然广大，无边无际；天道之理幽
深而玄远，无形无容，至虚至寂，视之而不得见，故无法像城市、垣郭之
四方匡正那样被明确勾勒出来而立以为范。丹道之理亦如此，鼎内药
物化合之时，变化多端，如天道之无涯、无际；铅金、流汞在鼎中融会贯
通，潜运无极，神化无方，若"太玄"之不得见其形容。当铅金、流汞等药
物初入鼎之时，尚各有其形，此即"匡郭"；得火烹炼之后，铅、汞等熔解、
化合，其原有之形容、匡郭消亡，然后药物方能凝结，化合成丹，其"虚
寂"意味着药物相凝结时的安静，"不可睹"意味着其原有状貌的消解。
一些人不知丹理便妄言丹法，其所言既不识炼丹之头绪、原理，故错谬、
失误在在皆是；其虽有所言说，然皆不足以搽方来，故言之反而自败其
德，不如不言为妙。作者于此特别序说乾、坤、坎、离"四象"之文义，以
一年中乾、坤天地阴阳之来往，一月中坎、离日月之合离，显露天道之
理、丹法之要，以开示、晓悟后来那些不明丹理的人。

会稽鄙夫章第八十八

【题解】

本章为作者之自序或后记,明已之志及作书之意。

    会稽鄙夫,幽谷朽生;挟怀朴素,不乐欢荣;栖迟僻陋,忽略利名;执守恬淡,希时安平;宴然闲居,乃撰斯文①。歌叙大《易》,三圣遗言;察其旨趣,一统共伦②。

【注释】

①"会稽(kuài jī)鄙夫"十句:我本是会稽这个边远地区的一名见识粗浅之人,居于深山幽谷之中,于世无用,以朴素为怀,不羡慕欢娱、权力和荣华富贵,甘于栖身、游息在偏僻、简陋之地,不追逐利禄与功名;恬淡守素、养志虚无,希望时世安乐、平和。于安乐、闲居之时,我撰写了这篇文章。会稽,古地名,因绍兴会稽山得名。相传夏禹时即有会稽山之名,如《史记》说:"或言禹会诸侯江南,计功而崩,因葬焉,命曰会稽。会稽者,会计也。"东汉顺帝永建四年(129),析会稽郡中的十三县另置吴郡,原会稽郡治吴县属吴郡;另移会稽郡治到当时较偏远的山阴县(今浙江绍

兴）；永和三年（138），会稽郡领有山阴、诸暨、上虞、余姚等十五县。东晋葛洪《神仙传》认为，魏伯阳为东汉会稽上虞人。另外，《道藏》托名阴长生注本"会稽鄙夫"作"鲁国鄙夫"，认为此指汉北海郡徐从事，因《周易参同契》之作与他有关。"从事"乃汉代官名，徐或即地名、或即其姓。朱熹《考异》本、俞琰《发挥》本"会稽"作"郐国"，《左传·僖公三十三年》杜预注："古郐国，在密县东北。"据说，周武王灭商纣后，将祝融的后代封到郐，即今河南密县，后建立了郐国；到春秋时期的周平王二年（前769），郐国被郑武公所灭。之所以说"郐国"而不说"会稽"，旧注认为魏伯阳不欲人知其本来籍贯，故借"郐国"以寓"会稽"；朱熹则认为，或是"魏"隐语作"郐"。鄙，谦辞，用于自称。另外，亦有浅薄、粗俗或边远之意。挟怀，"挟"本意为用胳膊夹住；"挟怀"为心里怀着某种情感之意。栖迟，栖息迟缓，有优游、从容之意。宴然，安乐、安闲之意。朱熹《考异》本此句完整作"远客燕间"，而南宋曾慥《道枢》等一些史料也说魏伯阳曾远游长白山。会稽鄙夫，他本或作"鲁国鄙夫"、"郐国鄙夫"。不乐欢荣，他本或作"不乐权荣"。忽略利名，他本或作"忽略令名"。宴然闲居，他本或作"宴然间居"、"晏然闲居"、"燕然闲居"、"远客燕间"。

② 歌叙大《易》，三圣遗言；察其旨趣，一统共伦：《周易参同契》此书以诗歌的体裁，表述大《易》之道；继承的是伏牺、周文王、孔子三位作《易》圣人所遗留之言辞与志趣。通过考察三圣作《易》的主旨与精神趣向，作者发现三圣之遗言、遗志可以一以贯之，其精神实质皆不离一阴一阳之道。而炼丹亦必得其阴阳配合之妙，方可以制伏铅、汞而成丹，故虽异名却同出一旨。歌，有韵之文，谓之"歌"。大《易》，指《易》之道。三圣，指伏牺、文王、孔子。关于《易》之作，《汉书·艺文志》提出"人更三圣"之说，即伏牺画卦；文王系辞以明吉凶；孔子又赞之以《十翼》。共伦，同类、同等

之意。歌叙大《易》，他本或作"歌咏大《易》"、"歌吟大《易》"。察其旨趣，他本或作"察其所趋"、"察其所趣"。一统共伦，他本或作"一统共论"。

【译文】

　　我本是会稽这个边远地区的一名见识粗浅之人，居于深山幽谷之中，于世无用，以朴素为怀，不羡慕欢娱、权力和荣华富贵，甘愿栖身、优游于偏僻、简陋之乡，不追逐利禄与功名；恬淡守素、养志虚无，希望时世安乐、平和。于安乐、闲居之时，我撰写了这篇文章。《周易参同契》以诗歌的体裁，叙述大《易》之道；继承了伏牺、周文王、孔子三位作《易》圣人所遗留的言辞与志趣。通过考察三圣作《易》的主旨与精神趣向，作者发现三圣之遗言、遗志可以一以贯之，其精神实质皆不离一阴一阳之道。而炼丹亦必得其阴阳配合之妙，方可以制伏铅、汞而成丹，故虽异名却同出一旨。

务在顺理章第八十九

【题解】

本章论炼丹中和顺阴阳之理的重要性。

一阴一阳之谓"道",阴阳不测之谓"神"。人们若能得阴阳配合之妙,不仅炼丹有成;依之推衍、制定历法,可以用万世之长久;依此治理政事,亦简易而不繁难、复杂;依此修身、养性,可以合于黄、老自然之法则。

务在顺理,宣耀精神;神化流通,四海和平①。表以为历,万世可循;序以御政,行之不繁②。引内养性,黄老自然;含德之厚,归根返元③。近在我心,不离己身;抱一毋舍,可以长存④。配以服食,雄雌设陈;挺除武都,八石弃捐⑤。

【注释】

①务在顺理,宣耀精神;神化流通,四海和平:炼丹者务必要和顺阴阳之理,奋迅其精神,如此则天地间阴阳不测之神机流转、变化趋于圆通,从而可以得己之身心与自然界万化的和谐、平安。自外丹言之,炼丹之火候务必顺阴阳之理,如此方能使鼎中药物

神、精宣发,光明闪耀、流布于鼎中,遍满于金胎神室,鼎室中一片和畅、安平。自内丹言之,修炼者务必要顺应天地阴阳相参之理,如此则能精、炁充盈于一身之内,流转、布宣而无碍,神思清明而通达,人身的四肢八脉舒适安和,生起种种神妙而难以形容的变化。

②表以为历,万世可循;序以御政,行之不繁:将此法则表现出来,依之推衍、制定历法,可以用万世之长久;依此法则来治理政事,其行政亦不繁难、复杂。历,即历法,乃根据日、月等天象变化的自然规律,计量较长的时间间隔,判断气候变化,预示季节来临的法则。任何一种具体的历法,首先必须明确规定时间的起始点,即开始计算的年代,这在古代中国叫"纪元";以及规定一年的开端,这叫"岁首"。此外,还要规定每年所含的日数,如何划分月份,每月有多少天等等,以方便人们的生产、生活。世,一个时代的通称,有时特指为三十年。行之不繁,他本或作"行之不烦"。

③引内养性,黄老自然;含德之厚,归根返元:黄帝、老子以此法则向内用于修身、养性,此合于天地自然之道。通过含养自己深厚的道德,保精惜炁,将其引而归藏于生命之本根;使其神明返还而居处于其所当处的本来之所。此从内丹修养之角度而言。自外丹言之,养铅、汞于鼎中,如同黄帝、老子含其德于内之象;铅、汞自然相化合,亦合于黄帝、老子所倡导的自然之道。之所以能炼铅、汞以成丹,实因铅、汞本身所禀受自然之性厚,故炼丹旨在归铅、汞之本根,返其本初之性。黄老,指黄帝、老子。自然,此"自然"非"自然界"之意,而是自己化生、不假外力,自然而然之意;故"自然"与"人为"相对,道家倡导"自然",必然要求"无为"。《道德经》:"人法地,地法天,天法道,道法自然。"(二十五章)德,与"道"相对应的一个概念;"道"为形上本体,"德"即万事万物得

自于道而寓之于自身的性质。或谓道德皆本于一炁，普遍在宇
宙间的谓"道"，寄存在人身中的谓"德"；统而言之谓"道"，分而
言之谓"德"；此处所谓"含德"，即一炁而寄于人之身，人当使其
所含受的先天一炁深而且厚，如此则自然而然归根返元，与道合
真。此句源出于《道德经》："含德之厚，比于赤子。"（五十五章）
"致虚极，守静笃，万物并作，吾以观复。夫物芸芸，各复归其根，
归根曰静，是谓复命，复命曰常，知常曰明，不知常，妄作凶。"（十
六章）"载营魄抱一，能无离乎？"（十章）

④近在我心，不离己身；抱一毋舍，可以长存：此理就存在于我们心
中，不离于自己的身体；只要我们在行动中坚持此理，一以贯之
而不舍弃，就可以获得长生久视之功效。自外丹言之，"我心"喻
铅；汞不离铅，故说"不离己身"；铅、汞化而为液，相抱而不离，就
能炼就金丹而长存。"一"为水之生数，化为液则如水之状。自
内丹言之，内养之道，切近于自己的心性，不离于自己的身体，但
将精、炁、神三者抱合而为一，执守而不舍弃，则可以长生而永
存。近在我心，他本或作"近在我形"。

⑤配以服食，雄雌设陈，挺除武都，八石弃捐：因配合有服食之说，
故以雄、雌等文字来设定、陈述；然作者所谓"雄雌"，只是借之以
明阴阳配合之妙，并非实指武都所产之雄黄、雌黄，故朱砂、硼
砂、硇砂、雌黄、雄黄、硫黄、砒霜、胆矾之类的"八石"亦当弃去不
用。服食，又名"服饵"，指服食金丹、药物以养生。道教认为，世
间有某些物质，可以配合成丹或药物，人食之可以祛病延年，乃
至长生不死；道士们在这种信念的驱动下，在实践中逐渐积累起
一套采集、制作和服食金丹与药物的方术，此即是"服食"。一本
作"伏食"，认为炼丹药物阴阳五行属性相克制为"伏"，药物五行
相合、相吞为"食"。挺除，排除的意思。武都，古代地名，在今甘
肃省，盛产雄黄；或谓炼药封闭鼎口时，常用武都山紫泥。八石，

或谓即指朱砂、硼砂、硇砂、雌黄、雄黄、硫黄、砒霜、胆矾；一本作"五石"，即云母、礜石、磁、硫、雄黄之类。弃捐，舍弃，抛弃。他本或夺"配以服食，雄雌设陈"此二句。八石弃捐，他本或作"五石弃捐"。

【译文】

炼丹者务必要和顺阴阳之理，宣化、光耀其精神，如此则天地间阴阳不测之神机流转、变化，趋于圆通，如此便可以得己之身心与自然界万化的和谐与四海的安平。如果将此法则表现出来，依之推衍、制定历法，可以用万世之长久；依此法则来治理政事，亦可以使政事简易而不繁难、复杂。黄帝、老子法道之自然，将此法则引而向内，用于修身、养性，通过含养自己深厚的道德，保精惜炁，使其归藏于生命之本根，神明亦返还而居于其所当处之地。因此，此理实际上就近存于我们心中，不离于我们自己的身体；只要我们坚持此理，一以贯之而不舍弃，就可以获得长生久视之功效。因为此文中尚配合有服食之说，故行文时也以雄、雌等文字来设定、陈述；然作者所谓"雄雌"，只是借之以明阴阳配合之妙，并非指实为武都所产之雄黄、雌黄，故文中出现朱砂、硼砂、硇砂、雌黄、雄黄、硫黄、砒霜、胆矾之类的"八石"亦当如此处理，弃去不用。

审用成物章第九十

【题解】

本章阐明作者将此文命名为《参同契》的原因，认为《参同契》文辞虽简而寓意却很恢弘，含藏有真意于其中；后之学者遵之而行，可得安稳、长生。

很多注家认为，此段文字亦隐喻有《参同契》作者的姓名。

审用成物，世俗所珍；罗列三条，枝茎相连；同出异名，皆由一门；非徒累句，谐偶斯文；殆有其真，砾硌可观；使予敷伪，却被赘愆；命《参同契》，微览其端；辞寡意大，后嗣宜遵①。委时去害，依托丘山，循游寥廓，与鬼为邻；化形而仙，沦寂无声，百世一下，遨游人间；陈敷羽翮，东西南倾，汤遭厄际，水旱隔并；柯叶萎黄，失其华荣，吉人相乘负，安稳可长生②。

【注释】

①"审用成物"十六句：审察其理，用之而为炉火之术，则能变世银而为黄金，干水银而为白银，此黄白之术亦为世俗之人所珍重；

作者于《周易参同契》中叙述大《易》之道、黄老养性、炉火服食，虽罗列有三件事，然三者之间其实枝茎相连、相络；道理可以前后贯通，皆同出于一门而异其名称而已；作者于此并不是想单纯累叠一些文辞，使辞句音声和谐，形式排比、对仗；应该看到，文中确确实实蕴藏有至真之理，此理明白显露，可以为人所理解；如果文中所叙说、陈述的皆是伪道理的话，作者愿意为此多余而无用的叙述承担罪责；文章既成，作者将之命名为《参同契》，于此中略微透露一些金丹大道的端绪；言辞虽寡，而其所承载之道、所蕴涵之意则实实在在是宏大的，后世有志于丹道者对之应当遵循、奉行。成物，物之成熟而可用。炼外丹不离铅金、流汞、火三物，三物共成还丹；还丹既成，则世俗之人以之为珍宝。三条，或谓指铅金、流汞、火；或谓指前文所言之青龙、白虎、朱雀，即木、金、火；或谓"三条"为精、炁、神；或谓指大《易》、黄老、炉火；或谓指前文所说"三五"；或谓指《周易参同契》上、中、下三篇；或谓即承上文所说大《易》、内养、服食三事，或养性、伏食、用物三事，等等。枝茎相连，指前文所说"三条"，即如大《易》、黄老、炉火等三者皆源出于一道，犹如草、木之枝茎、花叶、果实，三者皆与"道"这个根株之本相连贯。谐偶，"谐"有和谐、协调之意，指文中所用字词音相近或相同；"偶"有成双、成对出现，或双数的意思，此指文中所用辞句多有排比的用法。合而言之，指文中辞句音声和谐，形式排比、对仗。砾硌(lì luò)，"砾"指小石块、碎石头，"硌"指山上的大石，"砾硌"指明白显露之意。敷伪，"敷"有铺开、摆开、涂抹之意，于此作"叙述"、"陈述"之意；"敷伪"即所叙说、陈述者皆是伪道理的意思。赘愆(qiān)，"赘"有多余、无用之意，此处指多余而无用的叙述；"愆"指罪过、过失，合而言之，指因多余而无用的叙述而导致罪过、过失。审用成物，他本或作"审用成功"。同出异名，他本或作"俱出异名"。"使予敷伪，却

被赘愆"二句,他本或作"使余敷伪,披却赘愆"。微览其端,他本
或作"唯览其端"。

②"委时去害"十六句:修炼此金丹大法,当知全身、远害之道,故要
不为时用,远离各种祸害,入山隐修,择地安居;游心于旷渺之
乡,托志于虚无之所,与天地合德,与日月合明,与四时合序,与
鬼神合其吉凶;返本还元而神灵莫测,脱尽阴质而形化为仙,隐
身于大道寂寞之乡,不事声色、华音,长生久视,自在逍遥;然为
济度群生,虽历百世之久,还当入俗济世,遍游人间,指示丹之玄
要;丹道既成,服之便如云中之鹤,可以振翮高飞,羽化成仙;虽
天倾西北,地缺东南,可一览而无余;又因能与天地同其长久,故
尧之洪水、汤之旱灾,依世俗眼光看来虽悬隔久远,但得道之人
任彼沧海桑田、历经陶铸而无变;历观草木枝茎花叶之荣枯而无
倾危,因其得众仙真所扶持,故能安稳获长生久视之功。大多数
《周易参同契》注本认为,此段话为廋辞、隐语,寓本书作者姓名
于其中。如《道藏》所收托名汉阴长生所注《周易参同契》,提出
虞翻认为"委"边着"鬼"是"魏"字。南宋储华谷注《周易参同
契》,认为此段话实为"魏伯阳造"四字隐语,具体解说则见于其
《前叙》,然《道藏》本储华谷注《前叙》缺失未收。宋末元初学者
俞琰认为,此段话乃"魏伯阳"三字隐语,"委"与"鬼"相乘负为
"魏"字;"百"之"一"下为"白","白"与"人"相乘负为"伯"字;
"湯"遭旱而无水为"易",俞琰认为"汤遭厄际"句应为"汤遭阸
际",因为"阸"之厄际为"阝";"阝"与"易"相乘负为"陽"字。清
陶素耜进一步认为,此段话隐"魏伯阳歌"四字。"魏伯阳"三字
取俞琰之解;后四句,柯失华荣、去木成"可";"乘"有相叠加之
意,两"可"相乘为"哥";"负"有"欠"之意,"哥"旁加"欠"为"歌",
而《周易参同契》本有"歌序大《易》"之说。清朱元育取南宋储华
谷之说,认为"委时去害"以下四句,合成"魏"字;"化形而仙"以

下四句,合成"伯"字;"陈敷羽翮"以下四句,合成"阳"字;"柯叶萎黄"以下四句,合成"造"字,言《周易参同契》全文乃魏伯阳所造。所谓"造",可能取"人"字之上乘负有"告"则为"造"字,或"吉"乘"人"之上为"造"。当然,亦有人不持此立场。如清李光地即认为,"委时去害"以下,文不可解,如"陈敷羽翮,东西南倾"与前文"三者俱来朝"之意相仿佛;"汤遭厄际"与前文"九年被凶咎"之意相近;"柯叶萎黄"与前文"象彼仲冬节,竹木皆摧伤"之意相关,凡此皆丹经譬喻、取类之语。羽翮(hé),"羽"指鸟类或昆虫的翅膀,或指鸟的羽毛;"翮"指鸟羽的茎状部分,中空透明;亦指鸟的翅膀。东西南倾,或谓炼丹之旨,唯在使东木、南火、西金三物归于一家,如前篇"三者俱来朝"之说。而中国古代的一种地理观,则认为天倾西北、地缺东南。柯(kē)叶,"柯"指草木的枝茎,有时也指斧子的柄;此处"柯叶"指草木的枝茎花叶。吉人,得道的众仙、真人。委时去害,他本或作"委时去世"。化形而仙,他本或作"化形而亡"。百世一下,他本或作"百代一下"。"陈敷",他本或作"敷陈"。东西南倾,他本或作"东西奔倾"。汤遭厄际,他本或作"尧汤厄际"、"阳遭厄际"、"汤遭阨际"。"吉人相乘负,安稳可长生"二句,他本或作"吉人乘负,安稳长生"、"各相乘负,安稳长生"。

【译文】

　　审察其理,用之而为炉火之术,则能变世银而为黄金,干水银而为白银,此黄白之术亦为世俗之人所珍重;作者于《周易参同契》中叙述大《易》之道、黄老养性、炉火服食,虽罗列有三件物事,然三者之间其实枝茎相连、相络;道理可以前后贯通,皆同出于一门而异其名称而已。作者于此并不是想单纯累叠一些文辞,使辞句音声和谐,形式排比、对仗;应该看到,文中确确实实蕴藏有至真之理,此理明白显露,可以为人所理解;如果文中所叙说、陈述的皆是伪道理的话,作者愿意为此多余而无用的叙述而承担罪责；文章既成，作者将之命名为《参同契》，于此中略微透露一些金丹大道的端绪；言辞虽寡，而其所承载之道；所蕴之意则实实在在是宏大的，后世有志于丹道者对之应当遵循、奉行。修炼此金丹大法，当知全身、远害之道。故要不为时用，远离各种祸害，入丘陵、山地隐修，择地安居；游心于旷渺之乡；托志于虚无之所，与天地合德，与日月合明，与四时合序，与鬼神合其吉凶；返本还元而神灵莫测，脱尽阴质而形化为仙，隐身于大道寂寞之乡，不事声色、华音，长生久视，自在逍遥；然为济度群生，得道之人虽历百世之久，亦应入俗济世、遍游人间，为后之学者指示丹之玄要；丹道既成，服之便如云中之鹤，可以振翮高飞、羽化成仙；虽天倾西北、地缺东南，亦可一览而无余；又因能与天地同其长久，故尧之洪水、汤之旱灾，依世俗眼光看来其时相隔久远，但得道之人任彼沧海桑田、历经陶铸而无变；历观草木枝茎花叶之荣枯而无倾危，因其得众仙真所扶持，故能安稳获长生久视之功。

附　录

鼎器歌

【题解】

五代彭晓将《周易参同契》并《补塞遗脱》四篇，共分为九十章，以应《周易》阳爻称九之数；另有《歌鼎器》一篇，也即《鼎器歌》，本来在《补塞遗脱》之前，彭晓认为其辞理钩连、字句零碎，故单独将其列出，放在他所整理的《周易参同契》三篇、九十章之后，以应五行生成之数的水一之数。

《鼎器歌》乃备言修丹之次第，总括《周易参同契》上、中、下三篇之要旨。

文章首言炼丹鼎器之法度、安炉立鼎之规模；次言炼丹阳火、阴符之运用，行持、用功之法则；再次则言升降玄牝、配合药物以结丹，以及结丹后的温养之功，于此当防护谨密，方能返本还源而丹渐长成；又言好道之士当寻究丹之根源，深藏其理，莫轻传妄泄；终则言道成丹就，则可以位列仙班，号称"真人"，如此则修炼之事方告圆满。

圆三五，寸一分①。口四八，两寸唇②。长尺二，厚薄匀③。腹齐三，坐垂温④。阴在上，阳下奔⑤。首尾武，中间文⑥。始七十，终三旬；二百六，善调匀⑦。阴火白，黄芽铅⑧。两七聚，辅翼人⑨。赡理脑，定升玄；子处中，得安存⑩。来去游，不出门；渐成大，情性纯⑪。却归一，还本原⑫。善爱敬，如君臣；至一周，甚辛勤；密防护，莫迷昏⑬。途路远，复幽玄；若达此，会乾坤⑭。刀圭霑，静魄魂⑮。得长生，居仙村；乐道者，寻其根⑯。审五行，定铢分⑰。谛思之，不须论；深藏守，莫传文⑱。御白鹤兮驾龙鳞，游太虚兮谒仙君，录天图兮号真人⑲。

【注释】

①圆三五，寸一分：自外丹言之，炼丹鼎器的腹圆之处，围成一周有一尺五寸的周长，其径则为五寸，圆三径一，故称"三五"；鼎器之壁其厚则为一寸一分，或谓"寸一分"指鼎器之口阔一寸一分。或谓此即炼外丹之太一炉，其炉周圆一尺五寸，中虚五寸，厚一寸一分。鼎居上，形圆而象天；鼎下为炉灶，炉灶呈方形而象地，鼎、炉与一般做饭的锅、灶其形相似，锅亦圆而居上、灶则呈方形而处下。自内丹言之，"三五"指圆三径一，喻人身中之丹田、宝鼎。精、神、魂、魄、意此五者在人身之中，常常容易分散而不聚集，导致其亏折损耗、丧失殆尽，必收敛、攒簇，使之归于丹田、宝鼎。修炼者变自身精、神、魂、魄、意五行为"三五"，所谓"三五"，指东三之木、南二之火，此为"一五"，喻人之魂与神；中宫之五，喻脾土真意，此为"二五"；北一之水、西四之金，喻人之魄与精，此为"三五"；精、神、魂、魄、意归于丹田圆熟、固结、外无所摇、内无所役，复还太极之圆融，也即合此"三五"于太极"〇"之中，如此则圆成、圆满。太极即所谓"天心"，虚而中正，范围不过径寸；然亦只借此以显明太极、天心而已，论太极、天心之大，其可以弥纶、范围天地之化而不过，论其小则退藏于秘，视之不见、听之不闻、搏之不得，故实无所谓径寸、范围之可言。三五，外丹指鼎身

周围一尺五寸；内丹则以之象"三五"之数。《周易·系辞》谓："参伍以变，错综其数，通其变，遂成天下之文。极其数，遂定天下之象。非天下之至变，其孰能与于此！"故《周易参同契》多次言及"三五"，如"三五既和谐"、"三五与一，天地至精"、"三五不交，刚柔离分"、"本之但二物，末而为三五"，如此等等。圆三五，他本或作"围三五"。寸一分，他本或作"径一分"，因鼎圆之围为三五，则其径长为一五，故说"圆三五，径一分"。

②口四八，两寸唇：自外丹言之，鼎器之口向上张开如锅，其周长为一尺二寸；鼎口之上覆压有鼎盖，鼎盖与鼎口相接之处为鼎之唇吻，唇之厚为二寸。或谓炼丹之鼎炉从鼎口之上至于炉器之下，其距离有一尺二寸；鼎唇厚二寸，如两层之状，象乾坤两仪橐籥之形，亦如人有上下两重之唇。或谓炼丹鼎炉，圆者为乾鼎，方者为坤炉；炉方形而周长八寸，则其四边径长各为二寸，即所谓径一而围四，二四得八，故说："口四八，两寸唇。"或谓鼎器乃贮藏丹药之所，故有药之入口处，其入口外青龙、白虎、朱雀、玄武四象具于内，而乾、坤、震、巽、坎、离、艮、兑八卦环列其外，故说"口四八"；鼎既然有口，必有其唇，上下二唇以象阴阳两仪，唇厚二寸，故说"两寸唇"。自内丹言之，"口"主吐纳，"唇"主阖辟，皆通气之处，此可喻指内丹的玄关或玄牝之门；"四"与"八"得十二，可喻一日之十二时辰、一年之十二月等等。玄关出入、吐纳，一呼一吸、一阖一辟，当与十二时、十二月阴阳消长之节序相合；然究其实，则不过与阴阳升降之序相合，故"两寸"即喻阴阳而已。或谓"两寸唇"，即阴阳二气的界分，如同前文所说的"玄沟"或"互沟"；四象、八卦合之为十二，鼎口周围一尺二寸，以象精、炁与神一日十二时循环身中十二位，皆以丹田、鼎口而为其根基。

③长尺二，厚薄匀：自外丹言之，炼丹之鼎通身高为一尺二寸，鼎上

下厚薄均匀,不可使其有偏颇不均之处。或谓鼎长一尺二寸,以应一年十二月周天火候;自农历十一月鼎底阳生一寸,至一周年则阳火满鼎;鼎上下厚薄均匀,则表示安炉立鼎无偏颇不均之处。或谓"长"即"常","二"即阴阳二气,"长尺二"言鼎器中阴阳二气之往来实乃鼎器功能之常态,气之轻清而浮者为阳为薄,气之重浊而沉者为阴为厚,"厚薄匀"即喻鼎中药物阴阳浮沉相均平之意。自内丹言之,"长尺二"即十二寸,可以喻一年之十二月、一日之十二辰、《易》之十二辟卦、历之十二律吕;炼丹火候,从子、丑、寅、卯、辰至于巳为六阳,乃进火之候;从午、未、申、酉、戌至于亥为六阴,乃退火之符;阴阳火符刚柔不偏、寒暑合节,即所谓"厚薄匀",如前文所说"周旋十二节,节尽更须亲"。或谓此言精、炁于一身中运行之节度,后自尾闾升而至于头顶泥丸,历子、丑、寅、卯、辰、巳六宫,前自泥丸降归下丹田土釜,分午、未、申、酉、戌、亥六宫,则精、炁循环运转于一身,分历十二节点。厚薄匀,"厚"指多,"薄"指寡,"匀"即均平,指调停六阴、六阳火候,使之配合均匀,以内丹修炼来说,则念不可起,意不可散,念起则火燥,意散则火寒。或谓心神与精、炁相融,神随精、炁而动,纯一不杂,无有妄念,亦无厚此薄彼之区分,保持其均匀、均平。长尺二,他本或作"长二尺"。厚薄匀,他本或作"厚薄均"。

④腹齐三,坐垂温:自外丹言之,炼丹前要安炉置鼎,于鼎器的腹部外面、上下居中的部位,安装三个圆孔,使之在同一圆周面上,三个圆孔彼此间距离相齐整、阔狭相均匀;然后,以铁穿入圆孔之中,将之固定而为鼎器之足;空中悬物谓之"垂",鼎器于炉中,当悬之而不使之接触到地面;因鼎之三足固定,如此则进火之际,鼎器不至于因药物沸腾、翻滚而摇动。或谓鼎器自鼎口、鼎腹至于鼎底上、中、下皆要均匀、通直;鼎悬于炉灶之中,要使之不接触到地面,此即所谓"悬胎鼎"。或谓安置鼎器需要平正,要使鼎

口齐鼎心,鼎心齐鼎腹,三者既齐,鼎器始无倾侧之患。自内丹言之,修行之人于静坐之时,以眼对鼻,以鼻对脐;三者既齐,则身平正而不倚侧;此谓"腹齐三";眼要垂帘,息要深长而不可粗短,息粗则意念杂乱、纷飞,如此则火炽而药不凝结;通过凝神、静心,温温之阳炁、真种于玄关之内便能生成、发动,此谓"坐垂温"。或谓"齐"即"脐"字,"腹齐三"在人身为腹脐下三寸或腹里脐中三寸,此乃阳炁发动之所,即通常所说的下丹田,丹经或谓之玄牝之门或玄关;所谓"坐垂温",指收心静坐,目光垂帘、内照,守中温养,用火不必太猛,也即意念不能太紧,当绵绵若存、用之不勤,以保持丹鼎温温。或谓鼎"腹"乃贮药之所,内丹喻指丹田;"三"喻指精、炁、神上药三品,"腹齐三"喻指鼎腹之内精、炁、神三药齐备;"坐"指安其位而不动不摇,"垂"指眼目垂帘,"温"即精、炁、神冲和而凝聚一处,一意不散则腹内温温而真种产生。或谓"腹"即丹田内室,"三"指月初三日一阳生之时,"齐"指身内一阳之生与月初三生明其理相齐;"坐"有坐待之意,"垂"有至之意,"温"有阳炁发动之意,修行人静而坐待身内阳炁之发动,阳炁动则急采之而炼丹。或谓修行人凝神于腹内玄关、一窍空洞而无涯;如此则神与炁、精相会于中宫,三家相见,此谓"腹齐三";当其交会之时,修行人勿忘勿助,候其神明自来,如此则神与炁、精调燮得中,方觉丹田温温然而真种发生,此谓"坐垂温"。腹齐三,他本或作"腹三齐"、"腹齐正"。

⑤阴在上,阳下奔:以外丹言之,鼎器居上,药物则安处鼎中,此谓"阴在上";欲运火以炎上鼎,当使炉火居鼎之下,此谓"阳下奔"。或谓"阴在上",指鼎器中注入水;"阳下奔"指鼎器下有火,通过密塞炉缝,则炉火之焰沿悬胎鼎往下奔。自内丹言之,精、炁之水本润下,逆而使之升华,此谓"阴在上";思虑之神火纷杂,外逸而炎上,当使其凝而在内,思不出其位,如此则炎上之火降而入

于炁海,此谓"阳下奔",合于《周易》"水火既济"之旨。或谓心中扫除嗜欲,归于虚静,此为"阴在上";下丹田聚集阳所,厚其发生,此为"阳下奔",合于《道德经》"虚心实腹"之义。

⑥首尾武,中间文:自外丹言之,炼丹之初及丹成之终,皆要用大火,也即武火;中间则用小火,也即文火。外丹煅炼之时,拉动风箱,加足煤炭,火旺而盛,即为武火;不动风箱,炉中火力平和,即为文火。或谓首、尾即月之晦、朔,中间喻指月望之时。晦、朔乃阴极阳生之时,故用武火;月望乃阳极阴生之时,故用文火。或谓进阳火,则子、丑、寅为首,辰、巳为尾;退阴符,则午、未、申为首,戌亥为尾;首尾俱用武火,至中宫沐浴,即卯、酉之时则用文火。或谓巳、午是阴阳二气之分界,巳为阳气之尾,午为阴气之首,故用武火;至于巳、午两向的中间也即卯、酉之时,则阴阳进退,各得其中,故用文火。或谓子时为阴之尾、阳之首,午为阳之尾、阴之首,俱用武火;唯中间卯、酉之时沐浴,则用文火。自内丹言之,火不离神与炁,其可以药言,亦可以火言;于呼吸之中,必有事焉、存意用心为武火,安静无心、勿忘勿助长为文火;打起精神、驱除杂念为武火,温温不绝、绵绵若存为文火。首为始生而未旺,尾为既旺而将衰,此时用武火;中间为旺时,安静无为、慎防其旺,故用文火;武火主烹炼,文火主沐浴。此与前文所说"始文使可修,终竟武乃陈"不同。因古丹经向来传药不传火,火之不传实因各人的具体情况不同所致;故火虽有赖于师传,然亦要修炼者自己根据情况作出调整。

⑦始七十,终三旬;二百六,善调匀:自外丹言之,炼丹之初,七十日皆用武火;炼丹之终,三十日还用武火;中间的二百六十日,则用文火。一个太阴历年,通计三百六十日,文、武火候要如此调匀。自内丹言之,七十、三十合而为一百,一百与二百六十合之则为三百六十,应一年周天之数。修行人通过百日筑基,则灵胎始

结；灵胎既结，此后二百六十日要善于调匀火候，常使丹田之内暖气不绝，则丹功自成。或谓内丹以炼己为始，因人心放荡已久、积习已深，最难降伏，故炼己之初以武火居多；及灵丹已结，则以文火养之；养之既久，至于丹成，于此当防危虑险，稍有懈怠，则成而复败，故亦当用武火。或谓一年三百六十，首尾除去七十、三十，余二百六十；二百六十日再分成首尾两个一百与中间一个六十，前一个一百与此前的七十合为一百七十，后一个一百与后之三十合为一百三十，合计为三百，比喻灵丹十月胎圆之期。中间尚余六十日，比喻卯、酉两月，应春分、秋分沐浴火候。三旬，一旬十日，"三旬"则三十日。所谓"调匀"，即令火候不寒不温，调和得中；此时，念不可起，意不可散。善调匀，他本或作"善调均"。另外，一本或夺此四句。

⑧阴火白，黄芽铅：自子至巳为阳火之候，自午至亥为阴火之候。炼丹时，一般先以武火煅炼铅，使铅熔化成液；再加进汞，汞之色白，其性活跃，此时一般要改以文火，也即阴火烹炼，此即"阴火白"；铅、汞相化合，结成"黄芽"，"黄芽"乃铅中所出，铅乃黄芽之母，故说"黄芽铅"。自内丹言之，离中真汞也即后天识神中所现清静元神，谓之"阴火"，又号称"白雪"；坎中真铅也即后天之精的根基——先天元精、元炁，谓之"黄芽"。丹头和合之际，用清静元神之火烹炼有"黄芽"之称的先天元精、元炁，虚室生白，故说"阴火白，黄芽铅"。或谓欲产"黄芽"之药，修行人当以己本性中一点虚灵之神火注入坤腹下丹田之内，如《悟真篇》所说"蟾光终日照西川"，因为后天八卦方位中，坤居西南，"西川"可喻坤腹；又西川属金方，五行金之色白；而"蟾光"指月亮之光，其光较弱，不及太阳，故以"蟾光"喻绵绵若存之"文火"、"阴火"，故说"阴火白"；久之则精、炁与神氤氲自结，黄婆真意呈现，坎中真铅即先天一炁自得，此即"黄芽铅"的一种解释。黄芽铅，他本或作

"黄牙铅"。

⑨两七聚,辅翼人:自外丹言之,东方青龙七宿之气与西方白虎七宿之气也即铅与汞合聚,辅翼而生成丹胎;丹胎以"真人"为喻。自内丹言之,"两七"喻指东方苍龙七宿也即魂、性、神等,西方白虎七宿也即魄、精炁、情等;《易》三才之道,中央为"人"之位。"两七聚,辅翼人"即龙蟠虎跃,龙虎会聚于中宫黄庭,于中宫结成玄珠宝象,也即魂与魄,精、炁与神,性与情相融、相合,于中宫黄庭结成灵丹。"两七聚"喻青龙七宿之气与白虎七宿之气即铅与汞合聚,如《周易参同契》下卷八十二章所说:"青龙处房六兮"、"白虎在昴七兮"。或谓"两七聚"为以硇砂密固鼎器之口,如此,则鼎中铅金、流汞不至于飞走。内丹则以"两七"喻指东方苍龙七宿也即魂、性、神等,西方白虎七宿也即魄、精炁、情等。或谓此以五行生成之数言"两七聚",如地二生火,天七成砂,此阴火成数是为"一七";天一生水,地六成铅,此黄芽之合数是为"一七",以铅、火之数合,则为"二七"。或谓肾位居脊柱第七椎,心在头项之下第七椎,"两七聚"或即言心肾交媾之义。辅翼人,因为炼丹之鼎器亦法《易》天、地、人三才之道,其中,鼎器圆而居上为天,炉灶方而居下为地,药居鼎器神室中宫喻人;铅、汞辅翼而生成丹胎,丹胎以"真人"为喻,如《周易参同契》中篇六十六章:"真人潜深渊,浮游守规中。"内丹借《易》三才之道中央为"人"之位,以"人"喻灵胎处中宫黄庭。辅翼,有辅助、羽翼之意。人,即丹之圣胎,以"真人"为喻;或谓"辅"有辅助之意,"翼人"即成仙之"真人"。两七聚,他本或作"两七窍"。

⑩赡(shàn)理脑,定升玄;子处中,得安存:自外丹言之,以理石、石脑、硇砂等密固鼎器,药物得火烹炼,一定会在鼎器中升华、发生玄妙的化合反应;药所凝结成的丹胎定会居处于鼎器之中,优游而安存。自内丹言之,大药初生,产在坤腹下丹田;及其烹炼,却

须上升至乾鼎也即头顶之上丹田,脑为上丹田之所在,人身之百脉总汇于此,此即"还精补脑"之功。一般说来,时至机发则药生;药生之时,还要以真意采之,以神照顾,令其升而至于上丹田,因为脑为人的元神所居之官,人能藏元神于内,使之安栖于本官,则下丹田之精、炁自然能升而上,"还精"以"补脑",如此,则一窍开而百窍齐开,大关通而百关尽通,此即"赡理脑,定升玄"。精、炁与神于上丹田交媾之后,旋即降下中宫黄庭,归于下丹田温养,其状若赤子处胞中,优游而安存。赡,丰富、充足之义;一本作"缮",有修补、修缮之义。脑,外丹以之为理石、石脑之类的矿石、药物;内丹以之为头顶泥丸之宫。子,外丹以之为外药之丹胎;内丹则以之为精、炁与神所凝结之圣胎。赡理脑,他本或作"缮理脑"、"瞻理脑"。

⑪ 来去游,不出门;渐成大,情性纯:自外丹言之,因为鼎器坚固、密闭,故铅、汞等药物得火之烹,变而成液,来来回回,优游于鼎器之中,而不至于溢出于鼎器之外;铅金、流汞渐凝渐结,变化而成纯质之大还丹。自内丹言之,"门"指玄牝之门、玄关;"来去游"喻指呼吸之往来,往来之息皆不离玄牝之门,则息息归根,阴阳炁足而发起神妙变化;开始时,只一黍之珠,修行之人不论行、住、坐、卧,皆绵绵若存,则日复一日,渐凝渐聚,从微至著,充实长大,如此则婴儿显相,情返为性,纯粹至精,愈加纯熟。或谓修行人闭固微密,使无漏泄之虞,则圣胎渐大而情性愈纯。或谓此指丹道之"初阳神",其初阳神不能轻出,恐其迷失故宅;待其渐渐长大,性情纯一,本身坚固,方许远游。渐成大,他本或作"渐成土"。情性纯,他本或作"性情纯"。

⑫ 却归一,还本原:自外丹言之,丹之基为金,金性长久而不朽;宇宙开辟后,金性则散在万物之中;通过炼铅、汞等药物,得其纯粹不朽之金性,是谓金丹,也称"还丹",如此则归一而还元,故说

"却归一，还本原"。自内丹言之，丹之真种乃自无极、太极中来，本为一物，分而为阴阳则成二，阴阳冲和则为三，再分则有四象、五行，此在丹家看来，乃降本流末、顺而生物之道。修丹之法，在于交媾阴阳，会合三家、和合四象、五行，通过抱元守中，返本、还元，复归于一，至于混沌之太极、无极，此谓"却归一，还本原"。一，道之根源，道之本源。还本原，他本或作"还本源"、"还本元"。

⑬善爱敬，如君臣；至一周，甚辛勤；密防护，莫迷昏：自外丹言之，还丹之功，历一周年方完成，在这个过程中，对于鼎室中的丹胎，要如君爱、臣敬一般珍惜、爱护；一年之中，修丹人要昼夜辛勤、防护，使鼎器固济、坚牢，不能有所懈怠。自内丹言之，圣胎既结，还须温养，一年火候甚是辛勤；在这个过程中，修行人夙夜不能懈怠，对所结之圣胎，尤宜密加防护，要如君爱、臣敬般对待之，抽添运用，昼夜防危，百刻之中，无有间断，如此则修炼之士神常惺惺而不迷昏，从而能有效防止走失。然于勤苦之中又当不勤，只是悠闲养己之元神。君臣，君爱与臣敬相应，爱属阳舒、敬属阳敛，与前文之"喜怒"皆养丹之法。内丹则以先天祖炁为君，以后天精、炁为臣；鼎中先天祖炁既得，要以后天精、炁哺乳、护卫之，彼此之间相得益彰。"善爱敬，如君臣"二句，他本或夺此两句。

⑭途路远，复幽玄；若达此，会乾坤：丹炼须九转，从百日筑基至十月结胎，从三年哺乳至九年丹成，路途漫长而悠远；其间终始变化，其理幽微、玄深；若能明了丹道此理，用之于实践，则能和合阴阳，从而乾坤在手、日月在心。自内丹言之，欲使身内精、炁与神和合，运转于头顶昆仑与海底会阴之间，其后有尾闾、夹脊与玉枕三关，前有上、中、下三丹田及十二重楼之喉管，故其途路艰辛而玄远；修行之人于杳冥恍惚之时，神与精、炁相抱，其大无

外,其小无内,迎之不见其首,随之不见其后,其境界极为幽玄而神妙。若能达此境界,则可以颠倒阴阳,和合自身之乾坤,而盗天地之化机。或谓大道幽深而玄妙,难以一蹴而就,故修道之程期亦无定数,唯在修行人自己之勤与怠。若能通达丹道内修之理,则可以会乾、坤为鼎器,合坎、离为药物,烹炼成丹。复幽玄,他本或作"极幽玄"。

⑮刀圭（guī）霑（zhān）,静魄魂：自外丹言之,金液还丹既成,取一刀圭服下,丹稍微与体内五脏相沾,人即神明气清,魂安魄静,改换肉体凡骨,变化而为仙真。自内丹言之,还丹入口,只须一刀圭,则阴魄尽消,阳魂亦冥,虎伏而龙降。如前文所说"休死亡魄魂"、"刀圭最为神"。刀圭,原为中药的量器之名,如晋葛洪《抱朴子·金丹》有："服之三刀圭,三尸九虫皆即消坏,百病皆愈也。"此所谓"刀圭",即量药之具;《本草纲目·序例》引南朝梁陶弘景《名医别录·合药分剂法则》说："凡散云刀圭者,十分方寸匕之一,准如梧桐子大也……一撮者,四刀圭也。"认为"一刀圭"约如一个梧桐子大小的量;或谓"刀圭"即一黍或一稻米之量,或刀头、圭角一些子之义;或谓"刀圭"即汤匙,如近人章炳麟于《新方言·释器》中说："斟羹者或借瓢名,惟江南运河而东,至浙江、福建数处,谓之刀圭,音如条耕。""刀圭"亦可指药物本身,如唐王绩《采药》诗云："且复归去来,刀圭辅衰疾。"或谓"刀圭",即丹头。霑,稍微碰上或挨上一点。刀圭霑,他本或作"片子霑"。静魄魂,他本或作"净魄魂"。

⑯得长生,居仙村;乐道者,寻其根：服食金丹,可以得长生久视,居仙村、位列仙班之效;因此,那些好道、乐道之士,要寻究金丹、神药之根源而炼之,勿误用杂类之物。内丹则认为,此所谓"根",乃丹之基、天地之根;乐道、好道之士,有能寻而得此,则何其幸甚!"得长生,居仙村"二句,他本或夺此两句。

⑰审五行,定铢分:凡修金液还丹,要审察药物之五行,分析、区别
药物用量之铢两,通过探究药物阴阳之情性,明阳火、阴符之火
候,方能得药物阴阳相配、五行互用,配合成丹。金液还丹,非阴
阳五行、真铅真汞,合和成药,没有其他路径可走。自内丹言之,
五行顺则生人,逆则成丹,其法度不可不审察清楚。故好道参玄
之士当审五行之细微,定药物铢两之轻重,如火数盛则燥,水铢
多则滥,若铢两分数一错,定不结丹。五行,指金、木、水、火、土;
内丹通常以精、神、魂、魄、意为五行。铢,古代重量单位,二十四
铢等于旧制一两;一斤为十六两,为三百八十四铢;此亦可以应
《易》之三百八十四爻。

⑱谛思之,不须论;深藏守,莫传文:对于此丹道之理,修炼者当精
研覃思,但勿轻易论说之;要将之深藏于书箧之中,或缄藏于己
心之内,不要妄自传文与非道之人,导致轻慢泄漏天机。然正如
《道德经》七十九章所说:"天道无亲,常与善人。"道何尝远人,人
自远道罢了。谛,仔细之义。

⑲御白鹤兮驾龙鳞,游太虚兮谒仙君,录天图兮号真人:丹成之后,
功德圆满,此时的境界,犹如跨上白鹤,乘上飞龙,游于太虚清静
之境,拜谒得道之仙君;从此膺箓受图,位证大罗天仙,而有真人
之号。自内丹言之,胎圆功成之后,可以调神出壳,从此逍遥快
乐,与天地同其长久,而号称为"真人"。当然,所谓龙、鹤,实乃
自身之元精、元炁;所谓"太虚",即自己的玄关虚无之窍,或谓玄
牝之门;"仙君"即自己清静之元神,"真人"即自己的本来面目。
若不知积功、累行,只是妄想求真,昼夜翘思而待天诏,则流于荒
谬。御白鹤兮驾龙鳞,他本或作"御白鹤兮驾龙麟"。游太虚兮
谒仙君,他本或作"游太虚兮谒元君"。

【译文】

炼丹鼎器的腹圆之处,围成一周有一尺五寸的周长,其径则为五

寸,圆三径一,故称"三五";鼎器之壁其厚则为一寸一分,故说"寸一分"。鼎器之口向上张开如锅,其周长为一尺二寸;鼎口之上覆压有鼎盖,鼎盖与鼎口相接之处为鼎之唇吻,亦如人有上下两重之唇,唇之厚为二寸。炼丹之鼎通身高为一尺二寸,鼎上下厚薄均匀,不可使其有偏颇不均之处。炼丹前要安炉置鼎,鼎器被安置于炉中加热时,当悬之而不使之接触到地面;鼎口与鼎心齐、鼎心与鼎腹齐,三者既齐,鼎器始无倾侧之患。鼎器居上,药物则安处鼎中,此谓"阴在上";欲运火以炎上鼎,当使炉火居鼎之下,此谓"阳下奔"。炼丹之初及丹成之终,皆要用大火,也即武火;中间则用小火,也即文火。具体说来,炼丹之初的七十日皆用武火,炼丹之终的三十日还用武火,中间的二百六十日则用文火;一个太阴历年,通计三百六十日,文、武火候要如此调匀。炼丹时,通常先以武火煅炼铅,使铅熔化成液;再加进汞,因汞性活跃,此时一般要改以文火,也即阴火烹炼,因汞之色白,此即"阴火白";铅、汞相化合,结成"黄芽";"黄芽"乃铅中所出,铅乃黄芽之母,故说"黄芽铅"。丹砂与汞以东方青龙七宿喻之,铅则以西方白虎七宿喻之,铅与汞合聚,辅翼而生成丹胎;丹胎以"真人"为喻。以理石、石脑、硇砂等密固鼎器,药物得火烹炼,在鼎器中升华、发生玄妙的化合反应;药所凝结成的丹胎居处于鼎器之中,优游而安存。因为鼎器坚固、密闭,故铅、汞等药物得火之烹,变而成液,来来回回,优游于鼎之中,而不至于溢出于鼎器之外;铅金、流汞渐凝渐结,变化而成纯质之大还丹。金性长久而不朽,宇宙开辟后,金性则散在万物之中;通过炼铅、汞等药物,得其纯粹不朽之金性,是谓金丹,也称"还丹",如此则归一而还元,故说"却归一,还本原"。还丹之功,历一周年方完成,在这个过程中,对于鼎室中的丹胎,要如君爱、臣敬一般珍惜、爱护;一年之中,修丹人要昼夜辛勤、防护,使鼎器固济、坚牢,不能有所懈怠。丹炼还须九转,其路途漫长而悠远;其间终始变化,理实幽微、玄深;若能明了丹道之理,用之于实践,则能和合阴阳,从而乾坤在手、日月在心。金液还丹既成,取一刀圭服下,丹稍微与体内五脏相沾,人即神明气清,魂安魄静,改换肉体凡骨,变化而为仙真。因服食金丹,可以得长生久视,居仙村、位列仙班之效,故那些好道、乐道之士,当寻究金丹、神药之根源而炼之,切勿误用杂类之物。凡修金液还丹,要审察药物之五行,分析、区别药物用量之铢两,通过探究药物阴阳之情性,明阳火、阴符之火候,方能得药物阴阳相配、五行互用,配合成丹。对于此丹道之理,修炼者当精研覃思,但勿轻易论说之;要将之深藏于书箧之中,或缄藏于己心之内,不要妄自传文与非道之人,导致轻慢泄漏天机。丹成之后,功德圆满,此时的境界,犹如跨上白鹤,乘上飞龙,游于太虚清静之境,拜谒得道之仙君;从此膺箓受图,位证大罗天仙,而有真人之号。

赞　序

【题解】

此章乃《周易参同契》之《赞序》。朱熹认为，此《赞序》可能是后人注《周易参同契》所作之《序》，注亡而《序》存。因彭晓《周易参同契分章通真义·序》中提及，魏阳伯作《周易参同契》，密示青州徐从事，令其笺注，徐隐名而注之，至东汉桓帝时，复传授于同郡淳于叔通，《周易参同契》得行于世。故朱熹等推断此《赞序》可能是徐从事之语，其注已不复存，仅留有此篇《赞序》。此可备一说。

《赞序》一章赞《周易参同契》之为书，辞虽简而道却深，其理合于天地自然之法则、日月运行之盈亏；循其道、理而行，御政可得太平，修身养性可得长生久视；若不循其度，则御政、内养、服食三者皆废，故后之贤达当悉心留意此书。

《参同契》者，辞隐而道大，言微而旨深；列五帝以建业，配三皇而立政①。若君臣差殊，上下无准；序以为政，不至太平；服食奇法，未能长生；学以养性，又不延年②。至于剖析阴阳，合其铢两，日月弦望，八卦成象，男女施化，刚柔动静，米盐分判，以经为证，用意健矣③！故为立法，以传后贤；惟晓大象，必得长生；为吾道者，重加意焉④。

【注释】

①《参同契》者，辞隐而道大，言微而旨深；列五帝以建业，配三皇而立政：《周易参同契》这部经书，其所用辞语非常隐晦，但其所承载之道则非常宏大；其所用皆含畜、微妙的言辞，然所述之理则非常精深、切要；其可以与"五帝"所建立的功业相并列，与"三皇"所确立的政治相匹配。五帝，指中国上古传说中的五位圣明君主。《大戴礼记》、《史记》认为"五帝"指的是：黄帝、颛顼、帝喾、尧、舜；《战国策》认为"五帝"指的是：庖牺、神农、黄帝、尧、舜；《吕氏春秋》认为"五帝"指的是：太昊、炎帝、黄帝、少昊、颛顼；《资治通鉴外纪》认为"五帝"指的是：黄帝、少昊、颛顼、帝喾、尧；《尚书序》认为"五帝"指的是：少昊、颛顼、帝喾、尧、舜，这种说法比较流行。三皇，指中国上古传说中的三个圣王，通常指燧人氏（燧皇）、伏牺氏（羲皇）、神农氏（农皇）或天皇、地皇、人皇。一种说法以"三皇"为：伏牺、神农、黄帝，如《庄子·天运》说："余语汝三皇五帝之治天下。"成玄英对此疏曰："三皇者，伏牺、神农、黄帝也。"一种说法以"三皇"为：伏牺、神农、女娲，如《吕氏春秋·用众》："此三皇、五帝之所以大立功名也。"高诱注此说："三皇，伏牺、神农、女娲也。"一种说法以"三皇"为：伏牺、神农、燧人，如汉班固《白虎通义·号》："三皇者，何谓也？谓伏牺、神农、燧人也。"另外，《白虎通义·号》又云："《礼》曰：伏牺、神农、祝融，三皇也。"则又提出"三皇"为：伏牺、神农、祝融。一说"三皇"指：天皇、地皇、泰皇，如《史记·秦始皇本纪》说："古有天皇、有地皇、有泰皇。泰皇最贵。"一说"三皇"则指：天皇、地皇、人皇，如《艺文类聚》卷十一引《春秋纬》："天皇、地皇、人皇，兄弟九人，分九州，长天下也。"辞隐而道大，他本或作"辞陋而道大"。

②若君臣差殊,上下无准;序以为政,不至太平;服食奇法,未能长生;学以养性,又不延年:如果不循《周易参同契》之法度,则阴阳不能和谐,这在政治上表现为君主与臣民的意见差异很大、上下不一致,若用此以指导政事,就不可能达到天下太平;炉火炼养与修身养性亦同此理,若烧炼外丹失其阴阳相和之法度,所用之法奇怪而异于常道,服食这种外丹就不能获得长生久视之效;若阴阳失和,以之修身、养性,亦不能达到长寿、延年的目的。服食奇法,他本或作"服食其法"。

③"至于"九句:至于《周易参同契》这部经书,剖析天地阴阳之理,配合丹道炉火阴阳药物的剂量之数,取法日月运行、弦望盈宿的阴阳进退、消长之则以为火候,并取八卦阴阳刚柔之卦象、爻意佐证其理;乃至所谓男女阴阳施化之情,阳刚而动、阴柔而静之理,皆如白米与青盐分判那般清楚、明白,皆可以《周易》等经典之义为其印证,故此书之用意,真可谓雄健而坚实啊!以经为证,他本或作"以《易》为证"。

④故为立法,以传后贤;推晓大象,必得长生;为吾道者,重加意焉:《周易参同契》所建言立论,实包含天道自然、御政太平、修身养性、炉火服食之理,因此之故,当为其立法、将之留传后世贤达之人。后之学者只要能推阐、通晓其大象中所蕴无形之妙理,必可获长生久视之功效!希望那些与我同爱此道的人,一定要重视此书,对之悉心留意、研读!立法,朱熹认为当作"立注",可能因传抄、转写而误作"立法"。故为立法,他本或作"故为立注"。推晓大象,他本或作"惟晓大象"。"必得长生"后,他本或衍"强己益身"一句。为吾道者,他本或作"为此道者"。

【译文】

《周易参同契》这部经书,其所用辞语非常隐晦,但其所承载之道则非常宏大;其所用皆含畜、微妙的言辞,然所述之理则非常精深、切要;

其可以与"五帝"所建立的功业相并列，与"三皇"所确立的政治相匹配。如果不循《周易参同契》之法度，则阴阳不能和谐，这在政治上表现为君主与臣民的意见差异很大、上下不一致，若用此以指导政事，就不可能达到天下太平；炉火炼养与修身养性亦同此理，若烧炼外丹失其阴阳相和之法度，所用之法奇怪而异于常道，服食这种外丹就不能获得长生久视之效；若阴阳失和，以之修身、养性，亦不能达到长寿、延年的目的。《周易参同契》这部经书剖析天地阴阳之理，配合丹道炉火阴阳药物的剂量之数，取法日月运行、弦望盈宿的阴阳进退、消长之则以为火候，并取八卦阴阳刚柔之卦象、爻意佐证其理；乃至所谓男女阴阳施化之情，阳刚而动、阴柔而静之理，皆如白米与青盐分判那般清楚、明白，皆可以《周易》等经典之义为其印证，故此书之用意，真可谓雄健而坚实啊！《周易参同契》所建言立论，实包含天道自然、御政太平、修身养性、炉火服食之理，因此之故，我当为其立法，将之留传后世贤达之人。后之学者只要能推阐、通晓其大象中所蕴无形之妙理，必可获长生久视之功效！希望那些与我同爱此道的人，一定要重视此书，对之悉心留意、研读！

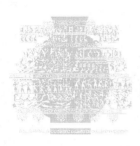

中华经典名著
全本全注全译丛书
（已出书目）

读通鉴论	素书
宋论	新书
文史通义	淮南子
老子	九章算术（附海岛算经）
道德经	新序
帛书老子	说苑
鹖冠子	列仙传
黄帝四经·关尹子·尸子	盐铁论
孙子兵法	法言
墨子	方言
管子	白虎通义
孔子家语	论衡
曾子·子思子·孔丛子	潜夫论
吴子·司马法	政论·昌言
商君书	风俗通义
慎子·太白阴经	申鉴·中论
列子	太平经
鬼谷子	伤寒论
庄子	周易参同契
公孙龙子（外三种）	人物志
荀子	博物志
六韬	抱朴子内篇
吕氏春秋	抱朴子外篇
韩非子	西京杂记
山海经	神仙传
黄帝内经	搜神记